Javier Sánchez Conde

LA INTERPRETACIÓN DE LOS REGISTROS CARDIOTOCOGRÁFICOS. ACTUACIÓN DE LA MATRONA

FORMACIÓN
ALCALÁ

Se terminó de imprimir en los talleres gráficos de Editorial Zumaque en
Polígono Industrial El Retamal, calle olivo 12, Alcalá la Real (Jaén)
en enero de dos mil veintidós.

Su opinión es importante. En futuras ediciones, estaremos encantados
de recoger sus comentarios sobre este libro. Por favor, háganosla llegar a través de la
web: www.faeditorial.es

Pol. Ind. El Retamal. Calle olivo 12.
23680 ALCALÁ LA REAL (JAÉN)
info@formacionalcala.es / info@faeditorial.es
www.formacionalcala.es / www.faeditorial.es
Tel. 953 58 53 30
1ª Edición: Enero 2022
ISBN: 978-84-18980-11-4
DL: J725-2021
Imp.: Editorial Zumaque

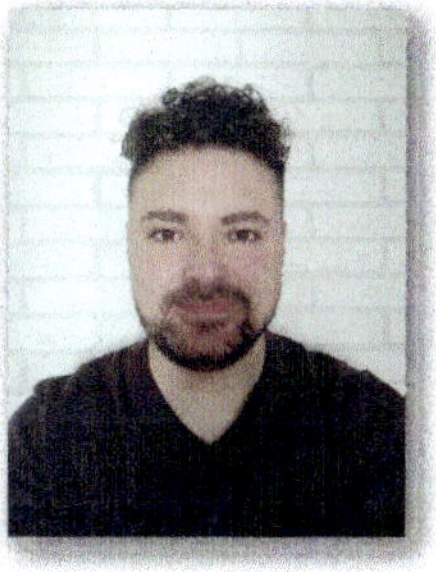

Javier Sánchez Conde

Diplomado universitario en enfermería por la UPSA (2010) y especialista en enfermería obstétrico-ginecológica en la UDENFOBG de Salamanca-Ávila (2016). Máster en farmacoterapia para enfermería por la Universidad de Valencia (2016). Experto en indicación, uso y autorización de medicamentos y productos sanitarios en cuidados generales de enfermería y en TIC por la ECS de la UCM (2012). Experto universitario en salud integral femenina por Universidad San Jorge (2018).

Actualmente ejerciendo como miembro del Comité de Lactancia Materna de la Gerencia de Salud de Salamanca, y como matrón y tutor de residentes de enfermería obstétrico-ginecológica en el Servicio de Obstetricia y Paritorio del Hospital Universitario de Salamanca.

ÍNDICE

INTRODUCCIÓN

Una de las grandes preguntas que se ha hecho la humanidad a lo largo de toda la historia ha sido la comprobación del bienestar del feto antes de su nacimiento. Desde los tiempos más remotos, hasta los más actuales, la preocupación de las propias familias y los profesionales de la obstetricia por saber el estado del recién nacido, especialmente durante el parto, es una de las incógnitas que incluso hoy en día pueden resultar una tarea ardua y difícil en muchos casos.

El trabajo de parto supone para el feto una situación de estrés debido a las condiciones excepcionales que se producen durante el mismo y las necesidades fisiológicas generadas en el feto durante esta etapa, ya que debe recibir un aporte adecuado de oxígeno y nutrientes que le permitan mantener sus funciones vitales ante una situación adversa como es el proceso del parto. Las alteraciones en el intercambio gaseoso materno-fetal, con descenso del aporte de oxígeno y de la eliminación del dióxido de carbono, causan hipoxemia e hipercapnia que conducen al desarrollo de acidosis.

Ante esta situación, el feto dispone de una serie de mecanismos que le permiten adaptarse al descenso en el aporte de oxígeno durante el parto, compensando en la medida de lo posible esta situación. Cuando estos mecanismos de adaptación no son suficientes, la falta de oxígeno provoca una lesión tisular secundaria a la acidosis que puede acarrear situaciones indeseables como las lesiones neurológicas o incluso la muerte.

Es importante conocer la fisiología del feto durante el trabajo de parto para poder interpretar el significado de los diferentes signos de alarma que utilizamos en la práctica clínica durante el control fetal durante el parto. Este control fetal se lleva a cabo mediante la monitorización cardiotocográfica, cuya interpretación se basa en la fisiopatología fetal para poder determinar el grado de bienestar fetal.

Según la *Federación Internacional de Ginecología y Obstetricia* (FIGO) y el *International Institute for Health and Care Excellence* (NICE), el propósito de la interpretación de los registros cardiotocográficos es en general, detectar a tiempo a los bebes que pueden estar padeciendo hipoxia. Y de esta forma poder aplicar pruebas adicionales de bienestar fetal o bien finalizar la gestación de forma urgente mediante una cesárea o parto instrumental y prevenir así la morbilidad o mortalidad perinatal.

La tendencia más actual es dejar de lado la interpretación de los registros cardiotocográficos en base a patrones de reconocimiento, que ha sido la metodología predominante hasta el momento, y centrar la interpretación en la fisiopatología para el asesoramiento del bienestar fetal. Con esta nueva tendencia se espera reducir el número de intervenciones innecesarias, así como conseguir una disminución de las lesiones por hipoxia cerebral y muertes perinatales.

1.
FISIOLOGÍA FETAL DURANTE EL PARTO

SISTEMA DE OXIGENACIÓN FETAL

El feto es capaz de mantener las necesidades de oxígeno de los tejidos gracias a un sistema respiratorio con una buena capacidad de reserva y a una adaptación rápida a los cambios en las necesidades metabólicas. La oxigenación fetal se puede describir siguiendo las siguientes *etapas:*

- *Transporte del oxígeno por la sangre materna:* la sangre arterial materna transporta el oxígeno desde los pulmones unido en su mayoría a la hemoglobina. La saturación de la hemoglobina por el oxígeno depende de la PO_2, cuando la PO_2 es de 100 mmHg, la hemoglobina tiene una saturación prácticamente del 100%. Además, la sangre transporta una pequeña cantidad de oxígeno disuelto en el plasma.
- *Flujo sanguíneo útero-placentario:* se describe como la cantidad de sangre que llega a la placenta y es uno de los principales factores que determinan la cantidad de oxígeno que pasa de la madre al el feto. La perfusión del espacio intervelloso es directamente proporcional a la presión que hay dentro de las arterias que cruzan el miometrio e inversamente proporcional a la resistencia vascular. Cuando el útero está en reposo, la presión en el miometrio es similar a la presión en la cavidad amniótica y el flujo de sangre no se afecta. Durante el parto, las contracciones uterinas producen breves, pero repetidos, descensos del flujo de sangre a través del espacio intervelloso, ya que aumentan la resistencia vascular, de forma que la velocidad diastólica en las arterias uterinas disminuye

y desaparece en el acmé de la contracción. Durante la fase de relajación se reanuda el flujo sanguíneo, que compensa el descenso del aporte de oxígeno durante la contracción precedente. De no ser así, o si se produce una hiperactividad uterina, cada contracción dejará un saldo de hipoxia que se irá sumando progresivamente a lo largo del parto. Cuando el parto progresa, la intensidad, duración y frecuencia de las contracciones aumentan, disminuyendo el tiempo efectivo durante el que existe un flujo útero-placentario adecuado.

- *Transferencia placentaria del oxígeno:* la transferencia del oxígeno a través de la placenta se realiza por difusión simple, de acuerdo con la ley de Fick (la cantidad de oxígeno transferida por unidad de tiempo es directamente proporcional a la constante de difusión del oxígeno en el tejido placentario, al gradiente de presiones parciales de oxígeno entre la madre y el feto y a la superficie de intercambio placentario, e inversamente proporcional al espesor de la membrana placentaria). Cuando la sangre materna alcanza la placenta y penetra en el espacio intervelloso tiene una PO_2 superior a la que existe en la sangre de los capilares vellositarios, por lo que hay un gradiente de presión parcial de oxígeno, el oxígeno pasa a través de la membrana placentaria hacia el plasma fetal para así mantener esa diferencia de presión. Al salir el oxígeno fuera del plasma materno, la PO_2 desciende, y el oxígeno transportado por la hemoglobina en los hematíes maternos pasa al plasma. Cuando el oxígeno alcanza el plasma fetal, la PO_2 fetal aumenta, así como la cantidad del oxígeno que se une a la hemoglobina de los hematíes fetales. La PO_2 en la sangre venosa uterina es el principal factor que establece el límite superior que puede alcanzar la PO_2 de la sangre de la vena umbilical.
- *Transporte del oxígeno por la sangre fetal:* la sangre fetal es capaz de trasladar gran cantidad de oxígeno desde la placenta hacia los tejidos, ya que su capacidad de transporte de oxígeno es alta, a pesar de que su PO_2 es baja. La capacidad de transporte del oxígeno por la sangre depende de la afinidad de la hemoglobina por el oxígeno y de la concentración de la hemoglobina en la sangre.

- La concentración de hemoglobina en los eritrocitos fetales aumenta según avanza el embarazo, siendo en la gestación a término de alrededor de 18 g/dl, por lo que su capacidad de transporte es mayor que la de la sangre materna cuya concentración media es de 11 g/dl.
- La afinidad de la hemoglobina por el oxígeno es una relación continua entre la saturación de la hemoglobina por el oxígeno y la PO_2. Se representa mediante la curva de disociación Hb-O_2. Se resume mediante la P50 (PO_2 que se asocia con una saturación de la hemoglobina por el oxígeno del 50% a un pH y temperatura estándar). El desplazamiento de la curva de saturación de la hemoglobina a la izquierda indica que la afinidad Hb-O_2 aumenta, mientras que su desplazamiento a la derecha indica que disminuye. La curva en la sangre materna esta desviada hacia la derecha mientras que en la sangre fetal esta desviada hacia la izquierda (Figura 2-1).

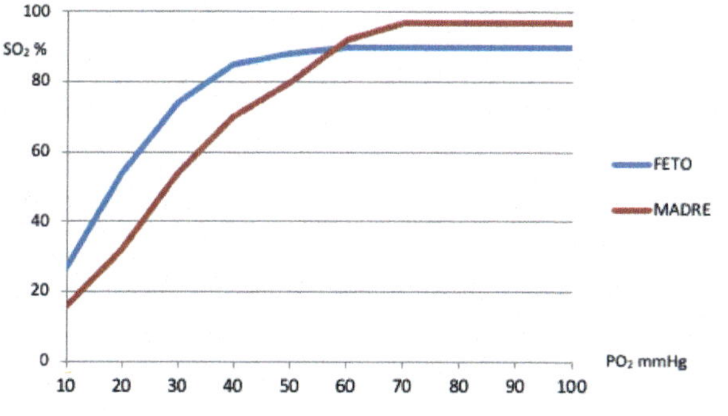

Figura 2-1. Curva de disociación del oxígeno en sangre materna y fetal.

A presiones parciales de oxígeno iguales, se alcanzan saturaciones de oxígeno de la hemoglobina más altas en la sangre fetal que en la materna. Por otra parte la afinidad de la hemoglobina por el oxígeno varía según la PCO_2, el pH y la temperatura de forma que cuando aumenta la PCO_2 con el consiguiente descenso de pH la curva se desplaza hacia la derecha, y cuando disminuye la PCO_2 con el consiguiente aumento de pH la curva se desplaza hacia la izquierda (Figura 2-2).

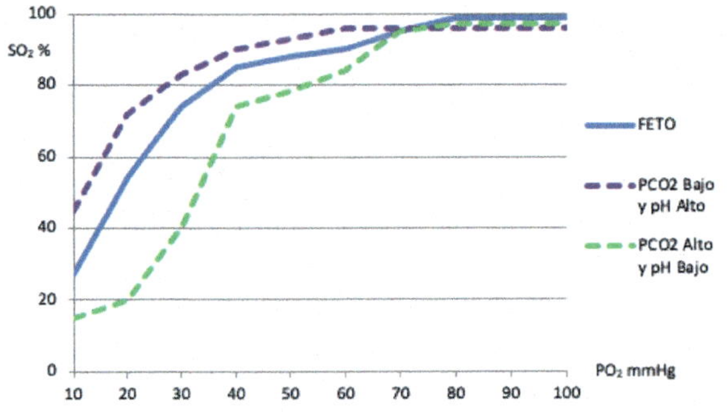

Figura 2-2. Influencia de la PCO_2 y el pH en la curva de disociación de oxígeno en sangre fetal.

El *efecto Bohr* es el desplazamiento a la derecha de la curva de disociación de la hemoglobina en respuesta al descenso del pH. La sangre materna transfiere oxígeno a la sangre fetal, al tiempo que la sangre fetal transfiere dióxido de carbono y otro metabolitos, que ocasionan un descenso transitorio del pH en la sangre materna. El descenso del pH materno produce un desplazamiento de la curva de disociación hacia la derecha, asegurando el paso de oxígeno a la sangre fetal. La transferencia de oxígeno desde la madre al feto está favorecida por el paso de dióxido de carbono en sentido inverso. La sangre materna según pasa por el espacio intervelloso se hace más ácida, al captar los hidrogeniones liberados desde la sangre fetal, y tiende a liberar el oxígeno con mayor rapidez, mientras que la sangre fetal se hace más alcalina y aumenta su afinidad por el oxígeno desplazando su curva de disociación de oxígeno hacia la izquierda. La velocidad de paso de oxígeno desde la madre al feto se relaciona con la mayor o menor separación entre las curvas de disociación de oxígeno de la madre y del feto, a este fenómeno se le denomina doble efecto Bohr y es característico de la placenta. Además, el efecto Bohr favorece la liberación del oxígeno hacia los tejidos fetales, ya que la sangre se hace progresivamente más ácida y disminuye su afinidad por el oxígeno según ocurre la perfusión tisular.

El *efecto Haldane* consiste en que la liberación de dióxido de carbono por la hemoglobina fetal en la placenta se ve favorecida por la captación simultánea de oxígeno, ya que la capacidad de la hemoglobina para unirse al dióxido de carbono depende de la cantidad de la misma que no esté combinada con el oxígeno. La sangre materna a medida que cede oxígeno a la sangre fetal, está más capacitada para captar dióxido de carbono. Por otra parte la hemoglobina fetal, a medida que se combina con el oxígeno que le llega desde la sangre materna, cede dióxido de carbono que pasa a la sangre materna sin que se altere la PCO_2 en la sangre fetal. Así se produce el *doble efecto Haldane*, fenómeno característico de la placenta y que asegura en gran parte la transferencia de dióxido de carbono.

- *Distribución del oxígeno por la circulación fetal:* la circulación fetal se caracteriza por la presencia de cortocircuitos centrales, el foramen oval y el conducto arterioso, que envían la sangre venosa que retorna al corazón hacia la circulación sistémica, tanto para liberar el oxígeno a los tejidos fetales como para su captación desde la placenta. El ventrículo derecho recibe sangre con una saturación de oxígeno baja y la envía en su mayoría hacia la placenta para captar oxígeno. El ventrículo izquierdo recibe sangre con una saturación de oxígeno más alta y la envía hacia el cerebro, corazón y porción superior del cuerpo. Esta distribución se logra por el flujo preferente de la sangre procedente de diferentes fuentes dentro de las cavidades cardíacas y de los grandes vasos. El flujo de sangre umbilical depende del gradiente de la presión de perfusión. Las observaciones con flujometría Doppler indican que en el parto que evoluciona sin complicaciones el flujo de sangre por la arteria umbilical no cambia con las contracciones uterinas o con el progreso del parto. En el feto ambos ventrículos trabajan en paralelo, enviando la sangre desde las venas hacia la arteria pulmonar y aorta comunicadas por el conducto arterioso. La presión dentro de las cámaras cardíacas y de los principales vasos fetales se corresponde con la dirección preferente del flujo de sangre dentro de la circulación fetal. En el feto la tensión arterial sistémica aumenta durante la gestación, alcanzando valores de 50-55 mmHg en el embarazo a término.
- *Transferencia del oxígeno desde la sangre a los tejidos fetales:* la etapa final es el paso del oxígeno de la sangre capilar hacia el interior de las células. La transferencia se realiza por un proceso de difusión simple,

cuya tasa depende del gradiente de presión parcial de oxígeno entre los capilares y las células, la distancia entre los capilares y las células y la limitación a la difusión de los tejidos (coeficiente de difusión). Aunque el feto tiene una tolerancia especial a los bajos niveles de oxígeno, no se sabe si las células fetales están especialmente adaptadas para utilizar el oxígeno a un nivel bajo de presión parcial.

- *Consumo de oxígeno fetal:* el consumo de oxígeno del feto a término se ha calculado, utilizando el método de Bohr. El consumo de oxígeno del miocardio es muy alto, pero como el corazón representa una pequeña parte del peso corporal total, explica solo alrededor de un 12% del consumo total de oxígeno. El hígado utiliza alrededor del 25% de todo el oxígeno captado por el feto y es un órgano muy importante en el metabolismo fetal. El tracto intestinal solo utiliza alrededor del 5% del oxígeno que consume el feto. Se puede estimar que el cerebro consume el 60% de todo el oxígeno que está disponible para el feto.
- *Formación y eliminación de dióxido de carbono:* la transferencia del dióxido de carbono a través de la placenta se realiza por difusión simple. Ocurre con más rapidez que la transferencia del oxígeno, principalmente por la mayor capacidad de difusión del dióxido de carbono (unas 20 veces más alta que la del oxígeno). El intercambio del dióxido de carbono depende de numerosos factores como el gradiente de PCO_2, el flujo sanguíneo en cada lado de la placenta, la capacidad tampón de la hemoglobina y el intercambio del oxígeno.

RESPUESTAS DE ADAPTACIÓN FETAL A LA HIPOXIA

Durante el trabajo de parto la oxigenación fetal puede alterarse por diversos factores. Los mecanismos fisiopatológicos que pondrá en marcha el feto como respuesta a la disminución del intercambio de gases dependerán de la intensidad y duración de la hipoxia, el estado de oxigenación fetal previo y la edad gestacional, siendo los fetos pretérmino más vulnerables ante la hipoxia. Dentro de las respuestas adaptativas del feto a la hipoxia se describe la reserva de oxígeno fetal, los cambios en la respuesta cardiovascular, los cambios en el equilibrio ácido-base y las alteraciones en los movimientos fetales.

- *Reserva de oxígeno fetal:* la reserva de oxígeno fetal es la diferencia entre el aporte normal de oxígeno al feto y el nivel mínimo necesario para mantener un metabolismo adecuado. Cuando la PO_2 y la cantidad de oxígeno en la sangre de la vena umbilical que llega al feto disminuye, la extracción de oxígeno por los tejidos fetales continua por lo que la PO_2 y la cantidad de oxígeno en la sangre de la arteria umbilical que retorna a la placenta disminuye proporcionalmente. Como resultado el gradiente materno-fetal de PO_2 aumenta y el transporte de oxígeno hacia el feto se conserva. Además, el feto se puede adaptar al descenso en el aporte de oxígeno aumentando su extracción desde la sangre. Cuando el aporte de oxígeno desciende por debajo de un nivel crítico (alrededor de la mitad), el sistema comienza a fallar y el consumo de oxígeno fetal disminuye, produciendo hipoxia tisular. La hipoxemia causa progresivamente un metabolismo tisular anaeróbico y acumulación de ácido láctico. Con la acidosis metabólica progresiva el contenido en oxígeno de la sangre venosa sigue disminuyendo, por el desplazamiento de la curva de disociación del oxígeno, produciéndose un descenso en el aporte de oxígeno al feto.

- *Control de la circulación fetal:* la respuesta cardiovascular fetal ante una situación de hipoxia representa la interrelación entre efectos locales directos, efectos reflejos iniciados por la estimulación de los barorreceptores y/o quimiorreceptores mediados a través del sistema nervioso autónomo e influencias hormonales.
    - *Regulación local:* la autorregulación es la capacidad que tienen algunos órganos para mantener un flujo de sangre relativamente constante mediante la regulación local de la resistencia vascular. La PO_2, PCO_2 y pH de la sangre que perfunde a los órganos puede modificar a nivel local la resistencia vascular y el flujo sanguíneo. El feto es capaz de producir una vasodilatación cerebral debido al descenso de la PO_2, el aumento de la PCO_2 y la disminución del pH. El feto tiene capacidad para autorregular el flujo de sangre cerebral siendo su contenido en oxígeno el factor regulador. La circulación pulmonar responde con una vasoconstricción cuando desciende la PO_2 de la sangre arterial; este efecto es potenciado por la reducción del pH. Sin embargo la circulación umbílico-placentaria no tiene capacidad de autorregulación.

- *Regulación barorrefleja:* los barorreceptores son estimulados por los cambios agudos en la tensión arterial. El aumento de la tensión arterial fetal (TAF) disminuye la frecuencia cardíaca fetal (FCF), mientras que el descenso de la TAF aumenta la FCF. El barorreflejo desaparece cuando se bloquea el parasimpático con atropina. Este mecanismo es importante en los patrones de la FCF que se observan durante la compresión del cordón umbilical.
- *Regulación quimiorrefleja:* los quimiorreceptores periféricos son estimulados por el descenso de la PO_2, el aumento de la PCO_2 y el descenso de pH en la sangre. Los quimiorreceptores aórticos responden ante una hipoxemia moderada, mientras que los carotídeos solo responden ante una hipoxemia más profunda. La estimulación de los quimiorreceptores aórticos produce vasoconstricción femoral, hipertensión arterial, descenso de la FCF y disminución del flujo sanguíneo renal; el flujo umbilical aumenta, pero como resultado de la redistribución del gasto cardíaco, que permanece relativamente constante. La hipoxemia fetal transitoria causa una bradicardia fetal con un pequeño y tardío aumento de la TAF.
- *Regulación hormonal:* la hipoxemia aguda aumenta los niveles plasmáticos de norepinefrina y epinefrina varias veces por encima de los valores basales de forma proporcional al descenso de la PO_2 arterial. El mecanismo adrenérgico causa la vasoconstricción de la red esplácnica y pulmonar, manteniendo la TAF y el flujo de sangre por la placenta, corazón, cerebro y adrenal, es importante para mantener la FCF y el gasto ventricular combinado. También se produce un aumento de la vasopresina.

- *Cambios en la frecuencia cardíaca:* la FCF puede aumentar o disminuir como signo de hipoxemia. La taquicardia se puede observar cuando existe una hipoxemia moderada y la bradicardia cuando existe una hipoxemia más intensa. La taquicardia es principalmente debida a la estimulación adrenérgica del corazón y la bradicardia es debida a un reflejo vagal.
- *Cambios en la tensión arterial:* la hipoxemia fetal se asocia con un aumento de la TAF, secundario al incremento de la resistencia vascular periférica, que se mantiene hasta que se produce una hipoxia muy grave y aparece hipotensión.

- *Cambios en el gasto cardíaco:* cabría esperar que ante una disminución del aporte de oxígeno el feto elevase su gasto cardíaco, para aumentar la captación del oxígeno desde la placenta y su distribución por los tejidos. Sin embargo, el corazón fetal no responde de esta forma. Cuando el feto está sometido a una hipoxemia leve o moderada, el gasto cardíaco aumenta discretamente o no se modifica, y cuando la hipoxemia es muy intensa el gasto cardíaco disminuye. Estos hechos están de acuerdo con el concepto generalmente admitido de que el gasto cardíaco fetal se puede modificar dentro de un margen relativamente pequeño. Existe una relación inversa entre la longitud del ciclo cardíaco y el volumen de eyección ventricular izquierdo y derecho. Sin embargo, el descenso del volumen de eyección cuando aumenta la frecuencia cardíaca, ocurre de tal manera que no se producen cambios en el gasto ventricular. Además, existe una disminución del tamaño diastólico máximo de la cavidad cuando aumenta la frecuencia cardíaca, pero mínimas modificaciones en la función contráctil sistólica. Estas observaciones indican que el principal regulador del gasto cardíaco en el feto humano es el mecanismo de Frank-Starling, al igual que ocurre en el adulto.
- *Redistribución del gasto cardíaco:* un mecanismo de adaptación fetal a la hipoxia es el aumento del flujo sanguíneo hacia órganos que son necesarios para la supervivencia a corto plazo como el corazón, cerebro y adrenales. Aunque esta adaptación tiende a mantener la cantidad total de oxígeno que se aporta al cerebro y corazón, la PO_2 de la sangre que entra en estos órganos es muy baja, pero la extracción del oxígeno de la sangre aumenta. Cuando existe una hipoxemia moderada disminuye mucho el flujo de sangre en los pulmones, de forma moderada en vísceras, esqueleto y músculo, y no se modifica en la circulación umbílico-placentaria. Cuando la hipoxemia fetal se hace más intensa se alcanza un punto en que el flujo coronario, cerebral o adrenal no aumenta más e incluso puede disminuir. A este nivel de hipoxemia, el flujo de sangre por la placenta disminuye y se produce una disminución adicional del flujo de sangre hacia los territorios de baja prioridad, que incluso puede llegar a cesar. El descenso hasta este punto del contenido en oxígeno de la sangre fetal, representa un fallo en los mecanismos de compensación fetal para mantener la distribución del oxígeno hacia los tejidos. La reducción del contenido en oxígeno de la sangre produce un aumento proporcional en

el flujo de sangre al cerebro, para mantener el aporte de oxígeno y el metabolismo cerebral. En el feto en condiciones normales, el flujo de sangre por unidad de peso es mayor en el tallo encefálico que en el cerebro. Durante la hipoxemia el flujo de sangre por el encéfalo aumenta, pero además, se produce una redistribución que dirige preferentemente la sangre hacia el tallo encefálico. El aporte de oxígeno aumenta hacia la protuberancia y el bulbo encefálico, no se modifica en las zonas subcorticales y disminuye en cerebelo y corteza cerebral. Por esta razón, la corteza cerebral es más susceptible a la hipoxia. La respuesta cardiovascular a la hipoxemia tiene su origen en el efecto combinado de mecanismos vagales y simpático-adrenales. La activación del vago es el principal mecanismo responsable en la producción de la bradicardia. Los niveles de epinefrina y norepinefrina tienen una relación exponencial inversa con la PO_2 fetal. El aumento más intenso de las catecolaminas se asocia con los niveles más bajos del contenido en oxígeno de la sangre y con el grado más intenso de redistribución del gasto cardíaco. Estas observaciones sugieren que la máxima respuesta cardiovascular a la hipoxemia ocurre solo cuando existe la mayor activación simpático-adrenal. En los órganos que son esenciales, como el cerebro y el corazón, el control local de la circulación aumenta el flujo de sangre y el consumo de oxígeno se mantiene durante el período de hipoxia. En otros órganos, como el tracto digestivo, riñón y sistema muscular y esquelético, el control sistémico por los mecanismos reflejos y humorales aumentan la resistencia, manteniendo el flujo de sangre por el aumento de la tensión arterial o incluso descendiendo el flujo sanguíneo.

- *Alteraciones en los movimientos fetales:* durante la hipoxia disminuyen los movimientos fetales. Estos cambios se traducen en un mecanismo de ahorro de energía que pone en marcha el feto al producirse un aporte de oxígeno insuficiente. Los movimientos corporales disminuyen con la hipoxemia aguda y breve. Los movimientos respiratorios fetales se reducen o cesan durante el parto. Cuando se induce una hipoxemia aguda se observa una menor incidencia en el estado electrocortical de bajo voltaje (REM), que podría traducir un cambio de conducta que permite un menor gasto de oxígeno. Si la hipoxia se mantiene durante varias horas, persisten las características electroencefalográficas y el descenso del metabolismo oxidativo cerebral, de forma que lo que puede ser un mecanismo protector a corto plazo, puede condicionar con el tiempo un retraso en el crecimiento y desarrollo cerebral.

- *Cambios en el equilibrio ácido-base:* la cantidad de oxígeno aportado es el principal factor que mantiene la oxigenación tisular. Aunque el feto dispone de diversos mecanismos para compensar una disminución del aporte de oxígeno, cuando es muy intensa, prolongada, repetitiva o existe una limitación previa de la reserva respiratoria fetal, los mecanismos de adaptación son insuficientes y se produce una acidosis metabólica. La lesión celular es precedida por cambios en el metabolismo energético celular, que depende del aporte de oxígeno desde la madre al feto. La principal fuente de energía fetal es la glucosa. Cuando el aporte de oxígeno hacia el feto es insuficiente, el feto no puede utilizar la vía aeróbica del metabolismo intermediario, y la glucosa es metabolizada solo hasta el piruvato-lactato. Esta situación *se asocia con los siguientes hechos:*
    - *Movilización de los depósitos fetales de glucógeno hacia la circulación*, para proporcionar glucosa al sistema de degradación anaeróbica, que es un sistema de bajo rendimiento, ya que requiere consumir mucha más cantidad de glucosa para producir la misma cantidad de energía.
    - *Formación de ácido láctico*, que es el producto final de esta vía metabólica, con su acumulación en el feto, ya que su transferencia a través de la placenta hacia la madre es muy lenta, aumentando la concentración de hidrogeniones. A medida que se acumula ácido láctico, disminuye el pH y se presenta una acidosis metabólica, mientras que la acumulación gradual de dióxido de carbono es responsable del componente metabólico de la acidosis.
    - *Descenso en la producción de compuestos de alta energía* (ATP). En condiciones normales, las células conservan su integridad controlando la concentración intracelular de iones. Las bombas de membrana consumen ATP para conservar los gradientes iónicos y mantener las concentraciones intracelulares de sodio y calcio bajas. En situaciones de hipoxia grave, las bombas de membrana no pueden cumplir su función ya que falla el aporte de energía, causando la despolarización celular y permitiendo la entrada de iones sodio y calcio. Al

aumentar la concentración intracelular de estos iones, el gradiente de presión osmótica causa la entrada de agua al interior de las células provocando edema citotóxico. En todos los tejidos el fenómeno más importante que origina la lesión celular irreversible es la pérdida de la función de membrana. Después de una agresión hipóxico-isquémica intensa y prolongada, algunas células no recuperan su función de membrana y mueren; en estas regiones se desarrolla un infarto y una lesión permanente.

La principal *limitación* de un sistema biológico que depende solo de la degradación anaeróbica de la glucosa es el consumo de más glucosa y la generación de una cantidad relativamente grande de hidrogeniones para producir una cantidad de energía equivalente, en comparación con la metabolización aeróbica de la glucosa hasta dióxido de carbono y agua. A medida que se acumulan estos ácidos, disminuye el pH y se presenta la acidosis metabólica. El acúmulo gradual de dióxido de carbono fetal conlleva una disminución adicional de pH, similar a la acidosis respiratoria de los adultos. El feto dispone de una serie de mecanismos de protección para mantener la homeostasis ácido-base. La producción de ácidos fijos durante la hipoxia fetal es inicialmente amortiguada sin que se modifique el pH. Como primera línea de defensa para contrarrestar la producción metabólica continua de hidrogeniones por los tejidos, el feto cuenta con sistemas tampón como el bicarbonato del plasma y la hemoglobina de los eritrocitos. Casi todo el amortiguamiento inmediato del ácido es intracelular, ya que la capacidad tampón de las células es mucho mayor que la extracelular. No obstante, el sistema de tampón extracelular (ácido carbónico-bicarbonato), es especialmente importante, ya que contiene un elemento volátil, el dióxido de carbono. El gasto de base amortiguadora en estas condiciones crea un déficit de base. Estos cambios son relativamente prolongados, debido a la escasa permeabilidad placentaria para el bicarbonato o la base amortiguadora con carga eléctrica. Desde el punto de vista teórico, la PO_2 sería el indicador óptimo de la existencia de un adecuado intercambio gaseoso, ya que es el factor inicial que determina la disponibilidad de energía para el feto. Además, refleja los cambios en la homeostasis fetal con más rapidez que la concentración de hidrogeniones o que cualquier otro constituyente conocido de la sangre fetal. Sin embargo la PO_2 no es indicador bioquímico de elección del estado fetal durante el parto, ya que la saturación de oxígeno de la sangre proporciona una información más completa sobre la oxigenación y la reserva de oxígeno fetal que la PO_2. Este hecho es debido a las características de la curva de disociación del oxígeno en la sangre fetal. Durante un episodio de hipoxia fetal, si el pH fetal es normal, se produce un descenso objetivable de la saturación de oxígeno, pero mínimo de la PO_2, mientras que si el pH fetal es bajo, el descenso de la saturación de oxígeno persiste, pero no se modifica la PO_2. En consecuencia, en condiciones de acidemia fetal, la PO_2 puede proporcionar una falsa sensación de seguridad sobre la oxigenación del feto, ya que puede ser relativamente alta a pesar de existir una baja saturación de oxígeno y una deuda tisular. La concentración de lactato en la sangre del cordón umbilical es un indicador satisfactorio de la deprivación prenatal de oxígeno del feto. En cambio la PCO_2 se relaciona mínimamente, ya que aumenta solo cuando la causa de la hipoxia es una compresión funicular intensa, y si esta compresión se prolonga la acidosis evoluciona rápidamente hacia una acidosis metabólica. Siempre que exista una restricción en el aporte de oxígeno al feto, existirá una limitación en la excreción de dióxido de carbono. Conforme el feto produce ácidos metabólicos, la PCO_2 aumenta. Así, la acidosis fetal suele ser mixta, más que respiratoria o metabólica pura.

- *Expulsión de meconio:* la emisión de meconio por el feto puede constituir un fenómeno fisiológico o ser la respuesta del aparato gastrointestinal ante la hipoxia, agravada por la centralización del flujo sanguíneo. La expulsión de meconio puede representar simplemente un hecho fisiológico normal en la maduración del intestino fetal. Sin embargo, la vasoconstricción y la isquemia intestinal, secundaria a la redistribución del gasto cardíaco, causa un período transitorio de peristaltismo. Este hecho, junto con la relajación del esfínter anal, que también se observa en la hipoxia, puede causar la expulsión de meconio.

En situaciones de importante compromiso fetal, cuando la hipoxia es grave o prolongada y el contenido en oxígeno en la sangre fetal desciende por debajo de 1 mM/L, se puede sobrepasar la capacidad de compensación fetal y fracasar los mecanismos de protección. En estos casos, la tensión arterial media desciende a medida que disminuye el gasto cardíaco, y se suprime la centralización de la dis-

- *Capa externa:* formada por fibras longitudinales y transversales, es la capa más delgada, recubre como un arco el fondo uterino y se extiende hacia los ligamentos.

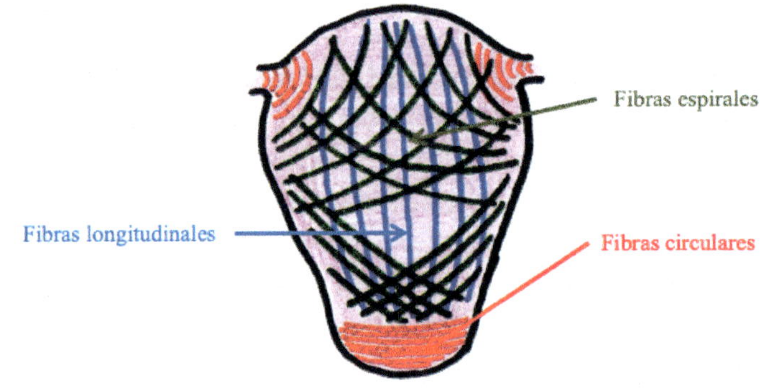

Figura 3-1. Fibras musculares del útero.

El segmento uterino inferior es la unión entre el cuerpo y el cuello del útero. En la mujer no gestante, no tiene una identidad anatómica como tal, ya que empieza a formarse a partir de la semana 12-14 de embarazo. En la mujer multípara, no terminará de establecerse hasta el mismo momento del parto, mientras que en la primípara, los cambios anatómicos de esta zona se intensifican a partir de la 24-28 semana de gestación. En ese momento, con el inicio de las contracciones, las fibras musculares son traccionadas hacia el cuerpo y fondo uterino, de tal forma, que por debajo va a quedar una zona fina, formada por fibras musculares externas en disposición oblicua y que se continúan con las del cérvix. La distensión del segmento inferior va a contribuir a la capacidad receptora uterina. Así, el segmento inferior queda delimitado por su parte interior por el orificio cervical interno (OCI) y por su parte superior por un rodete fibromuscular llamado *anillo de contracción de Bandl o de Schroeder* (Figura 3-2).

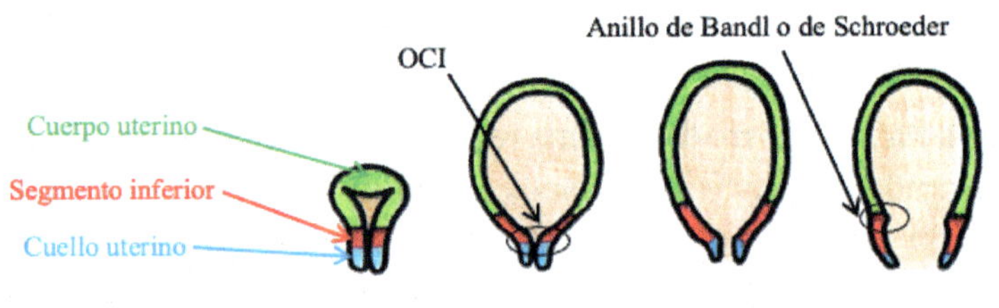

Figura 3-2. Segmento uterino inferior.

Al contrario que el cuerpo, el cuello uterino se caracteriza histológicamente por presentar un pequeño porcentaje de células musculares (menos del 10%) y un predominio de tejido conectivo y fibroso. En el embarazo, este tejido conectivo aumenta aún más, haciéndose rico en colágeno, con una gran capacidad hidrofílica por su alto contenido en glicosaminoglicanos y proteoglicanos, lo cual edematiza el cérvix tras la concepción. La fibronectina y la elastina también aumentan situándose entre las fibras de colágeno, predominando a nivel del orificio cervical interno. Tanto las fibras elásticas como las musculares van decreciendo a medida que nos alejamos del orificio cervical interno hacia el externo. Estos cambios histológicos, junto con la hipertrofia e hiperplasia de las glándulas endocervicales, y la vascularización de la zona, producen un reblandecimiento y cianosis precoz del cuello. Las glándulas cervicales proliferan de forma muy significativa, tanto que en el embarazo a término suponen más de la mitad de toda la masa cervical. Estas glándulas se hacen tortuosas y secretan abundante moco, que se acumula en el canal endocervical formando el tapón mucoso, cuya función principal es la de formar una barrera protectora. A medida que se acerca el momento del parto, el cuello uterino también tiene tendencia a cambiar su posición, de la típicamente posterior a lo largo del embarazo a centralizado en la pelvis y alineado con el eje longitudinal de la vagina en el parto.

CAMBIOS UTERINOS DURANTE EL PARTO

La maduración del cuello uterino suele comenzar antes del inicio de las contracciones de parto y es fundamental para la correcta dilatación cervical y adaptación del feto al canal del parto. Dicha maduración es el resultado de complejos procesos bioquímicos cuya consecuencia es el cambio estructural y reorganización de las moléculas de colágeno. La maduración cervical está asociada con la ruptura de la alineación de las fibras de colágeno, con la disminución de su resistencia y con la reducción en la tensión de la matriz extracelular cervical. Paralelamente, durante la maduración cervical aumentan ciertas enzimas proteolíticas cuya función es separar las fibras de colágeno.

Para que se produzca la maduración cervical, es necesaria la interacción entre varias hormonas que estimulen a su vez las reacciones químicas oportunas. Una de las más implicadas en la maduración cervical es la prostaglandina E2 (PGE2), cuyo incremento local se debe al aumento de la enzima ciclooxigenasa-2. Este incremento local de PGE2 conlleva los mayores cambios cervicales.

Por otro lado, la prostaglandina F2-alfa (PGF2α) y los esteroides sexuales también están implicados en este proceso (Cuadro 3-1).

Cuadro 3-1. Influencia hormonal en los cambios cervicales.

Prostaglandina E2	Prostaglandina F2-alfa	Estrógenos
• Vasodilatación cervical • Degradación de las fibras de colágeno • Aumento de la quimiotaxis leucocitaria • Aumento de la secreción de la IL-8	• Producción de glicosaminglicanos • Desestabilización de las fibras de colágeno • Aumento del ablandamiento y la elasticidad del tejido conectivo	• Aumento de la enzima colagenasa • Apoptosis de las células cervicales • Infiltración eosinófila • Disminución de los receptores para progesterona

El papel de diversos agentes inflamatorios en la maduración cervical también ha sido estudiado. Estos agentes inflamatorios tienen un papel particularmente relevante, en los cambios madurativos de los partos pretérminos. La interleukina 8 (IL-8) participa en la quimiotaxis leucocitaria, la cual, activa la acción proteolítica de las colagenasas. También la enzima óxido-nítrico sintetasa y el sistema en general del óxido nítrico podría estar implicado en la inducción de ciertos cambios químicos relacionados con la maduración cervical, tales como el aumento de la actividad proteolítica, el incremento de la apoptosis de células cervicales y el aumento en la síntesis local cervical de glicosaminglicanos. La migración de células inflamatorias podría también producir un incremento en la actividad de la óxido-nítrico sintetasa. Agentes inflamatorios como la interleukina 1 (IL-1), el factor de necrosis tumoral alfa (alfa-TnF) y la IL-8 parecen implicados en este proceso. El óxido-nítrico sintetasa podría jugar un papel en los cambios cervicales asociados a parto pretérmino, sobre todo en aquellos casos secundarios a una infección. Las células inflamatorias promueven una mayor actividad de la óxido-nítrico sintetasa, lo cual conlleva un incremento local de óxido nítrico, que estimula los cambios químicos anteriormente mencionados asociados a la maduración cervical, amenaza de parto pretérmino y parto posterior.

El borramiento y dilatación del cuello uterino es consecuencia de las contracciones uterinas, las cuales van también adaptando la presentación fetal al canal blando del parto. Con el inicio de las contracciones, el cuello maduro comienza a dilatarse, de tal forma que las fibras titulares se orientan en la misma dirección que la fuerza de la contracción. Tras la contracción, el cuello mantiene un proceso de dilatación pasiva, quizás facilitado por la presión de la presentación fetal.

Con respecto al miometrio, el músculo uterino está compuesto por un grupo de fibras musculares continuas, interrumpidas por líneas Z, que están dispersas en una matriz extracelular compuesta principalmente por fibras de colágeno. Se comunican unas con otras a través de conexiones llamadas *uniones estrechas*, que conducen el estímulo electrofisiológico para sincronizar la función contráctil. El miometrio presenta actina y miosina distribuidas de forma difusa por el espacio citoplásmico, siendo estas proteínas las principales protagonistas de la contracción miometrial. Durante la gestación la cantidad de actina y miosina por miligramo de proteína celular no aumenta en relación al útero no gestante.

Los estrógenos y la progesterona son fundamentales para obtener una contracción uterina efectiva. Los estrógenos por sí mismos no desencadenan las contracciones uterinas, sino que mejoran la capacidad de producir contracciones enérgicas y coordinadas debido a los cambios que producen en el músculo uterino (Cuadro 3-2).

Cuadro 3-2. Acción de los estrógenos y la progesterona sobre la contracción uterina.

Estrógenos	Progesterona
• Hipertrofia de las células miometriales • Síntesis de proteínas contráctiles del miometrio (actina, miosina, quinasa, etc) • Aumento y activación de los canales de calcio • Descenso del umbral de excitación de la célula miometrial • Mejora la transmisión del estímulo contráctil	• Aumenta el umbral de excitación de la célula miometrial • Dificulta la transmisión del estímulo contráctil

Tanto los estrógenos como la progesterona se secretan en cantidades crecientes a lo largo de casi toda la gestación, pero desde el tercer trimestre aproximadamente la secreción de estrógenos sigue aumentando mientras que la secreción de progesterona se mantiene constante. Modificaciones en el cociente estrógenos/progesterona pueden ser responsables, al menos en parte, del inicio de las contracciones del parto.

Otro de los aspectos más importantes que ocurren a lo largo del embarazo es el aumento de receptores de membrana de las células del miometrio para la oxitocina, siendo este incremento de receptores mucho más evidente en el último trimestre de la gestación. El incremento de los receptores para la oxitocina se debe a la acción de los estrógenos, las prostaglandinas, la distensión mecánica del útero y a otros factores no conocidos. Su concentración aumenta unas 100 veces durante el embarazo y es más elevada en el fondo uterino y más baja en las zonas próximas al segmento uterino inferior. Esta distribución de los receptores es la posible responsable del triple gradiente descendente de la contracción uterina, descrito más adelante.

Durante el tercer trimestre también aparecen comunicaciones o ventanas intercelulares entre célula y célula del miometrio denominadas *gap junctions* (Figura 3-3). Su aparición está influenciada por los estrógenos y las prostaglandinas e inhibida por la progesterona y los antagonistas de las prostaglandinas. Su finalidad es facilitar el paso de segundos mensajeros de célula a célula para la transmisión del impulso contráctil y por lo tanto de la propagación de la contracción uterina.

La distensión progresiva del músculo uterino a lo largo de la gestación da lugar a un aumento en la síntesis de receptores para la oxitocina y prostaglandinas.

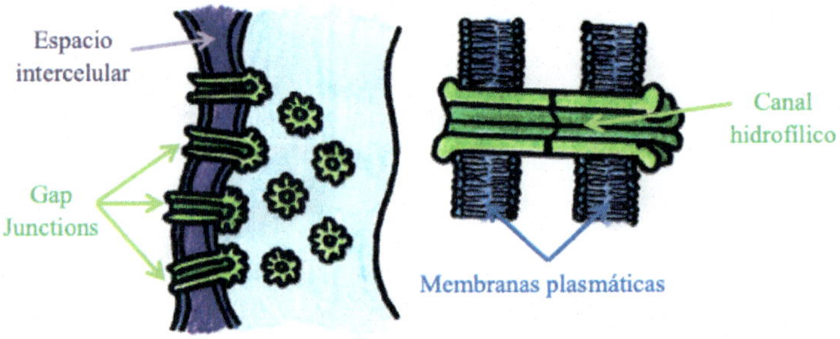

Figura 3-3. Gap Junctions o ventanas intercelulares.

CONTRACCIÓN UTERINA

Cada una de las fibras musculares del útero está compuesta por diferentes subunidades como se muestra en la figura 3-4. La contracción uterina se debe al desplazamiento de la miosina a lo largo de los filamentos de actina. La molécula de miosina forma los filamentos gruesos visibles en las células musculares y está constituida por dos cabezas y una larga cola formada por 2 hélices entrelazadas. Cada cabeza de miosina presenta un surco de acoplamiento a la actina y una cavidad capaz de contener moléculas de ATP para su hidrólisis y transformación en energía mecánica por la acción de la miosina. Entre la cabeza y la cola de la molécula de miosina hay una sección en forma de hélice que actúa como palanca amplificando el movimiento de la cabeza sobre los polímeros de actina. En esta zona se anclan dos moléculas auxiliares de miosina mucho más pequeñas, una denominada esencial y otra llamada reguladora. Con ello, la molécula completa de miosina es una hexámero de 2 cadenas pesadas y 4 ligeras que forman un complejo funcional.

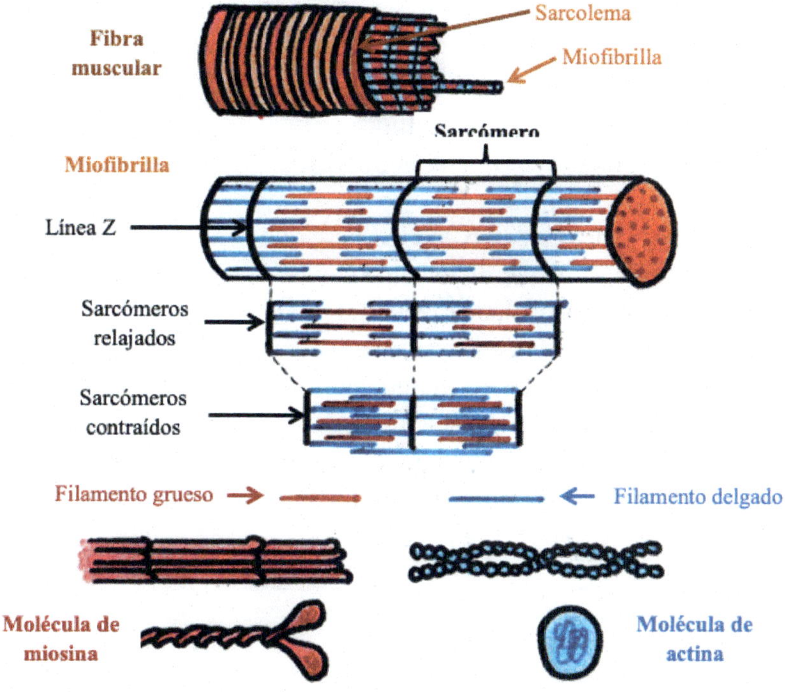

Figura 3-4. Fibra muscular.

El miometrio es un músculo liso bifásico, una fase de contracción se sigue pronto de una fase de relajación hasta el inicio de la siguiente contracción, lo que le diferencia de los músculos tónicos que pueden mantener la contracción durante mucho más tiempo, dependiendo esto del tipo de miosina que contiene. El miometrio contiene tres tipos de miosina, dos típicas del músculo liso (60%), denominadas SM1 y SM2, y el resto es miosina no muscular (40%). Las fibras lisas del músculo uterino presentan una serie de diferencias que favorecen las modificaciones del segmento uterino, la dilatación cervical y el descenso de la presentación. Estas *diferencias* son las siguientes:

- Un grado de acortamiento mayor con cada contracción que es, aproximadamente, el doble que la del músculo estriado.
- Tiene la posibilidad de que la fuerza contráctil se ejerza en cualquier dirección y no siguiendo la dirección del eje muscular, como sucede en el músculo estriado.
- La disposición de los filamentos gruesos y finos es a lo largo, lo que facilita un mayor acortamiento y capacidad para generar fuerza contráctil.
- El hecho de generar fuerza multidireccional, le confiere al miometrio una gran versatilidad para que la contracción sea adecuada, sin importar la posición y presentación fetal.

La contracción del músculo liso requiere que la miosina sea fosforilada en la cadena ligera. Esta molécula de miosina contiene dos aminoácidos, treonina y serina, que pueden ser fosforilados por diferentes enzimas. Fisiológicamente la fosforilación más significativa es la de la serina que es catalizada por la miosina-quinasa de cadena ligera (MQCL) al aumentar el calcio libre intracelular que se une a la calmodulina y activa la MQCL, la cual permite la incorporación de un fosfato a la cadena ligera de la miosina. Esto genera cambios estructurales en la cabeza de la miosina que permiten su unión con la actina y favorece la contracción con la hidrólisis del ATP (Figura 3-5).

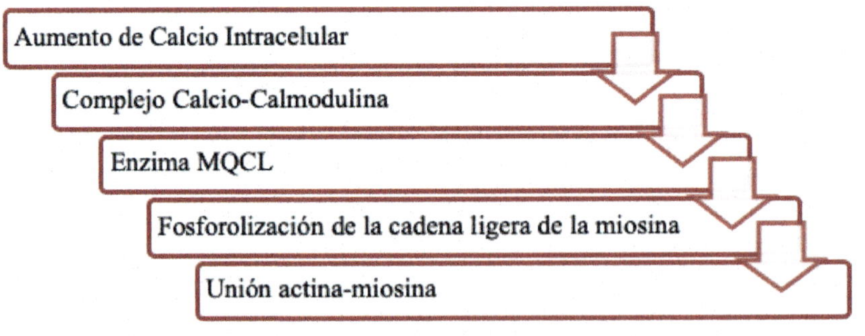

Figura 3-5. Bioquímica de la contracción muscular.

La relajación del miometrio se produce mediante varios *mecanismos*. Cuando bajan los niveles de calcio intracelular, se produce la inactivación de la MQCL, con la consecuente defosforilación de la cadena ligera de miosina por la enzima miosina fosfatasa. Esta función miometrial puede ser *regulada* también por: neurohormonas hipofisiarias, agentes prostanoides, catecolaminas, neuropéptidos, aminas biógenas y citoquinas, que interactúan con receptores intracelulares o con receptores de membrana, a través de segundos mensajeros, y producen aumento o disminución del calcio intracelular. Además existen varias quinasas que fosforilan a la QCLM y hacen que esta funcione de forma más lenta.

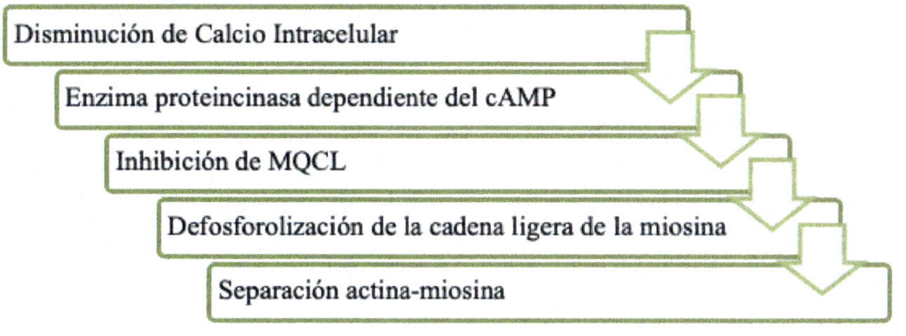

Figura 3-6. Bioquímica de la relajación muscular.

El aumento de calcio intracelular, junto con la calmodulina, activa a la MQCL, pero si sus niveles son demasiado altos o permanecen altos demasiado tiempo la CAM-quinasa II se activa y fosforila a la MQCL disminuyendo así su actividad. Por tanto, los mecanismos responsables de la homeostasis del calcio resultan fundamentales en la regulación de la actividad contráctil del útero. El músculo liso uterino tiene la capacidad de generar potenciales de acción que despolarizan la membrana celular, permitiendo así, una entrada rápida de calcio y provocando así la contracción. Después de la entrada de calcio, las células miometriales necesitan activar rápidamente su expulsión para restaurar la homeostasis. Esta se consigue mediante dos mecanismos localizados en la membrana plasmática celular. El primero es la calcio-ATPasa de la membrana (CAM) que utiliza la energía del ATP para bombear calcio hacia el espacio extracelular contra gradiente, provocando la entrada compensatoria de hidrógeno para mantener la neutralidad y la activación de canales de intercambio sodio/hidrógeno. El segundo mecanismo de salida rápida de calcio es a través de los canales de intercambio de sodio/calcio que utilizan energía del gradiente electromecánico para expulsar

te, la de Caldeyro-Barcia, en 1950. Dentro de los *componentes de la contracción uterina* se describen los siguientes:

- *Tono basal:* es la presión intrauterina más baja existente en un útero en reposo, entre dos contracciones durante el periodo de relajación uterina. El tono basal oscila entre 8 y 12 mmHg.
- *Frecuencia:* es una expresión del intervalo entre contracciones, o sea, el periodo entre dos contracciones consecutivas. El intervalo entre contracciones se mide entre el punto máximo de dos contracciones uterinas. La frecuencia de las contracciones se expresa como el tiempo promedio de los intervalos medidos durante un periodo de 10 minutos o el número de contracciones en 10 minutos. Durante el embarazo las contracciones son irregulares en cuanto a frecuencia e intensidad, pero durante el trabajo de parto se vuelven más regulares. Lo normal es de 3-5 cada 10 minutos.
- *Intensidad:* es la diferencia de presión desde el tono basal hasta el punto más alto de la contracción. Lo aceptado es de 30 a 50 mmHg. La intensidad depende de la masa miometrial total y del número de células excitadas. La contracción del útero grávido es perceptible por palpación abdominal cuando la intensidad supera en 10 mmHg la presión basal. Las contracciones uterinas no producen dolor hasta que la intensidad sobrepasa los 15 mmHg con respecto a las cifras basales. Entre las *causas* que producen el dolor se encuentran las siguientes:
  - Hipoxia de las células miometriales durante la contracción.
  - Compresión de los ganglios nerviosos en el cuello uterino y segmento uterino inferior.
  - Distensión del cuello uterino durante la dilatación.
  - Distensión del peritoneo durante el descenso y expulsión.
- *Duración:* es el tiempo transcurrido desde que se inicia la contracción hasta que recupera el tono basal existente antes de su inicio. Lo normal es que una contracción dure entre 30 y 90 segundos. El cálculo de la duración de una contracción uterina depende de una definición precisa del inicio hasta el término, con respecto a la línea basal y tiene una relación no proporcional con su amplitud. La contracción se puede percibir por palpación durante unos 45 a 60 segundos y la paciente la siente por unos 35 a 50 segundos. La duración total de la contracción por registros internos es de 200 segundos.

- *Forma y propagación de la onda uterina:* tiene la forma de una campana con una marcada pendiente de ascenso que lleva al punto más elevado de la curva (acmé de la contracción) y representa la potencia real de la contracción. Abarca cerca de un tercio de la duración total de la misma, mientras que la fase de relajación abarca los otros dos tercios de la curva y tiene una marcada pendiente de descenso, que se hace más horizontal durante la última fase del proceso de relajación (Figura 3-8). La forma de la onda contráctil está dada por la línea originada por la intensidad de la contracción durante un lapso de tiempo, y la pendiente observada tanto de ascenso como de descenso nos hablará de la latencia real de cada contracción; asimismo una distorsión de esta forma de onda nos podría hablar de la presencia de un foco ectópico de excitación uterina. La onda de contracción se origina en uno de los dos marcapasos situados en el cuerno uterino cerca de las trompas. Estos marcapasos no se han demostrado ni anatómica ni histológicamente, pero sí desde el punto de vista funcional. Normalmente solo uno de los marcapasos inicia la contracción, generalmente el derecho, y la onda de contracción viaja en sentido descendente a una velocidad de 2 cm por segundo, de tal manera que en quince segundos, la contracción invade todo el órgano, provocando la dilatación y borramiento del cuello uterino.

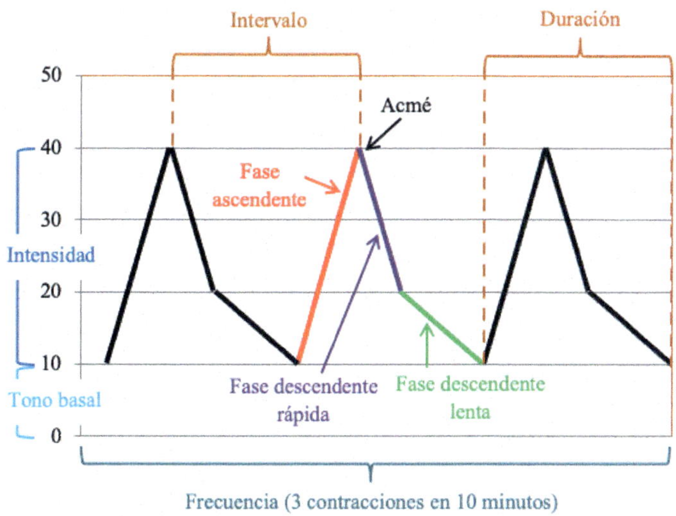

Figura 3-8. Fases y componentes de la contracción uterina.

La onda normal tiene el denominado *triple gradiente descendente de propagación, duración e intensidad*, es decir, que a medida que la onda desciende la propagación se hace más lenta y la duración e intensidad de las contracciones se hace menor. La contracción se inicia, dura más y es más intensa en el fondo del útero (Figura 3-9).

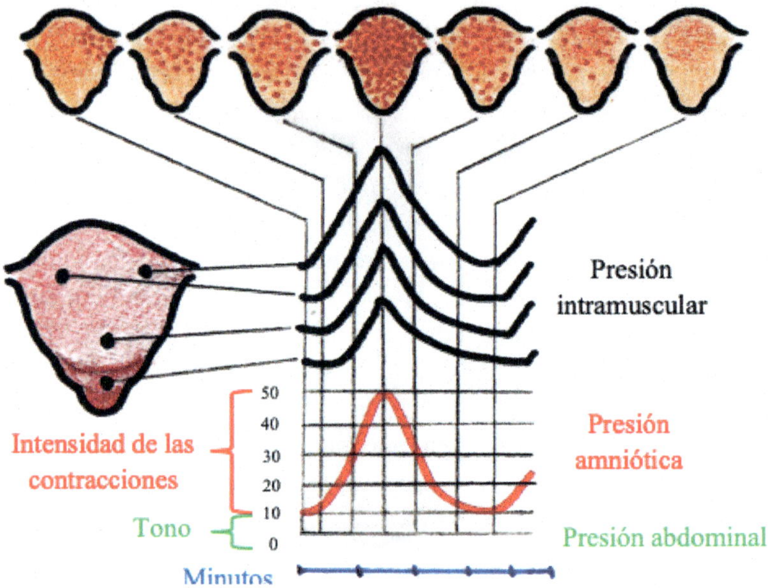

Figura 3-9. Triple gradiente descendente de la contracción uterina.

- *Actividad uterina:* es un método de cuantificación de la contracción uterina en términos diferentes a los de intensidad, frecuencia y duración, para reflejar el conjunto y no por separado cada uno de sus componentes. La *Unidad Montevideo* (UM), propuesta en 1957, representa el producto de la intensidad promedio de las contracciones uterinas, multiplicado por el número de contracciones en 10 minutos. Otros autores han propuesto la *Unidad Alejandría* (UA), que es el producto de la intensidad promedio de las contracciones, en mmHg, por la duración promedio, en minutos, multiplicado por la frecuencia de contracciones en un periodo de 10 minutos. También se ha propuesto la *Unidad de Actividad Uterina* (UAU), cuyo cálculo incorpora la presión basal y la superficie bajo la curva de contracción y se expresa en intervalos de 10 minutos.

Las contracciones uterinas presentes durante todo el embarazo, varían de acuerdo al periodo que se estudie. Durante las primeras 30 semanas de embarazo se pueden apreciar dos *tipos de contracciones:*

- *Álvarez y Caldeyro (1950):* son contracciones de baja intensidad, limitadas a una pequeña porción del músculo uterino y que ocurren con una frecuencia aproximada de una a tres cada minuto.
- *Braxton-Hicks (1872):* son contracciones con una intensidad variable pero menor de 25 mmHg, y una frecuencia menor de una cada 10 minutos, ocupan una gran extensión del músculo uterino y son irregulares.

Después de la semana 30 de gestación, la actividad uterina aumenta progresivamente a expensas de un aumento de la intensidad y frecuencia de las contracciones de Braxton-Hicks. Estas ocupan una porción aún mayor del músculo uterino, se hacen más regulares en las últimas semanas del embarazo y son las que ocasionan la formación del segmento uterino inferior y las modificaciones del cuello uterino. A medida que se acerca el momento del parto, ocurren cambios graduales en la intensidad y frecuencia de las contracciones. Unas 48 horas antes del parto se producen contracciones con una intensidad de 20 mmHg, aunque pueden llegar a 30 mmHg, en intervalos de 5 a 10 minutos. En la fase latente del trabajo de parto ocurren de 2 a 4 contracciones con intensidad de 20 a 30 mmHg cada 10 minutos, ni la posición fetal, ni la paridad tienen un efecto significativo sobre la cantidad de trabajo uterino requerido para culminar la fase latente. El trabajo de parto clínico se suele iniciar cuando la actividad uterina excede constantemente 80 a 100 UM, lo que produce borramiento y dilatación cervical. El trabajo franco de parto se caracteriza por un aumento progresivo de la actividad y va de 90 UM al comienzo del primer periodo hasta a 250 UM al final del segundo periodo. Este aumento se hace a expensas de un aumento de la intensidad, que de 30 mmHg al comienzo llega a 50 mmHg al final, de la frecuencia de 3 hasta 5 contracciones en 10 minutos y del tono uterino de 8 hasta 12 mmHg al final. Durante el puerperio las contracciones disminuyen considerablemente debido a una disminución en la frecuencia e intensidad, aunque son eficaces para la expulsión de los loquios. Estas contracciones suelen ser indoloras aunque, en ocasiones, debido a un aumento de la frecuencia e intensidad, provocan los llamados *entuertos* que son más frecuentes durante el amamantamiento, debido a que la succión estimula unas terminaciones nerviosas del pezón que llevan información a la hipófisis e induce la secreción de oxitocina. Los entuertos son más intensos mientras

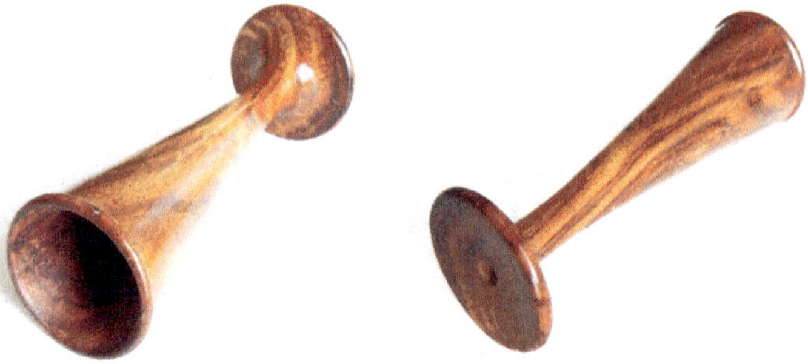

Figura 4-1. Estetoscopio de Pinard.

- *Cremer (1906):* fue el autor del primer registro electrocardiográfico.
- *Corner y Stran (1957 y 1958):* publican los primeros registros cardiotocográficos destinados al estudio y registro de la frecuencia cardíaca fetal por minuto.
- *Hammacher (1962):* mejoró la técnica cardiotocográfica recurriendo a la señal fonocardiográfica.
- *Edwards Hon (1963):* consiguió la señal electrocardiográfica gracias a la aplicación del efecto doppler.

Desde las publicaciones de Kergeradee, el registro de la frecuencia cardíaca fetal ha sido desarrollado como técnica para poder establecer el bienestar fetal, mediante la interpretación de los cambios en la frecuencia cardíaca y la identificación de bradicardias, permitiendo la intervención obstétrica para disminuir las tasas de mortalidad perinatal. Antes del inicio del siglo XX ya se conocían el ritmo cardíaco fetal medio, la aceleración con los movimientos fetales y con la fiebre materna y su disminución a medida que progresaba la gestación.

Actualmente el registro de la frecuencia cardíaca fetal es la técnica más usada para el control del bienestar fetal, sobre todo en el momento del parto. La cardiotocografía registra los cambios en la frecuencia cardíaca fetal y su relación con las contracciones uterinas, permitiendo así identificar fetos susceptibles de padecer hipoxia, y permitiendo realizar evaluaciones adicionales del bienestar fetal o finalizar y extraer al feto de la forma más rápida posible en función de las condiciones del parto.

El esquema de funcionamiento de un sistema de cardiotocografía consiste en la medición de la frecuencia cardíaca fetal y de las contracciones uterinas por medio de unos transductores que envían dicha información a un monitor mediante cables o de forma inalámbrica. El monitor interpreta la información y la registra en papel para su estudio. Dentro de los *componentes del monitor cardiotocográfico* se describen los siguientes:

- *Transductor de la frecuencia cardíaca fetal:* se pueden diferenciar dos tipos de transductores, los externos y los internos. Los *transductores externos* son aquellos que se colocan sobre el abdomen de la gestante con una capa de gel entre el transductor y la piel para permitir una buena transmisión de los ultrasonidos, y se sujetan mediante una cinta elástica. Funcionan mediante la emisión de ultrasonidos que reflejan los movimientos cardíacos del feto, en incluso los movimientos corporales fetales (Figura 4-2). Los *transductores internos* son aquellos que se colocan en el cuero cabelludo del feto mediante un electrodo con forma de espiral por lo que es necesario que exista una dilatación cervical adecuada y que las membranas ovulares estén rotas. El electrodo se continúa con un cable hasta el monitor y para su colocación se compone de un dispositivo de plástico con una guía acanalada que se retira tras su inserción. Este tipo de electrodo mide el intervalo de tiempo que existe entre cada onda R del complejo QRS fetal (o la máxima desviación del complejo QRS) y así detecta con más exactitud la frecuencia cardíaca fetal (Figuras 4-3).

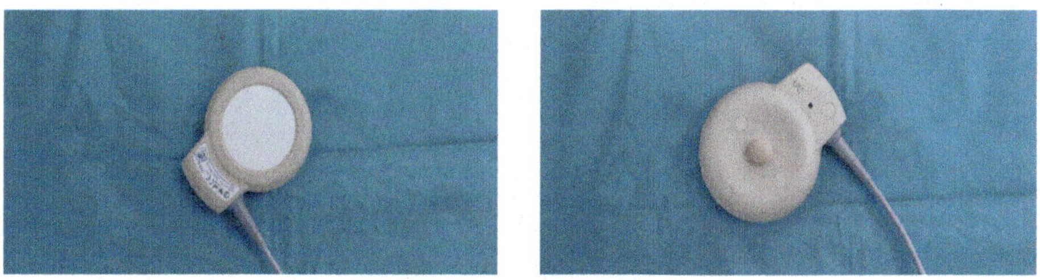

Figura 4-2. Transductor de frecuencia cardíaca fetal externo.

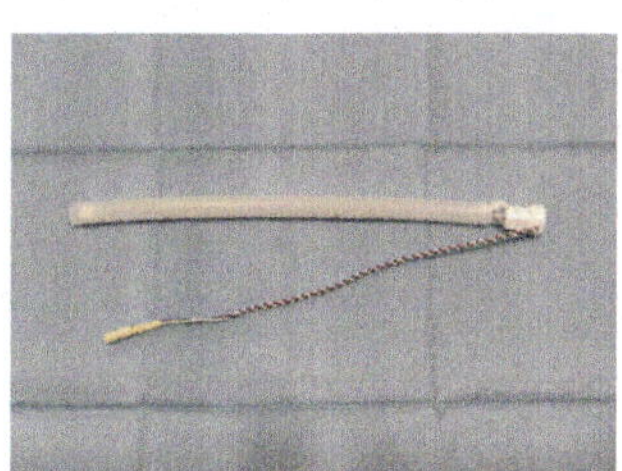

Figura 4-2. Transductor de frecuencia cardíaca fetal interno.

- *Transductor de la dinámica uterina:* al igual que los anteriores, se pueden diferenciar dos tipos de transductores, los externos y los internos. Los *transductores externos* son aquellos que se colocan sobre el abdomen de la gestante con ayuda de una cinta elástica pero sin necesidad de aplicar gel, ya que funcionan mediante un mecanismo manométrico que percibe la presión calculando así la intensidad y duración de las contracciones. Realmente solo miden de forma fiel la frecuencia y duración de las contracciones, ya que la intensidad de las mismas depende de la posición del transductor, la tensión de la cinta elástica y el biotipo materno (Figura 4-3). Los *transductores internos* consisten en un catéter de extremo abierto y lleno de suero fisiológico que se aloja en la cavidad intrauterina, por lo que es necesaria una dilatación cervical que permita su implantación y la falta de integridad de las membranas ovulares (Figura 4-4). El transductor interno transmite la presión intrauterina que produce la contracción de forma real basándose en la *Ley de Laplace* (en una esfera de contenido líquido la presión es la misma en todos los puntos de la esfera).

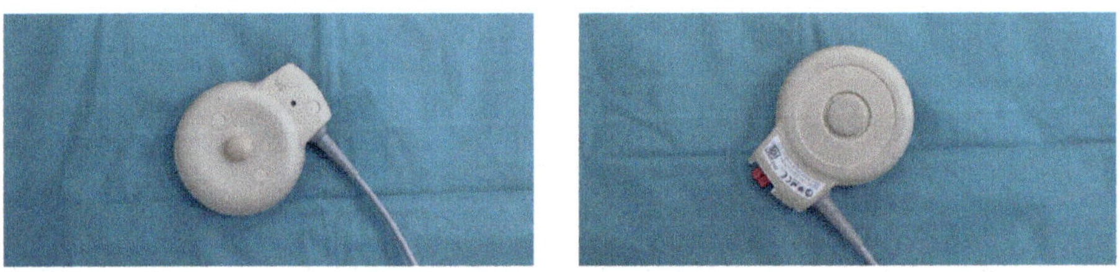

Figura 4-3. Transductor de dinámica uterina externo.

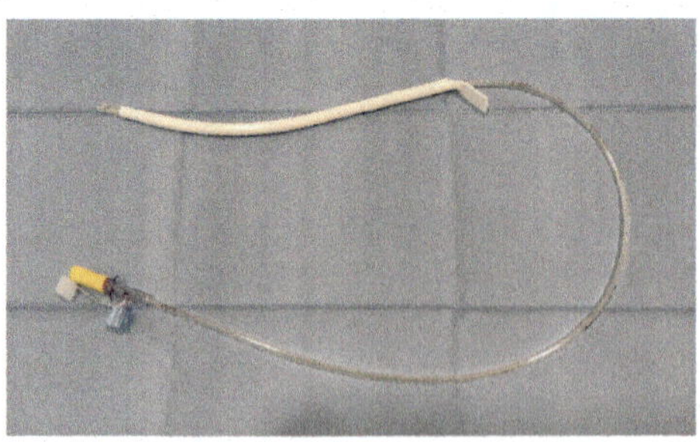

Figura 4-4. Transductor de dinámica uterina interno.

- *Monitor:* es el dispositivo que recibe la información de la frecuencia cardíaca fetal latido a latido y de la dinámica uterina en milímetros de mercurio (mmHg), la procesa y la registra en papel mediante impresión térmica para su observación y estudio. El monitor está unido a los transductores mediante cables o de forma inalámbrica, dependiendo de los equipos. Además permiten también la medición de otros parámetros como la frecuencia cardíaca materna, saturación de oxígeno materna, tensión arterial e incluso el electrocardiograma materno. La medición de estos parámetros se puede programar para que se midan de forma periódica, permitiendo un control más exhaustivo, o de forma manual cuando sea preciso. Las partes básicas de las que dispone el monitor son la pantalla de datos, botones de control físicos o táctiles, conexiones y caja del papel de impresión (Figura 4-5).

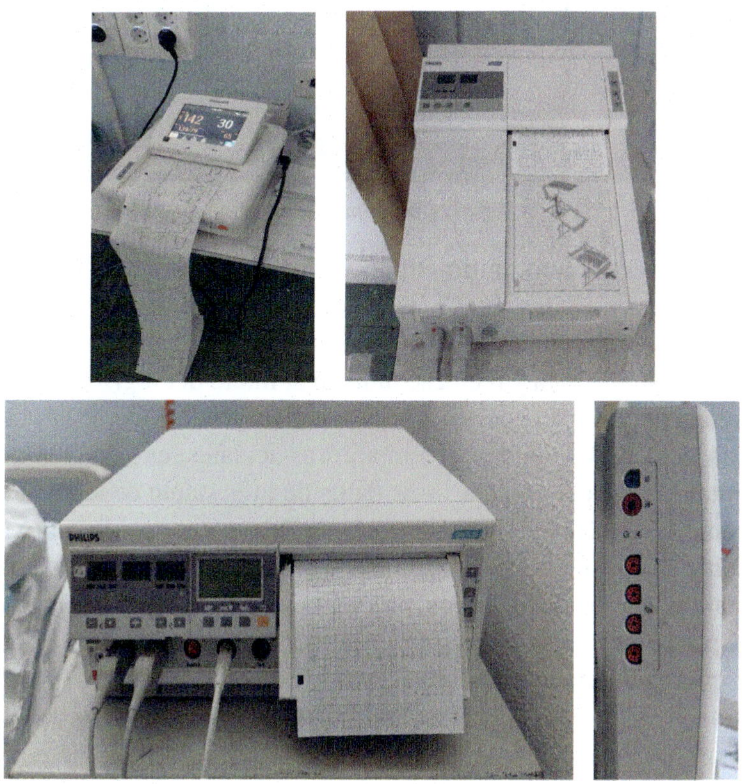

Figura 4-5. Monitores de cardiotocografía.

La localización del foco cardíaco fetal varía en función de la edad gestacional, presentación fetal y su grado de descenso en la pelvis materna. El latido cardíaco fetal se localiza en el abdomen materno sobre el dorso fetal, a mitad de camino entre el ombligo y la espina ilíaca anterosuperior en las presentaciones cefálicas y gestaciones a término. En las presentaciones podálicas suele hallarse a la altura de ombligo o por encima de este. En las presentaciones posteriores el latido se percibe en puntos más alejados del ombligo, hacia la espalda materna. En situaciones transversas se escucha en cualquier punto alrededor del ombligo. El latido cardíaco fetal es rítmico con un sonido más o menos mate, con una frecuencia que oscila entre 120 y 160 latidos por minuto, no debe confundirse con el latido cardíaco materno que puede registrarse por el flujo de sangre arterial y que mantiene una frecuencia menor entre 80 y 100 latidos por minuto con un sonido menos mate. Una vez localizado el fondo uterino para colocar el transductor de dinámica uterina y el foco del latido fetal para colocar el transductor de la frecuencia cardíaca fetal se sujetan con cintas elásticas. Tras la colocación de los transductores la gestante puede adoptar la postura que le resulte más cómoda y que permita el registro adecuado, siendo recomendable el decúbito lateral izquierdo o semifowler para evitar el síndrome de hipotensión supina por compresión de la vena cava.

En el siguiente cuadro se resumen las *ventajas e inconvenientes* que pueden darse con la monitorización cardiotocográfica externa:

Cuadro 4-1. Ventajas e inconvenientes de la monitorización cardiotocográfica externa.

Ventajas	Inconvenientes
• Prueba fácil e inocua • No es necesaria dilatación ni rotura de las membranas • Evita el riesgo de infección	• Pérdidas de foco de la FCF • Captación de la FC materna • Obesidad materna excesiva • Duplicación o reducción a la mitad de la FCF

MONITORIZACIÓN CARDIOTOCOGRÁFICA INTERNA

En el caso de llevar a cabo una monitorización interna para el registro cardiotocográfico es necesario comprobar la existencia de todas las condiciones necesarias, como disponer de un electrodo fetal, un catéter de presión interno, un cable adaptador y un monitor compatible con este sistema. Además la gestante debe reunir una serie de condiciones como tener una dilatación cervical suficiente que permita realizar la técnica, tener las membranas ovulares o bolsa rotas, tener la placenta con una inserción normal y no tener contraindicado el proceso por el riesgo infeccioso y de transmisión vertical madre-hijo que conlleva la *técnica* como en el caso de madres con VIH por ejemplo.

- *Registro interno de la frecuencia cardíaca fetal:* está especialmente indicada la monitorización directa en casos de variabilidad fetal disminuida o si existe pérdida de captación de la señal. Para llevar a cabo la técnica es imprescindible explorar a la gestante y conocer la presentación fetal. A continuación se introduce el electrodo, contenido en el tubo guía, a través de la vagina y el cuello del útero, deslizándolo sobre los dedos índices y corazón de una mano, hasta chocar con el cuero cabelludo fetal. El extremo distal del tubo se mantiene fijo sobre la cabeza fetal y a continuación se gira una vuelta o vuelta y media (según el fabricante) en el sentido de las agujas del reloj con la otra mano para que la espiral se inserte en el cuero cabelludo del feto. Es importante no girar más de lo recomendado por el fabricante para no producir lesiones fetales (Figura 4-11).

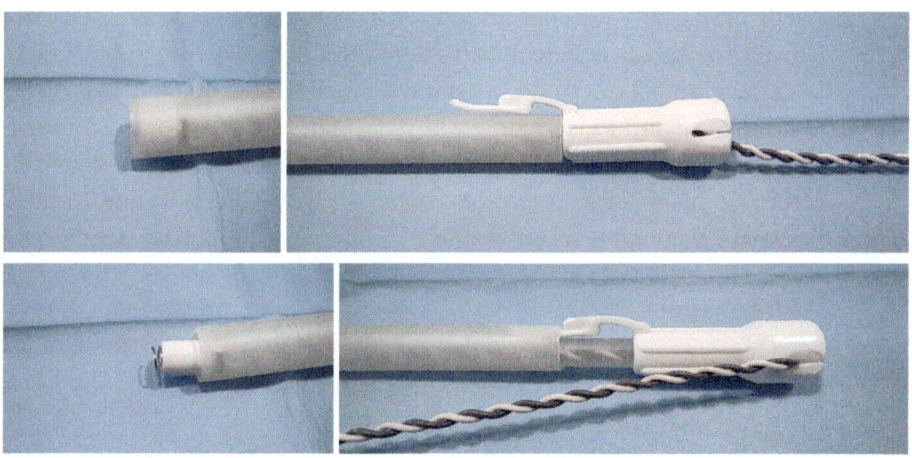

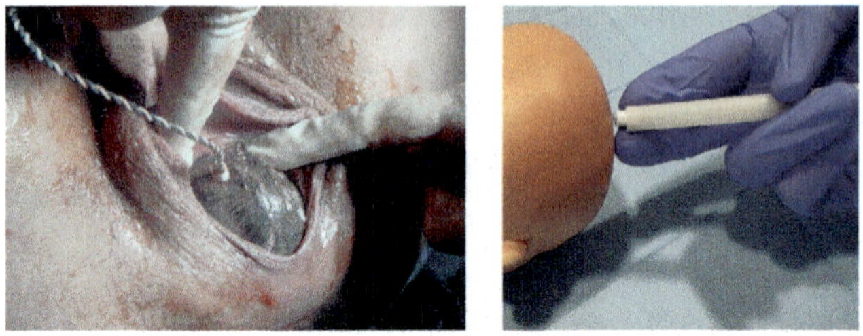

Figura 4-11. Técnica de inserción de electrodo fetal interno.

Acto seguido se comprueba que el electrodo está bien fijado en el cuero cabelludo fetal, que no hace contacto con el cérvix ya que podría producir artefactos, y se conecta el electrodo al cable adaptador que llevará la señal al monitor. Una vez comprobada la captación correcta de la señal, se retira el tubo guía. La retirada del electrodo se puede realizar durante el parto, sobre todo si es necesario realizar una cesárea (para evitar posibles quemaduras eléctricas en la piel fetal) o después del nacimiento del feto. Se lleva a cabo mediante la rotación del electrodo en sentido contrario al de su inserción. Nunca se debe retirar mediante tracción ya que puede desgarrar y lesionar los tejidos fetales, así como tampoco se deben separar los cables del electrodo. Es muy importante comprobar que tras la extracción del electrodo la espiral de metal sigue unida a este, en caso contrario, seguiría insertado en la piel fetal, lo que obligaría a retirarlo posteriormente mediante técnica aséptica. Nunca intentar reinsertar un electrodo manualmente (sin las guías) ya que la presión que se realiza puede ser mayor a la recomendable y podemos profundizar demasiado el electrodo. Dentro de las *contraindicaciones* de esta técnica se encuentran las siguientes:

- Desconocimiento de la presentación fetal.
- No aplicar sobre la cara fetal, fontanelas, ni genitales en presentaciones podálicas.
- Gestante con herpes genital activo, hepatitis C o infección por VIH.
- Gestantes hemofílicas cuando el feto está afectado o se desconoce si pudiera estarlo, por riesgo hemorrágico.
- Contraindicaciones relativas: grandes prematuros, infección materna por estreptococo del grupo B sin profilaxis establecida, infección activa por hepatitis A o B e infección por sífilis o gonorrea.

- *Registro interno de la dinámica uterina:* está indicada en situaciones en las que no se obtiene un registro fiable de la dinámica uterina. Tal es el caso de gestantes con un panículo adiposo grueso y con obesidad mórbida. Para llevar a cabo la técnica es imprescindible explorar a la gestante y conocer la presentación fetal para elegir la zona correcta y más segura de colocación. La inserción debe realizarse con cuidado, sin necesidad de aplicar fuerza, por tanto si se encuentra resistencia al paso del catéter se debe probar la inserción en otra área. Una inserción forzada puede provocar un mal funcionamiento del catéter, molestias en la madre o traumas en madre o feto. El catéter se inserta mediante un aplicador a través de la vagina hasta el cuello uterino, deslizándolo sobre los dedos índice y corazón. El catéter no debe sobrepasar los dedos. A continuación se desplaza el aplicador entre la cara interna de la pared uterina y la presentación fetal, se avanza el catéter por la cavidad uterina hasta una marca que presentan los catéteres que suele estar colocada a 10-14 cm. (Porción del catéter que queda dentro del útero). Debe asegurarse la correcta colocación en el espacio amniótico, para esto se visualiza la salida de líquido amniótico a través del catéter. Si fluye sangre indica una inserción extraovular por lo que debe retirarse. Una vez confirmada la correcta colocación se retira la guía. Se puede comprobar una colocación adecuada haciendo a la paciente que haga una maniobra de Valsalva, por ejemplo toser, produciéndose un aumento de presión en la pared uterina, que se manifestará en el registro de presión como una espica pronunciada. Para retirarlo basta con tirar del catéter hasta su completa extracción. Dentro de las *contraindicaciones* de esta técnica se encuentran las siguientes:
    - Sangrado sin causa clara.
    - Placenta previa.
    - Bolsa amniótica íntegra.

4.
PARÁMETROS DE LA FRECUENCIA CARDÍACA FETAL

La frecuencia cardíaca fetal registrada por el monitor de cardiotocografía puede estudiarse al ser impresa en el papel milimetrado, ya que va describiendo diferentes patrones a lo largo del tiempo y en dichos patrones se identifican una serie de parámetros que pueden estudiarse de forma individual para posteriormente ser valorados en conjunto. Cada uno de estos *parámetros* son los que se describen a continuación.

LÍNEA DE BASE

La línea de base es la media aproximada de la frecuencia cardíaca fetal (FCF) expresada en latidos por minuto (lpm) en al menos 10 minutos de registro cardiotocográfico (RCTG) en la que aparezcan incrementos de alrededor de 5 lpm. Se excluyen todo tipo de variaciones o fluctuaciones de la FCF que sean consideradas aceleraciones, deceleraciones y periodos de variabilidad marcada en la que las oscilaciones sean mayores de 25 lpm (Figura 5-1). La línea de base también puede identificarse como la FCF media que se mantiene entre dos contracciones sucesivas durante 10 minutos. Para poder determinar la línea de base es necesario que se pueda identificar el trazado durante un mínimo de 2 minutos dentro del RCTG de 10 minutos, en caso contrario se describe como línea de base indeterminada. Cuando la línea de base es indeterminada se deben revisar periodos del RCTG previos o evaluar la FCF media en periodos de tiempo mayores a 10 minutos.

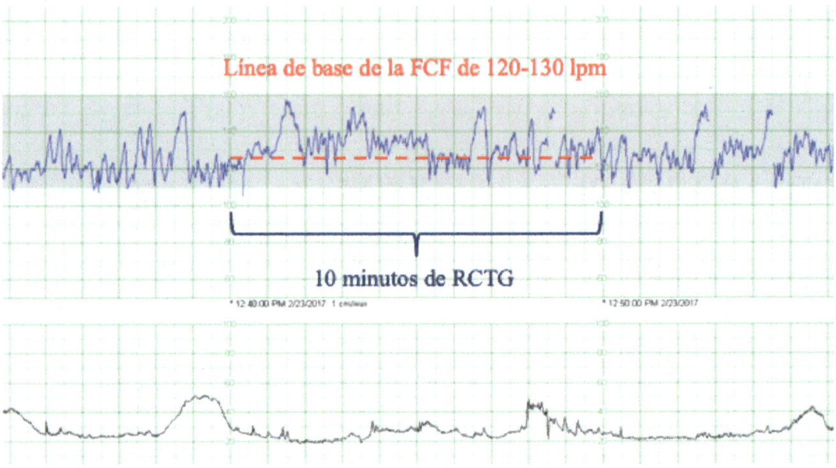

Figura 5-1. Línea de base de la frecuencia cardíaca fetal.

La FCF normal se encuentra entre 110 y 160 lpm y es el resultado de la acción simultánea de dos *sistemas:* el sistema nervioso *simpático*, que acelera el ritmo cardíaco, y el sistema nervioso *parasimpático*, que lo enlentece. Ambos sistemas se encuentran en un equilibrio cambiante que hace que la FCF no aparezca en el RCTG como una línea recta sino cambiante y sinuosa, dando lugar a lo que se conoce como oscilaciones de la FCF. Para que el equilibrio entre ambos sistemas se mantenga es necesario que el feto reciba un aporte correcto de oxígeno y energía, tanto a nivel del sistema nervioso, donde se encuentran localizados los centros reguladores del ritmo cardíaco, como a nivel del propio corazón que es el órgano que responde a dichos estímulos. Cualquier factor que comprometa en mayor o menor medida la oxigenación o el aporte de nutrientes, o bien que actúe sobre ellos de forma mecánica o funcional, producirá una alteración en el equilibrio entre el sistema nervioso simpático y parasimpático y consecuentemente producirá alteraciones en el trazado de la FCF. La *taquicardia* es signo de hipoxemia moderada que estimula el sistema nervioso simpático y la *bradicardia* es signo de hipoxemia intensa que estimula el sistema nervioso parasimpático. La línea de base disminuye cuando aumenta la edad gestacional, sobre todo a partir de las 30 semanas de gestación. Los fetos prematuros presentan frecuencias basales más altas y tienden a tener valores en el límite alto del rango normal de la FCF y los fetos post-término en el límite bajo, llegando a objetivarse FCF basales de 90-110 lpm en fetos post-término normales.

Los valores normales de la FCF son superiores a los de la frecuencia cardíaca en adultos para que así, el corazón fetal, pueda garantizar una buena distribución de la sangre a los tejidos. Si la FCF fuese inferior, se produciría un reflujo de sangre desde la vena cava superior a la inferior, lo que provocaría una caída de la presión parcial de oxígeno por la mezcla de sangre arterial y venosa, y por tanto la oxigenación de los tejidos del feto sería defectuosa.

Para entender mejor cada una de las alteraciones de la frecuencia cardíaca fetal basal, a continuación se describen los *mecanismos fisiopatológicos* de cada una de estas alteraciones y la actuación de la matrona en cada caso.

Bradicardia fetal: se define como una FCF basal inferior a 110 lpm durante un periodo de 10 minutos redondeados con una precisión de 5 lpm excluyendo aceleraciones, deceleraciones y períodos de variabilidad marcada (Figura 5-2). Es importante diferenciar la bradicardia fetal de una deceleración prolongada de la FCF, ya que en el caso de la deceleración prolongada la FCF disminuye por debajo de la línea de base 15 lpm o más con una duración de 2 minutos o más, pero menos de 10 minutos, en caso de que la deceleración dure más de 10 minutos se considera un cambio de la línea de base, y si por consiguiente esta línea de base es inferior a los límites normales se considera una *bradicardia fetal*.

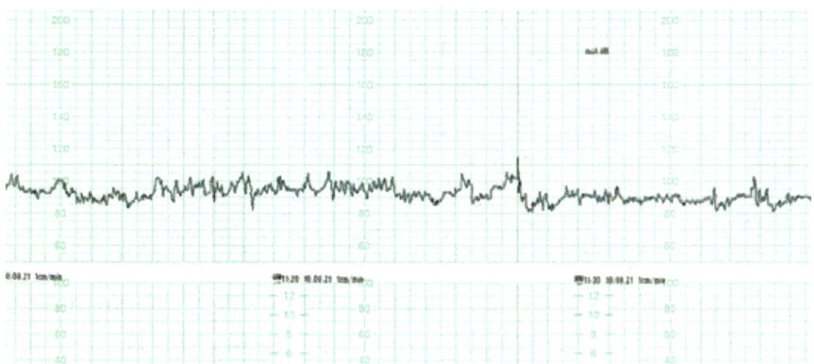

Figura 5-2. Bradicardia fetal.

Como ya se ha mencionado anteriormente la frecuencia cardíaca fetal es controlada por el sistema nervioso autónomo, de forma que el corazón del feto responde a los estímulos simpáticos y parasimpáticos. Cuando el equilibrio entre ambos sistemas se rompe y hay un aumento en la actividad parasimpática y una disminución en el tono simpático aparece la bradicardia. Un correcto equilibrio y funcionamiento del sistema nervioso autónomo es indicativo de la madurez del sistema nervioso central del feto y estos sistemas son muy sensibles al aporte de oxígeno. A comienzos de la gestación la FCF está bajo el control del sistema nervioso simpático y quimiorreceptores arteriales situados en la carótida y la aorta fetal muy sensibles a la hipoxia y a medida que el feto se desarrolla su frecuencia cardíaca disminuye, en respuesta a la acción inhibidora del sistema nervioso parasimpático, transmitida por el nervio vago. Los barorreceptores influyen en la FCF a través del nervio vago en respuesta al cambio en la presión sanguínea del feto. Casi cualquier situación estresante en el feto evoca el reflejo barorreceptor, lo que provoca vasoconstricción periférica selectiva e hipertensión con una bradicardia resultante. Por tanto, la bradicardia puede ser consecuencia de un reflejo barorreceptor estimulado por una elevación instantánea de la presión arterial del feto, como por ejemplo, la compresión de la arteria umbilical, la compresión de la cabeza fetal y las contracciones uterinas, o de un reflejo quimiorreceptor por falta de oxígeno que actúe directamente sobre el músculo cardíaco, por ejemplo en el *desprendimiento prematuro de placenta normalmente inserta* (DPPNI). La FCF se encuentra por tanto bajo una constante adaptación en respuesta a los constantes cambios en el ambiente fetal y los estímulos externos. Un cuadro de hipoxia aguda cursa con bradicardia mientras que en el caso de la hipoxia moderada crónica, la bradicardia aparece de forma tardía.

En referencia a las *causas* de la bradicardia fetal se pueden describir las siguientes:

- *Edad fetal:* a medida que avanza la edad gestacional disminuye la FCF basal y se incrementan las aceleraciones, tanto en duración como en amplitud.
- *Contracciones uterinas:* pueden provocar compresión de tres estructuras como son la cabeza fetal, el cordón umbilical y los vasos sanguíneos del miometrio. Estas situaciones se ven favorecidas durante la segunda etapa del parto por el descenso de la cabeza fetal por el canal del parto junto con los pujos y el aumento de la dinámica uterina, y exacerbadas ante situaciones como el prolapso del cordón umbilical o la existencia de un nudo verdadero de cordón, que pueden provocar una bradicardia mantenida.
- *Oligoamnios*: produce frecuentemente compresión sobre la cabeza fetal y cordón umbilical.

- *Hiperdinamias:* la taquisistolia y el aumento del tono uterino producen una disminución del intercambio de oxígeno materno-fetal que deriva en una situación de hipoxemia aguda y por tanto de bradicardia fetal mantenida.
- *Estados de conducta fetal:* a medida que el embarazo progresa aumentan los ciclos de reposo y actividad fetal como expresión de sus estados de conducta (particularmente estados oníricos), se van haciendo cada vez más definidos y puede derivar en una bradicardia leve no patológica.
- *Estados hipertensivos del embarazo:* los cuales pueden causar un retraso en el crecimiento (CIR) que propicie una insuficiencia placentaria y unas reservas metabólicas limitadas para poder soportar las contracciones del parto.
- *Lesiones cerebrales y anencefalia:* se relacionan con bradicardias fetales asociadas a una pérdida de la variabilidad.
- *Anomalías cardíacas:* como los bloqueos, que incluso en estos casos, una FCF inferior a 100 lpm mantenida puede descompensar al feto con la aparición de una insuficiencia cardíaca. Otras anomalías son las cardiopatías estructurales como la transposición de grandes vasos.
- *Posición de decúbito supino:* disminuye el retorno venoso dando lugar a una hipotensión y bradicardia materna con la consecuente aparición de deceleraciones e incluso bradicardia de la FCF mantenida.
- *Hemorragias o insuficiencia cardíaca aguda materna:* relacionadas o no con anemia, dan como resultado una insuficiencia del flujo sanguíneo en el espacio intervelloso.
- *Convulsiones maternas:* las cuales provocan hipoxia, bradicardia prolongada y disminución de la variabilidad.
- *Hipotermia materna:* la cual provoca una bradicardia que puede acompañarse de una variabilidad normal.
- *Medicamentos:* como los betabloqueantes, los anestésicos locales, las tiazidas, los narcóticos y los opioides. La analgesia epidural puede causar bradicardia fetal, bien directamente o bien por un mecanismo reflejo asociado a la hipotensión materna que pueden producir. La bradicardia asociada al uso de anestesia epidural puede comenzar a los cinco minutos de su administración y tiene una duración aproximada de diez minutos.

Otro aspecto a tener en cuenta son los *artefactos* que se confunden con la bradicardia fetal como pueden ser el registro accidental de la frecuencia cardíaca materna y el Halving. Para evitar confundir la FCF con la materna es aconsejable el registro simultáneo de las frecuencias cardíacas fetal y materna. En el caso del Halving, este tiene lugar en los monitores con autocorrelación para mejorar el trazado de la FCF, que reduce a la mitad la frecuencia percibida cuando esta es muy elevada, de modo que en casos de taquicardia fetal extrema, el monitor puede interpretar que lo captado es una suma de ruido y señal.

En presencia de una bradicardia la matrona debe llevar a cabo las siguientes *acciones:*

- Cambiar a la mujer de posición a decúbito lateral, preferiblemente el izquierdo, y si la mujer ya se encuentra en esta posición se debe cambiar al otro lado.
- Determinar las constantes vitales maternas con el fin de valorar el estado general y hemodinámico de la gestante, ya que la hipotensión materna puede ser causa de bradicardia fetal.
- Administración de líquidos intravenosos de forma rápida, para ello será necesario disponer de un acceso venoso con un catéter de gran calibre y corto.
- Realizar tacto vaginal, para descartar distocias del cordón umbilical como un prolapso, estimular la calota fetal para valorar una posible respuesta fetal a dicho estímulo, valorar el progreso del parto, etc.
- Valorar el tono uterino mediante el RCTG y la palpación del abdomen materno para descartar hiperdinamias como la taquisistolia o la hipertonía.
- Suspender la administración de oxitocina en el caso de mantener dicha perfusión y si fuera necesario administrar tocolíticos.
- Con respecto a la oxigenoterapia no se debe emplear de forma prolongada, y no hay estudios que avalen su uso a corto plazo.
- Se debe avisar al obstetra para la valoración del RCTG por ser considerado patológico, quien valorará la necesidad de finalizar la gestación o realizar pruebas complementarias como el pH de calota fetal.

Una bradicardia de más de 3 minutos de duración requiere medidas urgentes e iniciar preparativos para extracción fetal urgente, que se realizará si el feto no se recupera en 9 minutos.

Taquicardia fetal: se define como una FCF basal igual o superior a 160 lpm, durante un periodo de 10 minutos redondeados con una precisión de 5 lpm excluyendo aceleraciones, deceleraciones y períodos de variabilidad marcada (Figura 5-3).

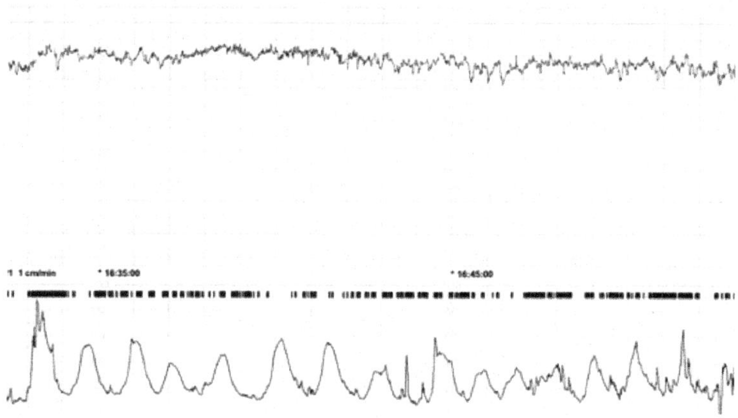

Figura 5-3. Taquicardia fetal.

Como norma general una taquicardia fetal no es indicativa de hipoxia fetal, aunque representa un signo de alerta y vigilancia. Al elevarse la FCF, el tono simpático aumenta, reduciéndose la variabilidad de base. Este hecho hace difícil la valoración de considerar o no la posibilidad de pérdida de bienestar fetal. Es por ello que es importante valorar la taquicardia con otros *parámetros asociados* como se muestra a continuación:

- *Taquicardia leve o moderada con variabilidad conservada y sin deceleraciones:* se relaciona con bienestar fetal (Figura 5-4), su presencia requiere vigilancia y estudiar las posibles causas. Las *causas* más frecuentes se centran en la presencia de fiebre materna que supone un aumento en la demanda metabólica y obliga a descartar una corioamnionitis, algunos fármacos, el hipertiroidismo materno y la anemia fetal leve.

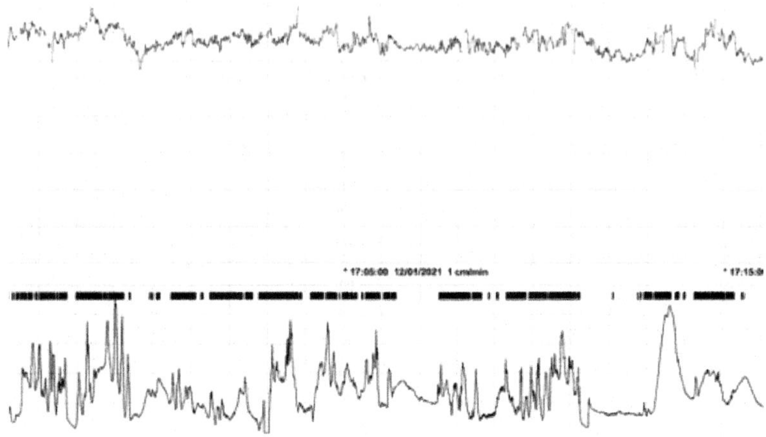

Figura 5-4. Taquicardia con variabilidad conservada sin deceleraciones.

- *Taquicardia marcada o aguda:* en este caso puede acompañarse de una reducción en la variabilidad de base. Las *causas* son similares a las expuestas en el caso anterior. Sin embargo en estos casos es preciso considerar y valorar clínicamente la posibilidad de anemia fetal y debe descartarse la presencia de una arritmia fetal. Si la variabilidad, aunque puede estar reducida, se mantiene en límites normales, y existe reactividad, sin deceleraciones periódicas, puede considerarse que es un registro tranquilizador, aunque precisará una estrecha vigilancia.
- *Taquicardia con deceleraciones:* en este caso el tipo de deceleraciones (precoces, tardías o variables) nos define el tipo de causa que afecta al feto. Sin embargo, la variabilidad refleja información de su bienestar. Si existe una variabilidad mantenida, la vinculación con hipoxia fetal es menos posible. No obstante, la taquicardia con deceleraciones, especialmente variables, se asocia a acidosis fetal. El empeoramiento de la variabilidad o las deceleraciones suponen signos de mal pronóstico.
- *Taquicardia con deceleraciones y/o variabilidad nula:* la presencia de ritmo silente (Figura 5-5) se relaciona con acidosis fetal, test de Apgar menor de 7 a los 5 minutos de vida y sepsis neonatal, por lo que unido a deceleraciones tardías o variables con o sin presencia de meconio, es indicativo de aviso a médico obstetra para intervención urgente, ya sea

para descartar el compromiso fetal mediante otras pruebas como el pH de calota o finalizar la gestación por la vía más rápida.

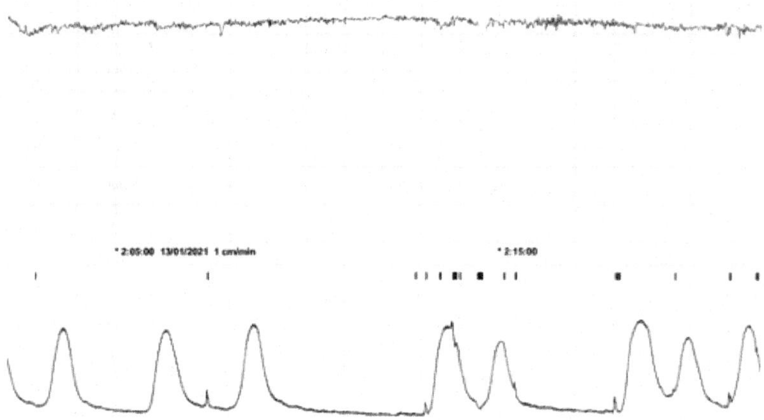

Figura 5-5. Taquicardia sin variabilidad.

- *Taquicardia compensadora o de recuperación:* se suele observar tras una deceleración prolongada de la FCF y suele asociarse con una disminución de la variabilidad y en ocasiones deceleraciones tardías de corta duración. Se produce como consecuencia de la redistribución hemodinámica que se produce tras la bradicardia, asociándose con vasoconstricción periférica, lo que reduce la presión parcial de oxígeno. La taquicardia compensadora favorece el aumento de presión parcial de oxígeno. Posteriormente el retorno es lento hasta adquirir la FCF basal previa a la bradicardia.
- *Overshoot:* es un ascenso transitorio que tiene lugar tras una deceleración variable y se considera un criterio de mal pronóstico para la variable (Figura 5-6). Se asocia con ritmo silente y en estos casos el overshoot se relaciona con hipoxia y acidosis fetal.

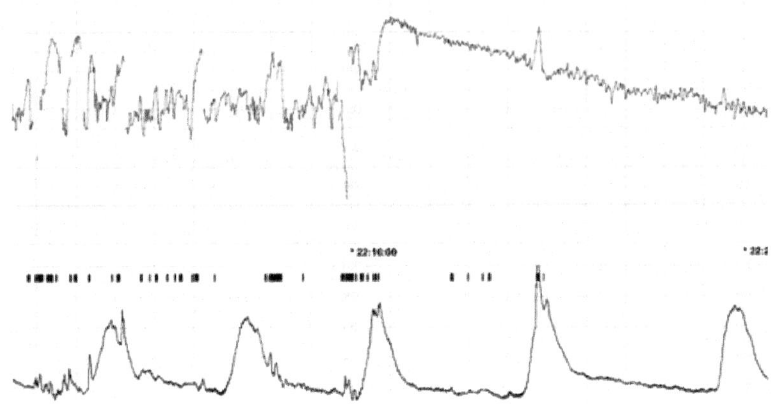

Figura 5-6. Overshoot.

- *Taquicardia con taquiarritmia supraventricular:* la FCF basal es de 200-240 lpm, y la variabilidad está reducida. Suele debutar en la 32 semanas y en el 90% de los casos se produce por un mecanismo de reentrada. Puede aparecer bien de forma continua o episódica. Su asociación a hidrops fetal es posible. El control ecográfico es esencial valorando biometría y bienestar fetal, ecocardiografía y función ventricular. La conducta en estos casos es debatida. Influyen diversos factores como la edad gestacional, la presencia de hidrops fetal, las alteraciones hemodinámicas y la permanencia de la taquicardia en un cómputo de 24 horas. Con una edad gestacional superior a 34 semanas se considera la finalización del embarazo por cesárea, al no poder garantizar en control cardiotocográfico intraparto. Con una menor edad gestacional, el tratamiento intrauterino se realiza con fármacos antiarrítmicos, siendo el más utilizado la digoxina.

Otro aspecto a tener en cuenta son los *artefactos* que se confunden con la taquicardia fetal como pueden ser la disposición inversa del papel de registro y el doubling, relacionado con la autocorrelación. El doubling consiste en que el aparato duplica el valor captado cuando este es muy bajo, y en caso de bradicardia fetal intensa puede representar el doble de la frecuencia cardíaca fetal real al interpretar que no está captando todo lo que debería.

Ante un ascenso de la FCF por encima de los 160 lpm durante más de 10 minutos, no debe considerarse sospechoso mientras no existan otros parámetros adversos, la variabilidad se encuentre conservada y aparezcan ascensos. La matrona debe *determinar:*

- En primer lugar las constantes maternas, en especial la temperatura.
- Se debe suspender la administración de fármacos.
- Se deben valorar las horas de bolsa rota y la necesidad de realizar pruebas complementarias como el pH de calota fetal.

Cuadro 5-1. Límites de la frecuencia cardíaca fetal basal y sus causas principales.

<table>
<tr><th>FCF basal</th><th>lpm
Durante más de 10 minutos</th><th>Causas maternas</th><th>Causas fetales</th></tr>
<tr><td>Normal</td><td>110-159</td><td>-</td><td>-</td></tr>
<tr><td>Taquicardia moderada</td><td>160-180</td><td rowspan="2">• Fiebre
• Infección
• Deshidratación
• Hipertiroidismo
• Ansiedad
• Fármacos
• Anemia</td><td rowspan="2">• Hipoxemia crónica
• Infección
• DPPNI
• Hemorragia fetal
• Malformación cardíaca
• Taquiarritmias</td></tr>
<tr><td>Taquicardia severa</td><td>> 180</td></tr>
<tr><td>Bradicardia moderada</td><td>100-109</td><td rowspan="3">• Hipotensión
• Decúbito supino
• Fármacos
• Enfermedades vasculares
• Rotura uterina
• Hipertonía
• Taquisistolia</td><td rowspan="3">• Hipoxemia
• Compresión del cordón
• Prolapso de cordón
• DPPNI
• Hemorragia fetal
• Malformación cardíaca</td></tr>
<tr><td>Bradicardia severa</td><td>70-99</td></tr>
<tr><td>Bradicardia súbita</td><td>< 70</td></tr>
</table>

VARIABILIDAD DE LA LÍNEA DE BASE

La variabilidad son las fluctuaciones irregulares en amplitud y frecuencia que se dan en la línea de base medida en latidos por minuto (Figura 5-7). Se refiere a la oscilación de la señal de la FCF, que corresponde a la media de la amplitud de banda en un segmento de 1 minuto, se valora un minuto de un fragmento de 10 minutos, con al menos 2 ciclos por minuto. En la actualidad no se distingue entre variabilidad a corto o largo plazo, se evalúa como una unidad.

Con respecto al concepto fisiológico de la variabilidad, existe la teoría de que la *variabilidad normal* representa de alguna manera la integridad de la vía nerviosa entre la corteza cerebral, bulbo raquídeo, nervio vago y sistema de conducción cardíaco. Probablemente la variabilidad dependa de la existencia de numerosos estímulos que desde y a través de la corteza cerebral van a los centros cardíacos integradores y posteriormente son transmitidos por el nervio vago. Todos estos estímulos están disminuidos en un cuadro de hipoxia y es por ello que aparecerá una variabilidad disminuida en aquellos casos en que exista un fallo en los mecanismos compensadores hemodinámicos para mantener la oxigenación cerebral normal. Independientemente de la valoración del resto de parámetros de un RCTG, si la variabilidad está conservada nos indica ausencia de asfixia en el tejido cerebral, por su capacidad de centralizar el oxígeno disponible manteniéndose compensado fisiológicamente. Se puede concluir que la variabilidad se origina como consecuencia de un equilibrio relativamente inestable entre el sistema nervioso autónomo simpático y parasimpático, que hace que la frecuencia cardíaca sufra oscilaciones rápidas, latido a latido.

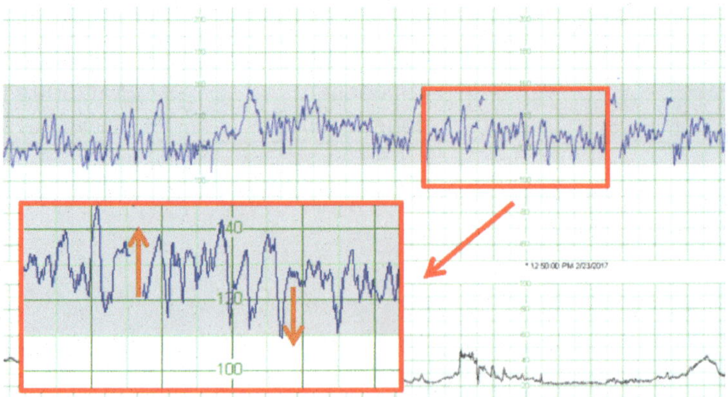

Figura 5-7. Variabilidad de la línea de base.

La variabilidad aumenta ante una hipoxia leve o aguda de forma transitoria, al aumentar la edad gestacional y con la fase de sueño activo (REM). Sin embargo, la variabilidad disminuye en el sueño sosegado fetal y en la hipoxia mantenida moderada o grave porque deprime el sistema nervioso.

Para valorar o medir la variabilidad se observa el número de ciclos que realiza la FCF en el periodo de un minuto, el cual debe contener al menos 2 ciclos para que pueda calcularse la amplitud, ya que la amplitud se puede definir como la diferencia que existe entre el punto de oscilación más alto y el más bajo con respecto a la línea base que actuaría como punto de inflexión de las oscilaciones, de tal forma que si en el minuto de RCTG objeto de valoración, el punto de oscilación más alto se sitúa en 155 lpm y el punto más bajo en 130 lpm, la variabilidad sería de unos 10 lpm aproximadamente porque existe una amplitud de 10 lpm de la FCF con respecto a la línea de base que sería considerada de 140 lpm.

Según la mayor o menor amplitud de la variabilidad se distinguen varios *tipos:*

- *Variabilidad ausente o silente:* aquella con una amplitud indetectable o menos de 3 lpm (Figura 5-8).

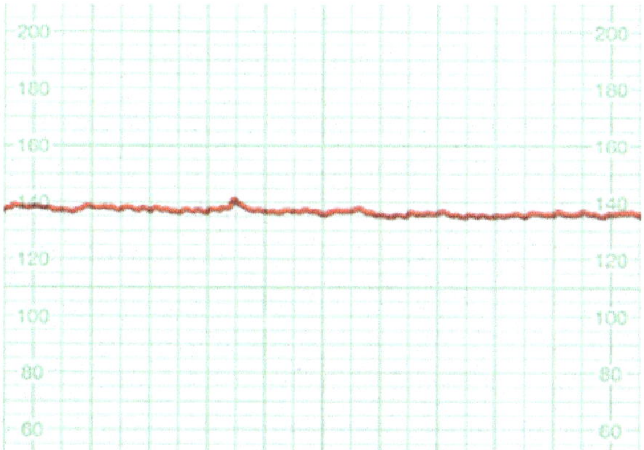

Figura 5-8. Variabilidad ausente.

- *Variabilidad mínima o reducida:* aquella con una amplitud menor o igual a 5 lpm. Generalmente se considera que la variabilidad se encuentra reducida a partir de los 50 minutos o si dura más de 3 minutos tras deceleraciones. Las *causas maternas* de una variabilidad mínima o ausente pueden ser la administración de fármacos como el sulfato de magnesio, los sedantes y los anestésicos generales; también el alcoholismo agudo y la hipotermia. Las *causas fetales* son la hipoxia, la prematuridad, el suelo fetal (período de 20 minutos generalmente, aunque puede persistir hasta 1 hora), alteraciones de la línea de base como las taquicardias o bradicardias y lesiones cerebrales antenatales.

- *Variabilidad moderada, normal o conservada:* aquella con una amplitud comprendida entre 5 y 25 lpm (Figura 5-9).

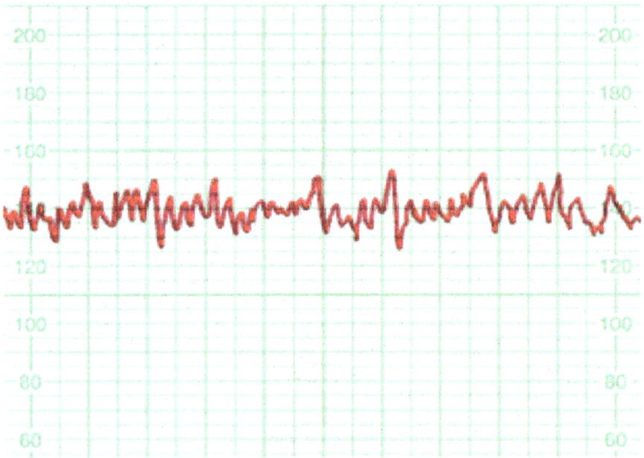

Figura 5-9. Variabilidad normal.

- *Variabilidad aumentada, marcada o patrón saltatorio:* aquella con una variabilidad mayor a 25 lpm (Figura 5-10). Generalmente se considera que la variabilidad se encuentra aumentada a partir de los 30 minutos. La fisiología de este patrón saltatorio no se comprende completamente, pero se relaciona con deceleraciones recurrentes cuando la hipoxia o acidosis se desarrolla de forma rápida. Se cree que puede ser causada por inestabilidad o hiperactividad del sistema nervioso autónomo del feto. En caso de identificarse durante la segunda fase de expulsivo del parto o junto a deceleraciones, es probable que se requiera de actuación urgente. Un patrón saltatorio que dure más de 30 minutos puede indicar hipoxia incluso en ausencia de deceleraciones. Las *causas* de variabilidad marcada son el aumento de los movimientos fetales, hipoxia leve (es la respuesta de un feto con reserva), la estimulación por tacto vaginal, los pujos (variabilidad aumenta según avanza el trabajo de parto), hipersistolia, gasping fetal (si hay meconio se asocia a riesgo de aspiración) y la administración de fármacos como la efedrina.

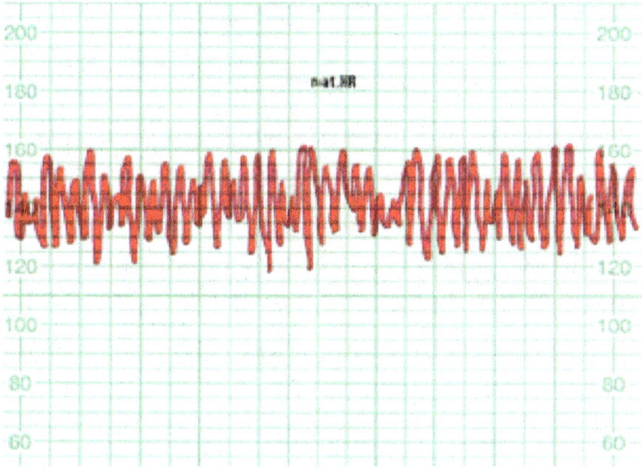

Figura 5-10. Variabilidad marcada.

- *Patrón sinusoidal:* se trata de oscilaciones regulares y suaves de la línea de base similares a una onda sinusoide (Figura 5-11). La variabilidad en este patrón es mínima o ausente, aunque algunos autores determinan que puede existir una amplitud de la variabilidad de 5-15 lpm. La frecuencia de los ciclos es de 3-5 ciclos en un minuto. Este patrón se asocia a anemia fetal severa, ya que puede verse en casos de isoinmunización Rh, hemorragia materno-fetal, placenta previa, abruptio placentae, síndrome de transfusión feto-fetal y rotura de vasa previa. También ha sido descrito en casos de hipoxia fetal aguda, infección, malformaciones cardíacas, hidrocefalia y gastrosquisis.

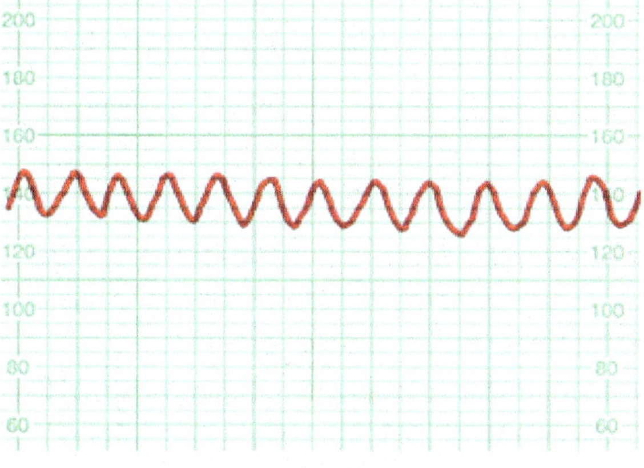

Figura 5-11. Patrón sinusoidal.

- *Patrón pseudosinusoidal o sinusoidal atípico:* es un patrón similar al sinusoidal, pero con una forma más angulada y picuda similar a unos *dientes de tiburón o poole shark-teeth pattern* (Figura 5-12). Su duración raramente supera los 30 minutos y suele ser precedido y continuarse por un registro normal. En este caso algunos autores determinan que es aquel en el que hay presencia de aceleraciones o ascensos de la FCF. Este patrón es causado por hipotensión fetal secundaria a una hemorragia materno-fetal aguda. También ha sido descrito después de la administración de analgésicos a la madre, durante periodos en que el feto chupetea un dedo y otros movimientos bucales del feto. A veces es difícil diferenciar el patrón pseudosinusoidal del auténtico patrón sinusoidal, siendo la corta duración del primero la variable más importante para discriminar entre los dos patrones.

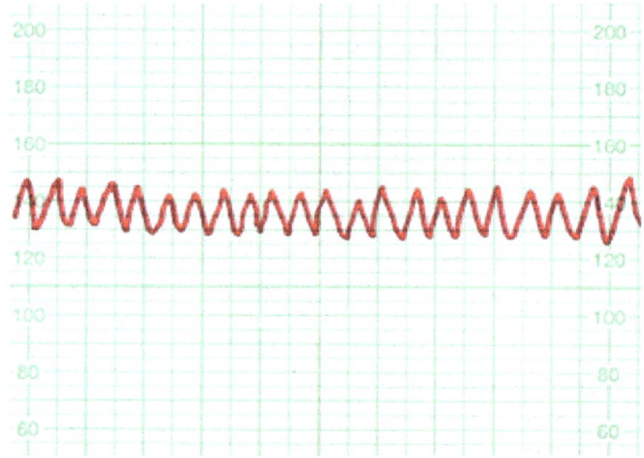

Figura 5-12. Patrón pseudosinusoidal.

Otra *clasificación* de la variabilidad menos utilizada hoy en día es la propuesta por Hammacher en 1969:

- *Tipo 0 o silente:* variabilidad menor a 5 lpm.
- *Tipo I u ondulatoria baja:* variabilidad entre 5 y 10 lpm Es un ritmo prepatológico aunque, en la actualidad, si es el único parámetro alterado, no se considera como tal y es de buen pronóstico.
- *Tipo II u ondulatoria normal:* variabilidad entre 10 y 25 lpm. Corresponde a fetos normales. Actualmente la ondulatoria baja y la ondulatoria normal se suelen asociar y se habla solamente de frecuencia ondulatoria.

- *Tipo III o saltatoria:* variabilidad mayor de 25 lpm. Se puede considerar prepatológica dependiendo de la duración. Estas amplias variaciones de la FCF corresponden a una buena respuesta del feto a un estrés no muy intenso.

En referencia a los *factores fisiológicos y patológicos* que pueden afectar o interferir en la variabilidad se pueden encontrar los siguientes:

- *Edad gestacional:* la variabilidad aumenta a medida que avanza la gestación, debido a un aumento progresivo en el tono parasimpático. La variabilidad de los fetos entre las 21 y 30 semanas de gestación es significativamente inferior a la de fetos entre las 31 y 40 semanas de gestación.
- *Respiración y movimientos fetales:* se ha descrito un incremento de la variabilidad durante la respiración fetal y los movimientos fetales.
- *Frecuencia cardíaca fetal basal:* la variabilidad disminuye con frecuencias elevadas y aumenta o se hace más inestable con frecuencias bajas.
- *Ritmos circadianos y ultradianos:* la variabilidad es menor durante el día que durante la noche. Los ritmos ultradianos están relacionados con los ciclos de actividad, de tal manera que la variabilidad aumenta en los períodos de actividad. Hasta las 30 semanas de gestación las características basales son similares tanto durante el reposo fetal como durante la actividad, después de las 30 semanas, la inactividad fetal se asocia con disminución de la variabilidad basal y viceversa.
- *Hipoxia e hipercapnia:* la variabilidad disminuye en presencia de acidosis hipoxémica significativa; la respuesta inicial a la hipoxemia aguda es un aumento en la variabilidad; tras ese aumento inicial hay una disminución permanente mientras se desarrolla la acidosis. La pérdida de variabilidad en combinación con deceleraciones se asocia con acidosis fetal.
- *Anencefalia y sufrimiento cerebral:* la variabilidad adquiere un ritmo silente en fetos anencéfalos y con sufrimiento cerebral grave.
- *Diabetes mellitus:* la acidemia severa materna (cetoacidosis diabética) también puede causar un descenso de la variabilidad relacionado con una denervación vagal del corazón.
- *Fármacos:* determinados fármacos atraviesan la barrera placentaria y condicionan modificaciones en la variabilidad, por depresión del sistema nervioso central o por bloqueo de la transmisión de impulsos al siste-

ma nervioso autónomo. Su efecto sobre la FCF dura mientras lo hace el efecto farmacológico, desapareciendo al hacerlo el efecto de los mismos. Algunos *ejemplos* se relacionan en el siguiente cuadro:

Cuadro 5-2. Fármacos que modifican la variabilidad.

Disminuyen la variabilidad		**Aumentan la variabilidad**
• Narcóticos • Barbitúricos • Fenotiacidas • Diazepam • Sulfato de Mg • Thiopental	• Óxido nitroso • Anestésicos generales y locales • Betamiméticos • Atropina • Propanolol	• Fisostigmina • Fentolamina • Alfabloqueantes.

- *Otros factores:* se ha asociado a una disminución de la variabilidad el tabaco, hipertiroidismo, fiebre, corioamnionitis y el bloqueo cardíaco completo con ritmo nodal atrioventricular.

La variabilidad marcada y patrón saltatorio parece que es producida por un exceso de actividad vagal, ya que habitualmente se produce asociada a un periodo de bradicardia fetal secundario a la compresión cefálica. El *patrón saltatorio* indica una buena capacidad y reactividad del corazón fetal, capaz de responder a estímulos de estrés agudo como la hipoxemia, hipovolemia o la supresión del nodo sinusal, pero ya que puede ser producido por varias causas potencialmente nocivas para el feto, aunque no se acompañe de acidosis fetal obliga a una mayor vigilancia y debe valorarse el aumento de variabilidad asociado a diversas *situaciones:*

- *Variabilidad marcada e hiperdinamia:* la variabilidad aumentada se produce casi exclusivamente durante el trabajo de parto, y es típico que según avance el mismo, la variabilidad aumente. Esto es debido a la respuesta del feto a la hipoxemia moderada originada por las contracciones y a los efectos vagales de la compresión de la cabeza fetal. Al tratarse de un mecanismo compensatorio, es habitual que se asocie a compromiso fetal.

- *Variabilidad marcada y bradicardia:* la variabilidad aumentada junto con un patrón de bradicardia basal es frecuente en las últimas fases del parto, debido al aumento del tono uterino y de la compresión de la cabeza fetal. Es indicativo de una buena actividad del sistema nervioso parasimpático, que es capaz de aumentar la variabilidad como respuesta a la hipoxia leve secundaria a la hiperdinamia.

- *Variabilidad marcada y meconio:* la variabilidad aumentada es reflejo de una activación del sistema nervioso simpático reactiva a la hipoxemia leve originada por las contracciones y puede producir aspiración meconial por la vigorosidad producida.
- *Variabilidad marcada por efedrina:* este patrón se ve en los casos en los que se produce hipotensión materna habitualmente tras la administración de analgesia epidural. Está aceptado que el aumento de variabilidad está producido por una respuesta del sistema nervioso parasimpático a la hipoxia, aunque parece que el sistema adrenérgico también interviene en la aparición de este patrón. Sea cual sea el mecanismo causal, el aumento de variabilidad implica un sistema nervioso autónomo capaz de producir mecanismos compensatorios.
- *Variabilidad marcada y deceleraciones variables:* la variabilidad aumenta con la hipoxia leve y las deceleraciones variables se suelen producir por compresión del cordón umbilical, por lo que es frecuente que se intercalen ambos patrones, incluso que a veces lleguen a confundirse. Ambas situaciones son frecuentes en las últimas fases del parto, y habitualmente indican bienestar fetal, con buena capacidad de respuesta ante estímulos estresantes.
- *Variabilidad marcada y deceleración prolongada:* la variabilidad suele aumentar antes y después de una deceleración prolongada. El aumento de variabilidad precedente suele ser una respuesta compensatoria a una hipoxia leve secundaria a un aumento de la dinámica uterina, hasta que finalmente se produce la supresión del nodo sinusal. Tras la recuperación de la deceleración la variabilidad aumentada indica bienestar fetal, aunque pueda producirse tras la misma un periodo pasajero de disminución de la variabilidad.
- *Variabilidad marcada tardía:* este patrón se refiere a la variabilidad aumentada que se inicia cuando ya ha comenzado la contracción, y traduce una hipoxia leve, habitualmente secundaria a un aumento de la dinámica uterina. No indica riesgo de pérdida de bienestar fetal inmediato pero

está indicado iniciar maniobras para aumentar la perfusión umbilical. Cuando este patrón se produce en la etapa prodrómica al parto, es menos tranquilizador que un test no estresante con variabilidad normal, no asegura el bienestar fetal durante una semana y la actitud debe ser la misma a tomar tras un test estresante positivo.

Ante una disminución de la variabilidad se debe sospechar la pérdida del bienestar fetal, ya que dentro de las causas se describen la hipoxia fetal moderada y grave con acidosis, el efecto de algunos fármacos, los ritmos circadianos y ultradianos, la edad gestacional y alteraciones congénitas como la anencefalia, cardiopatías y arritmias cardíacas fetales, por supresión de los mecanismos de control cardíaco. Descartando la posibilidad de que se deba a fármacos o a sueño fetal, debe valorarse la realización de un estudio del equilibrio ácido-base fetal, sobre todo si se acompaña de deceleraciones, deben realizarse pruebas complementarias como el pH de calota fetal y en caso de no ser posible, extracción fetal inmediata.

Ante una variabilidad ausente o mínima se debe contemplar como un signo claro de pérdida de bienestar fetal por depresión del sistema nervioso central, siendo más grave si se acompaña de deceleraciones tardías. Las causas de la disminución o ausencia de variabilidad son múltiples, englobando tanto la posible existencia de un feto sano como de un feto gravemente afecto, por lo que es imprescindible en estos casos obtener información adicional mediante pruebas complementarias de bienestar fetal, como la realización de toma de pH de calota fetal. La acidosis metabólica fetal y la encefalopatía hipóxico-isquémica están asociadas con un aumento significativo de las alteraciones del RCTG, entre ellas la ausencia de variabilidad, pero sus valores predictivos para identificar esta situación son bajos. La ausencia de variabilidad, por tanto, limita la utilidad de la monitorización de la FCF para predecir el resultado fetal. Si no se dispusiera de métodos para determinar el bienestar fetal estaría indicada la finalización del parto por la vía más rápida.

Cuando observamos una disminución de la variabilidad de la FCF, las principales medidas a tomar para que aumente la reactividad fetal son cambios posturales maternos, estimulación fetal mediante movilización externa del mismo o estimulación digital de la cabeza mediante tacto vaginal, corrección de la hipotensión o de la hipoglucemia materna, hidratación materna, disminución de la actividad uterina, o administración exógena de oxígeno a la madre, todo ello orientado a mejorar la perfusión del cordón umbilical. Todas estas medidas suelen ser eficaces, pero a la larga, si estos mecanismos compensatorios se van agotando, pueden conducir a la asfixia fetal.

Por último es importante descartar aquellos *artefactos* del monitor que puedan inducir a error en la lectura e interpretación correcta de la variabilidad de la FCF. Existen artefactos como la velocidad y escala del papel, que de ser cambiados por sistema o por error pueden modificar la percepción e interpretación del trazado de la FCF. Puede haber un artefacto en el procesamiento de la señal doppler del monitor que registra componentes sistólicos y diastólicos del corazón fetal al azar, exagerando de esta manera la variabilidad, pese al mecanismo de autocorrelación; o por otra parte, interfiere el pulso materno.

La pérdida de variabilidad fetal puede acontecer de manera brusca o progresiva. Ante una pérdida progresiva se debe sospechar sueño fetal, efectos farmacológicos o acidosis. Sin embargo si aparece de forma brusca puede originarse consecuencia de una arritmia. En la mayoría de las arritmias el cambio de la variabilidad fetal se asocia a un cambio de la frecuencia cardíaca (taquiarritmia o bradiarritmia) salvo casos excepcionales como el flutter auricular que mantiene una frecuencia cardíaca normal. Es importante diferenciarlas de los cambios de la monitorización debidos a hipoxemia. Cuando se sospecha una arritmia debe estudiarse mediante una ecografía y ecocardiografía fetal. Durante el parto, para distinguirlo de signos de hipoxemia, se valorará un electrocardiograma fetal o, si es necesario, la toma de pH de calota fetal.

ACELERACIONES O ASCENSOS

Una aceleración o ascenso de la FCF se describe como un incremento abrupto o brusco de la FCF sobre la línea de base (del inicio al pico en menos de 30 segundos), de 15 lpm de amplitud o más y una duración mínima de 15 segundos pero menos de 10 minutos, generalmente entre 15 y 120 segundos. En fetos de menos de 32 semanas de gestación es suficiente con una amplitud superior a 10 lpm y una duración mínima de 10 segundos. Si la duración del ascenso es inferior a los 2 minutos se denomina *ascenso transitorio* y si dura más de 2 minutos se considera un *ascenso prolongado*. En el caso de que durase más de 10 minutos se debe considerar como un cambio de la línea de base de la FCF. En algunas ocasiones, una serie de ascensos prolongados encadenados uno detrás de otro puede ser difícil de distinguir de un aumento de la línea de base a partir de la cual aparecen deceleraciones de la FCF.

Los ascensos de la FCF pueden clasificarse según varios criterios, se denominan *no periódicos o esporádicos* a aquellos que no están relacionados con las contracciones uterinas, sino que se relacionan con los movimientos y estímulos fetales. Los *ascensos periódicos* son aquellos que se presentan repetidamente en relación con las contracciones uterinas. Dentro de estos se han descrito dos *tipos* (Figura 5-13):

- *Ascensos de forma simple:* ascensos con un trazado uniforme.
- *Ascensos de doble componente:* ascensos con una depresión en el trazado, de localización central o excéntrica, que no desciende por debajo de la línea de base.

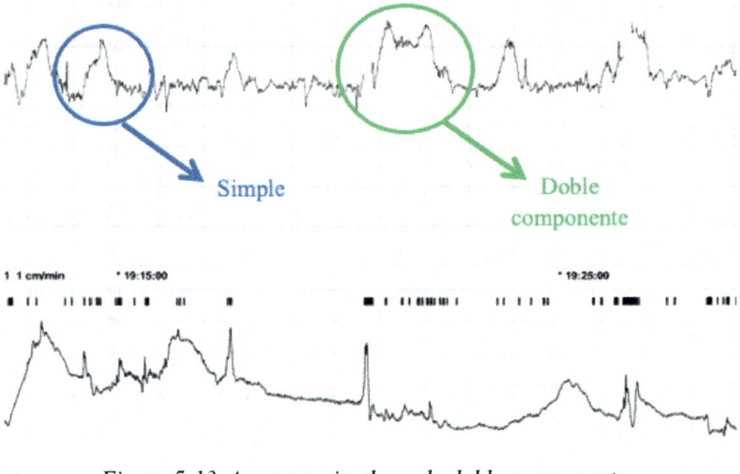

Figura 5-13. Ascensos simples y de doble componente.

Pero el criterio más acertado para *clasificar* los ascensos es según su morfología, propuesto por Aladjen en 1977, descrito en el siguiente cuadro:

Cuadro 5-3. Clasificación de los ascensos según Aladjen.

Ascenso	Morfología	Duración (segundos)	Amplitud (lpm)	Posibles causas
Omega	Onda única o doble con forma de V invertida	27 +/- 12	13 +/- 5	Relacionado con estímulos fetales Buen pronóstico
Lambda	Aumento de la FCF seguida de un descenso	34 +/- 14	13 +/- 6	Pronóstico intermedio y puede estar relacionado con oclusión de cordón
Elíptico	Onda elíptica de larga duración en forma de meseta	87 +/- 40	17 +/- 5	Relacionadas con hipoxia fetal
Periódico	Sucesión encadenada de ascensos omega	83 +/- 39	14 +/- 6	Relacionado con movimientos fetales Buen pronóstico

Los ascensos de la FCF se deben a una estimulación del sistema nervioso simpático, en respuesta a aumentos en la actividad del sistema nervioso central por estímulos del sistema nervioso periférico o a una oclusión parcial de la vena umbilical. Cuando se produce una compresión del cordón umbilical que afecta solo a la circulación por la vena umbilical (sin afectar a las arterias) se produce una disminución en la llegada de sangre al corazón, con hipovolemia relativa e hipotensión fetal. La respuesta barorreceptora mediada por el sistema nervioso simpático determina la aparición de la aceleración de la FCF. En el caso de los ascensos de doble componente, la depresión o caída tan característica de la FCF que aparece en este tipo de ascensos se debe a una compresión muy transitoria de la arteria umbilical, en el seno de la respuesta taquicárdica debida a la compresión de la vena umbilical. Esta respuesta no se asocia con hipoxia ni acidosis fetal ya que para que el feto aumente su frecuencia cardíaca el corazón tiene que consumir más energía y oxígeno con un suministro disminuido y por tanto debe considerarse que su poder de reserva es superior al de un feto incapaz de producir aceleraciones de la frecuencia en respuesta a la hipotensión y la hipoxia. Los ascensos son un signo indicativo de bienestar fetal y su presencia es una manifestación de la integridad de los mecanismos cardiorreguladores y de la existencia de una buena reserva respiratoria placentaria. Su presencia no requiere evaluación adicional del feto y contribuye a delimitar la existencia de ciclos de reposo y actividad fetal (Figura 5-14).

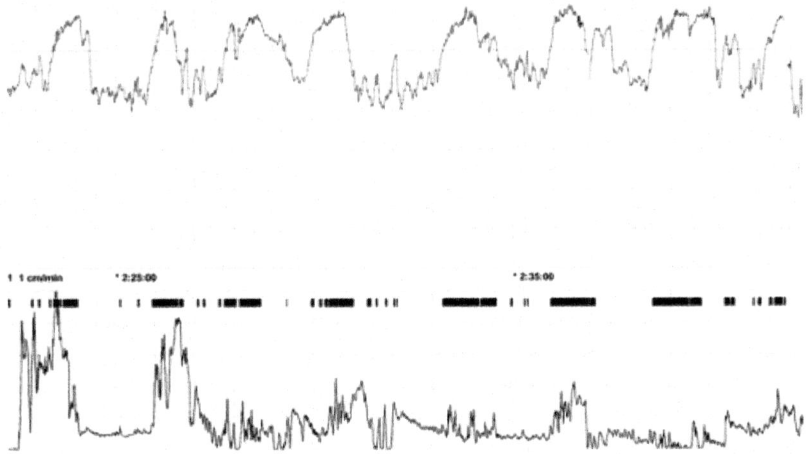

Figura 5-14. Ascensos o aceleraciones de la frecuencia cardíaca fetal.

Los ascensos que forman parte de las deceleraciones variables, también están relacionados con la compresión del cordón umbilical. Al iniciarse la contracción solo se comprime la vena umbilical, dando lugar al aumento de FCF de forma refleja *(ascenso primario u hombro anterior)*. A medida que avanza la contracción se comprime de forma completa el cordón y aparece una deceleración (de tipo variable) y al final de la contracción las arterias se liberan con lo que se revierte la deceleración. Sin embargo, la vena umbilical sigue comprimida durante un tiempo y aparece de nuevo una taquicardia refleja *(ascenso secundario u hombro posterior)*. La presencia de ascensos primarios y secundarios junto a deceleraciones variables es tranquilizadora (Figura 5-15).

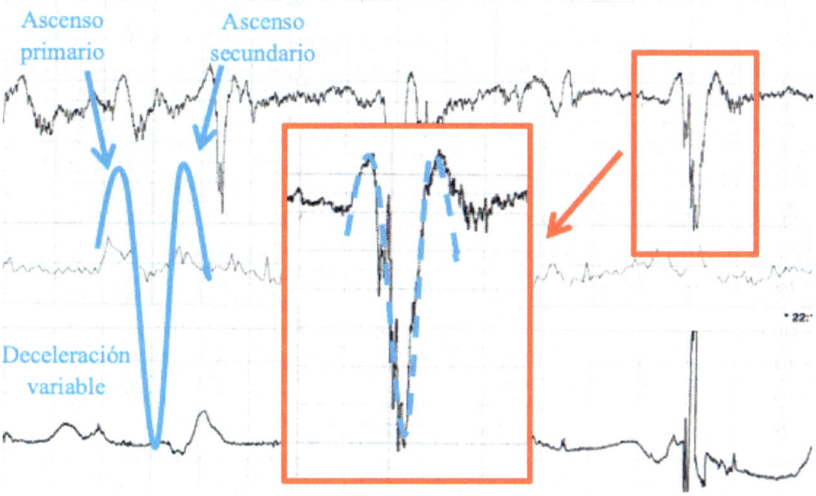

Figura 5-15. Ascensos primarios y secundarios de la deceleración variable.

Los ascensos prolongados son un fenómeno fisiológico normal. Constituye la respuesta de un feto sano posiblemente inducida por una ligera hipoxia. Es característico que en estos ascensos prolongados la variabilidad disminuya, debido al predominio del tono simpático. Aumentan de duración con el avance de la gestación.

Según avanza la gestación se produce un aumento en los ascensos transitorios y suelen disminuir a medida que progresa el trabajo de parto. Si van acompañados de buena variabilidad y sin ningún otro evento sospechoso como deceleraciones variables o tardías, predicen de manera bastante fiable un buen estado fetal. La presencia de más de 2 aceleraciones en 20 minutos de RCTG indica bienestar fetal, siendo incierta la repercusión fetal de un trazado con ausencia de aceleraciones si el resto del trazado del RCTG es normal. Si reaparecen con la estimulación acústica, movimientos o con la palpación de la calota fetal, se trata de un dato positivo de bienestar fetal.

Existen casos en los que pueden no estar presentes los ascensos o estos ser de menor intensidad y no tratarse de una situación de riesgo, como son la prematuridad, el uso de algunos fármacos (ansiolíticos, anestésicos, anticonvulsionantes), la inactividad o sueño fetal. Sin embargo la presencia de estas circunstancias no exime de realizar otras pruebas complementarias, para asegurar que ese RCTG sin aceleraciones, no se debe a una hipoxia fetal.

Aunque por lo general, en situaciones patológicas, además de la ausencia de ascensos suelen aparecer otros datos sospechosos, como la disminución o ausencia de variabilidad o la presencia de deceleraciones variables o tardías.

Ante la sospecha o duda en el RCTG se puede complementar el estudio de la salud del feto valorando su respuesta a la estimulación, mediante el registro del electrocardiograma fetal con el STAN o midiendo la saturación de oxigeno en sangre fetal con la pulsioximetría. Aunque el método más fiable y determinante para descartar la hipoxia y la acidosis es la determinación del pH de una muestra de sangre del cuero cabelludo del feto. Se puede estimular la cabeza fetal digitalmente durante 15-20 segundos, pero no simultáneamente a una bradicardia porque la reactividad fetal en ese momento está limitada. Si el feto responde a la estimulación se relaciona con pH mayor de 7,20, pero la falta de respuesta no indica necesariamente acidosis.

Si se evidencian aceleraciones coincidentes con contracciones uterinas especialmente durante la fase de expulsivo, hay que descartar que se esté registrando la frecuencia cardíaca materna, debido a que FCF fetal desacelera con la contracción uterina y la frecuencia cardíaca materna suele aumentar.

En referencia a los *artefactos* que pueden interferir en la identificación de los ascensos de la FCF se encuentran:

- *Recuento doble:* que simula un ascenso transitorio, es un artefacto que puede dificultar una interpretación del RCTG, cuando se produce como resultado de deceleraciones y su causa no es reconocida. No se trata tan solo de que puede ocultar un patrón que podría ser indicativo de un compromiso fetal, sino que, además, puede aportar una información tranquilizadora falsa, puesto que los ascensos suelen interpretarse como signos de bienestar fetal. Una característica diferenciadora entre los verdaderos ascensos y el artefacto producido por el recuento doble es que este exagera la variabilidad, mientras que dicha variabilidad disminuye en los ascensos verdaderos. Cuando la FCF baja de los 90 lpm, puede producirse un recuento doble como resultado de un recuento tanto de los movimientos sistólicos como de los diastólicos a su frecuencia más lenta.
- *Ascensos versus deceleraciones:* se puede encontrar un RCTG en el que resulta difícil determinar qué aspectos del trazado corresponden a la línea de base y cuáles son ascensos. El primer paso para interpretar este patrón es buscar el trazado completo en las zonas donde exista una línea

de base estable claramente registrada con una variabilidad normal. Si no se encuentra ninguna zona a partir de la cual pueda identificarse la línea de base, las características conocidas de los ascensos y las deceleraciones, comparados con la línea de base, pueden ayudar a establecer la distinción. A pesar de que es posible tener una línea de base continua con variabilidad ausente, incluso con una variabilidad que aparezca durante las deceleraciones, es más corriente tener una variabilidad presente en la línea de base, con desaparición de la variabilidad durante los ascensos. Los ascensos y las deceleraciones tardías y precoces suelen tener un contorno redondeado, mientras que la forma característica de la línea de base es continua. Las deceleraciones variables, a pesar de ser en ocasiones planos en la base, suelen presentar características distintivas. Los ascensos prolongados que provocan una línea continua en las frecuencias altas crean confusión. Cuando va seguida de deceleraciones (patrón lambda), la línea de base puede ser aún más difícil de definir. Para ayudar al diagnóstico, el trazado debe ser diferenciado de ascensos de apariencia similar, pero de duración más breve.

- *Despolarizaciones ventriculares y supraventriculares prematuras (extrasístoles):* tienen lugar en fetos en los que la despolarización del ventrículo transcurre por vías que difieren de las trayectorias normales de despolarización. Pueden confundirse con ascensos transitorios. Sin embargo, un análisis cuidadoso de su morfología (ascenso prácticamente vertical, cúspide que se prolonga en el tiempo) nos permite diferenciarlos.

ESTADOS DE ACTIVIDAD FETAL (CYCLING)

La actividad fetal puede dividirse en *periodos:*

- *Quiescencia fetal refleja sueño profundo (sin movimientos oculares):* el sueño fetal profundo puede durar hasta 50 minutos y se asocia con una FCF basal estable, muy raramente aceleraciones y variabilidad en el límite bajo de la normalidad.
- *Sueno activo (movimientos oculares* rápidos*):* este es el estado fetal más frecuente y se traduce en el RCTG como presencia de algunas aceleraciones y variabilidad conservada.

- *Vigilia:* el desvelo activo es raro y lo vemos en el RCTG como presencia de múltiples aceleraciones y variabilidad normal. Las aceleraciones pueden llegar a ser tan frecuentes que cueste determinar la FCF basal por la confluencia y encadenamiento de ascensos.

La alternancia de diferentes estados de comportamiento se conoce con el nombre de *cycling* y es un signo de bienestar neurológico y ausencia de hipoxia o acidosis. La transición entre los diferentes estados es más evidente después de las 32-34 semanas de gestación, debido a la maduración del sistema nervioso (Figura 5-16).

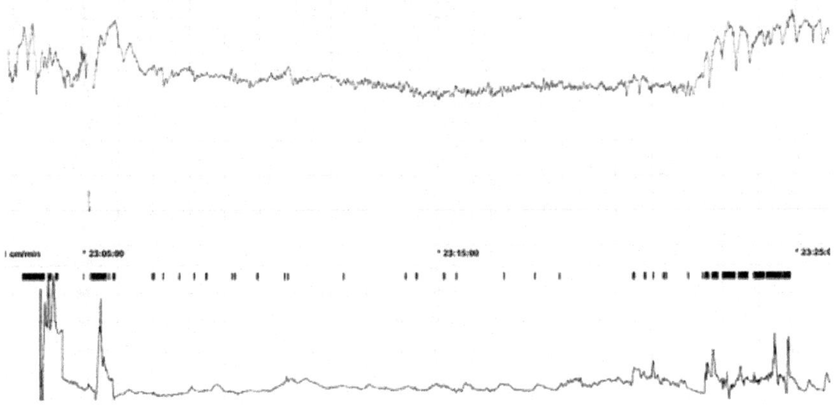

Figura 5-16. Cycling.

DECELERACIONES

Las deceleraciones son episodios de disminución de la frecuencia cardíaca fetal por debajo de la línea de base de 15 o más latidos por minuto de amplitud y durante 15-120 segundos. En RCTG sin aceleraciones o con variabilidad mínima se considera deceleración la bajada de la FCF menor de 15 lpm. Pueden ser recurrentes cuando aparecen en el 50% o más de las contracciones o intermitentes cuando aparecen en menos del 50% de las contracciones. Se denomina *magnitud, nadir o valle a la mínima FCF* alcanzada durante la deceleración.

Generalmente guardan relación con las contracciones uterinas, pero también pueden estar provocadas por los movimientos fetales, las exploraciones vaginales, o incluso pueden presentarse espontáneamente.

Se considera que son una respuesta refleja para disminuir el gasto cardíaco cuando el feto es expuesto a un estrés mecánico o hipoxia, para ayudar a mantener el metabolismo aeróbico del miocardio.

Existen diversos criterios para *clasificar las deceleraciones*, según la amplitud que es la diferencia entre la línea de base y el nadir de la deceleración pueden ser leves cuando la amplitud es menor de 20 lpm, moderadas cuando la amplitud se sitúa entre 20 y 40 lpm y profundas cuando la amplitud es mayor de 40 lpm. Si se clasifican según su duración pueden ser cortas cuando duran 30 segundos, moderadas cuando duran entre 30 y 60 segundos y largas cuando duran más de 1 minuto. Según Caldeyro-Barcía (1965) y Carrera, las deceleraciones pueden clasificarse en DIPS I y DIPS II según la relación que guarda el nadir de la deceleración con el acmé de la contracción uternia (decalaje), pero esta clasificación se encuentra en desuso. En los DIPS I coincide el nadir con el acmé, existiendo un decalaje escaso siempre inferior a 18 segundos y en los DIPS II el nadir es posterior al acmé de la contracción, existiendo un decalaje mayor de 18 segundos. La clasificación más utilizada es la de Hon y Quilligan (1976) que se basa en el decalaje y forma de la deceleración distinguiendo entre deceleraciones precoces, tardías o variables.

- *Deceleraciones precoces:* suponen el 1-10% de las deceleraciones, comienzan y terminan con la contracción uterina y su nadir coincide con el acmé, por lo tanto no presentan decalaje (menor a 18 segundos) y disminuyen y vuelven a la línea de base de forma gradual y simétrica (Figura 5-17). Desde que comienza la deceleración hasta su punto más bajo alcanzado de FCF (nadir) suelen pasar 30 segundos o más. Coinciden con las contracciones como un espejo y su aspecto es monomorfo al ser todas las deceleraciones simétricas en todas las contracciones, variando ligeramente con la intensidad de las mismas. Conservan la variabilidad y suelen aparecer en la etapa tardía de la primera fase del parto y en el expulsivo. Se relacionan con la compresión de la cabeza fetal durante la contracción que desencadena un reflejo vagal y no son indicativas de hipoxia o acidosis por lo que no hay que tomar ninguna medida. Sin embargo, algunos autores se preguntan si son estrictamente fisiológicas y opinan que pueden ser el preludio de un cuadro de hipoxia, sobre todo las que tienen una amplitud superior a 30 lpm y se repiten en todas las contracciones.

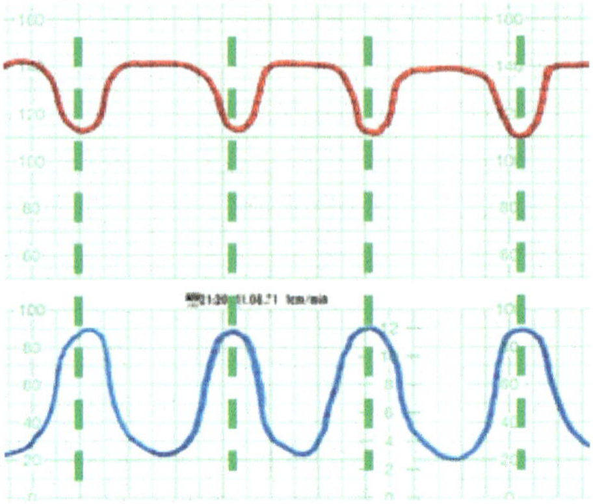

Figura 5-17. Deceleraciones precoces.

- *Deceleraciones tardías:* representan el 5-10% de las deceleraciones. Comienzan después del inicio de la contracción, de tal forma que presentan decalaje. Su comienzo, nadir y recuperación están retardados, 20-30 segundos en relación al comienzo, vértice y resolución de las contracciones (Figura 5-18). La pendiente es lenta y progresiva tanto en el descenso de la FCF como en la recuperación de la línea de base. La variabilidad puede estar conservada o no. Cuando las contracciones están correctamente registradas, las deceleraciones tardías empiezan más de 20 segundos después del inicio de la contracción, tiene el nadir después del acmé y la vuelta a la línea basal después del final de la contracción. Se relacionan con insuficiencia placentaria, lesión neurológica fetal, hipoxia y acidosis, por lo que se deben realizar pruebas complementarias para como el pH de calota para descartar la pérdida del bienestar fetal o si no es posible se debe realizar una extracción fetal por la vía más rápida, además de llevar a cabo maniobras de resucitación intrauterina como la posición en decúbito lateral, administración intravenosa de líquidos, fármacos tocolíticos y la corrección de la hipotensión materna si la hubiese. Cuando se realiza tratamiento del riesgo de la pérdida del bienestar fetal mediante técnicas de resucitación fetal intrauterina es importante tener en cuenta el intervalo de tiempo entre el diagnóstico de la condición y la extracción fetal, siendo recomendable por diferentes organismos la extracción fetal dentro de los primeros 30 minutos.

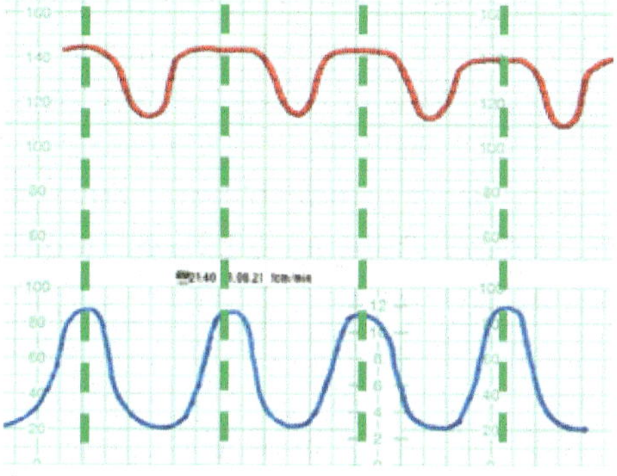

Figura 5-18. Deceleraciones tardías.

- *Deceleraciones variables:* son descensos de la FCF que aunque sean provocados por la contracción uterina, no guardan relación con la misma con respecto a su inicio y que además describen una caída rápida de la FCF seguida de una rápida recuperación con una curva de formas variables, ya sea en forma de "V", "U" o "W", por lo tanto son variables en cuanto a tamaño, forma y relación con las contracciones uterinas. Constituyen la mayoría de las deceleraciones que tienen lugar durante el parto (aproximadamente el 80%) y traducen una respuesta mediada por barorreceptores al incrementar la presión arterial, como ocurre con la compresión del cordón umbilical y también ocurren por estimulación periférica de quimiorreceptores. Raramente se asocian a hipoxia o acidosis a menos que adquieran una serie de características que son consideradas de mal pronóstico como la forma en "U", ausencia o aumento de la variabilidad durante la deceleración o la duración y/o amplitud excesiva como se describe más adelante. Como las deceleraciones variables se producen por la compresión del cordón umbilical durante la contracción uterina, se asocian con oligoamnios, circulares de cordón alrededor del cuello, tronco o extremidades fetales. También pueden ser secundarias a otras patologías de cordón como son longitud corta del mismo, procidencia y nudos verdaderos. Cuando se comprueba una localización anormal del cordón umbilical en el momento del parto, la mayoría de los trazados de la FCF revelan deceleraciones variables. El patrón aparece igualmente asociado a las posiciones occípito-posteriores por deflexión de sincipucio o cuando existe un mayor grado de deflexión de la cabeza fetal. Son más abundantes en la fase activa de la dilatación, ya que al ser más intensas las contracciones uterinas, son más frecuentes las manifestaciones de los factores descritos. Cuando el cordón queda atrapado entre el útero y alguna estructura anatómica fetal durante la contracción, la compresión puede ser superior a la presión de los vasos umbilicales con la consiguiente oclusión de los mismos. El grado de oclusión vascular será variable, en función de la intensidad de la contracción uterina, del tipo de patología funicular y de las estructuras anatómicas fetales implicadas. La contracción comprime el cordón umbilical que se inicia con la oclusión total o parcial de la vena umbilical, que al producir una disminución del retorno venoso obliga a una reacción simpática taquicárdica; posteriormente se comprimen las arterias umbilicales con el consiguiente incremento de la tensión arterial por detrás de la oclusión que tendrá como consecuencia la estimulación de barorreceptores y la caída de la frecuencia cardíaca fetal por estimulo vagal. Cuando la contracción uterina inicia su descenso, tras el acmé de la misma, los procesos descritos se invierten recuperándose la frecuencia cardíaca fetal que termina con una breve taquicardia consecuencia de la compresión venosa final (Figura 5-19).

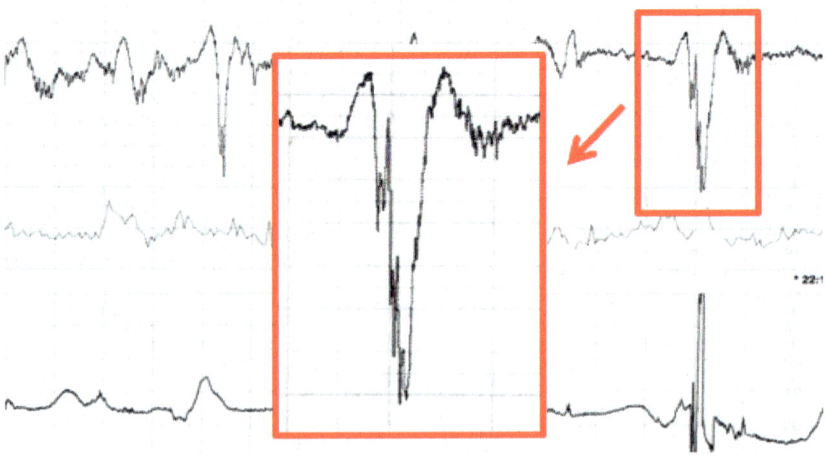

Figura 5-19. Deceleración variable.

Las repercusiones de la oclusión de los diferentes vasos umbilicales sobre la homeostasis fetal dependerán del estado previo fetal y del grado y tiempo de oclusión vascular umbilical, ya que mientras está disminuido el retorno venoso umbilical puede darse diferente grado de hipoxia y acidosis fetal, con estimulación secundaria de los quimiorreceptores, lo que dará lugar a una respuesta alfa-adrenérgica de vasoconstricción con incremento secundario de la tensión arterial fetal que estimulará a los barorreceptores que, a través del vago, mantendrán un grado variable de bradicardia fetal, independiente de la originada por el aumento del tono vagal secundario a la estimulación de los barorreceptores producida por la oclusión arterial. La bradicardia, en los casos más graves de hipoxia y acidosis, puede ser consecuencia de una depresión miocárdica directa. Los factores descritos, pueden tomar múltiples valores y en función de las distintas combinaciones de los mismos, se producirán diferentes respuestas fetales que se manifestarán con patrones decelerativos de morfología y relación variable con la contracción uterina, lo que constituye la principal característica de la deceleración variable. La compresión grave del cordón umbilical conduce a un estado de hipoxia fetal acompañado de acidosis respiratoria y metabólica. Este tipo de compresión se produce durante el prolapso de cordón y se corresponde con una bradicardia fetal intensa y mantenida. Es la compresión leve y moderada la que se asocia con desaceleraciones variables. En esta situación, se produce una caída de la saturación de oxígeno fetal, pero sin acompañarse de cambios significativos en la presión parcial de dióxido de carbono y en el pH. Sin embargo, episodios repetidos de hipoxia fetal, más si el tiempo entre contracciones se acorta, pueden producir finalmente acidosis metabólica, que suele corresponderse con la aparición de características de mal pronóstico en la morfología de la deceleración variable y prolongación por más de 60 segundos en su duración.

Siguiendo un criterio de clasificación de las deceleraciones variables, el más utilizado es el que las divide en típicas y atípicas, aunque se recomienda no utilizar esta terminología porque puede causar confusión, y hoy día se habla más de variables con o sin criterios de mal pronóstico. Las variables (descritas como típicas) pueden ser leves moderadas y graves o severas dependiendo de las características descritas en el siguiente cuadro.

Cuadro 5-4. Clasificación de las deceleraciones variables.

Deceleración	Duración	Nadir
Leve	< 30 segundos	> 70 lpm
Moderada	30 – 60 segundos	> 70 lpm
Grave o severa	> 60 segundos	< 70 lpm

Las deceleraciones variables descritas como atípicas presentan una o más de las siguientes *características*, consideradas de mal pronóstico (Figuras 5-20 y 5-21):

- *Pérdida del ascenso transitorio (hombro) inicial y/o final:* la pérdida de las aceleraciones inicial y final puede ser por una compresión y descompresión brusca del cordón umbilical, que impide la oclusión inicial y final individualizada de la vena umbilical, por lo que no se produce la disminución del retorno venoso propio de este fenómeno y por tanto no hay incremento compensatorio de la frecuencia cardíaca fetal para el mantenimiento del volumen minuto. La pérdida de la aceleración inicial y final acompañada de descenso pronunciado del componente decelerativo se suele asociar con posiciones occipito posteriores o diferentes grados de deflexión de la cabeza fetal. En estos casos el origen del estímulo vagal no está en la compresión del cordón umbilical sino en la estimulación de barorreceptores craneales. Se asocia con hipoxia cuando van disminuyendo de amplitud progresivamente o desaparecen tras varias horas de registro con deceleraciones variables, más cuando el retorno a la línea de base es lento. Puede ser similar a la deceleración precoz y difícil de diferenciar, pero en ambos casos no existe riesgo de pérdida de bienestar fetal.
- *Retorno lento de la frecuencia cardíaca fetal a la línea de base:* es exponente de hipoxia fetal. Cuanto mayor sea su duración mayor es el componente hipóxico. Tal es así, que, algunos autores, consideran la duración de esta parte del patrón para establecer el carácter de leve, moderada y grave.
- *Pérdida de la variabilidad durante la deceleración:* se asocia con acidosis progresiva, especialmente cuando la desaceleración variable se prolonga (duración de la rama de recuperación superior a 60 segundos) y su

profundidad es inferior a 60 lpm. Es la característica atípica que se asocia con mayor frecuencia a acidosis fetal y test de Apgar bajo.

- *Overshoot o ascenso transitorio secundario prolongado:* debe ser mayor de 20 lpm y/o duración mayor de 20 segundos. Es señal de alarma para hipoxia fetal, más cuando se asocia con pérdida de la variabilidad. Se corresponde con una mayor duración del tono simpático secundario a una hipoxia fetal leve que es fácilmente compensada. La frecuencia de asfixia es elevada cuando esta característica está presente en fetos pretérminos.
- *Deceleración bifásica con forma de "W":* se puede producir por compresión del cordón umbilical en más de un lugar en momentos diferentes de la contracción uterina o por compresiones y liberaciones sucesivas del cordón umbilical a intervalos muy cortos producidas por un exceso de contracciones (taquisistolia). Se relaciona con una elevada frecuencia de hipoxia y acidosis fetal; en realidad, la segunda fase de la deceleración se considera un patrón decelerativo tardío, con todas las implicaciones clínicas del mismo. Se pueden observar deceleraciones variables con más de dos fases (multifásicas) asociadas a grandes pujos maternos, lo que sugiere un origen en el aumento y reducción intermitente de la presión intrauterina que origina los mismos.
- *Continuación de la línea de base posterior a un nivel más bajo:* se considera consecuencia de una prolongación del incremento del tono vagal. Puede estar relacionado con hipoxia fetal, pero puede ser exponente de otras causas de estimulación vagal, como es la compresión de la cabeza fetal en su descenso en el canal del parto.

Tener en cuenta que cuanto más tiempo duren, más tarde sean y más profundas, es más probable la presencia de acidosis fetal (especialmente si las desaceleraciones van acompañadas de otras alteraciones en el RGTC). Se dice que cumplen *criterios de Sixties* si 2 o más de los siguientes se cumplen:

- Disminución en amplitud de 60 lpm o más.
- La FCF llega hasta 60 lpm o menos.
- La duración es de 60 segundos o más.

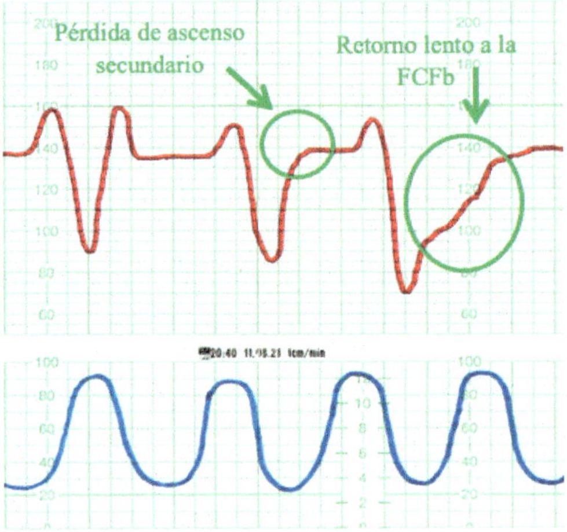

Figura 5-20. Deceleraciones variables y características de mal pronóstico.

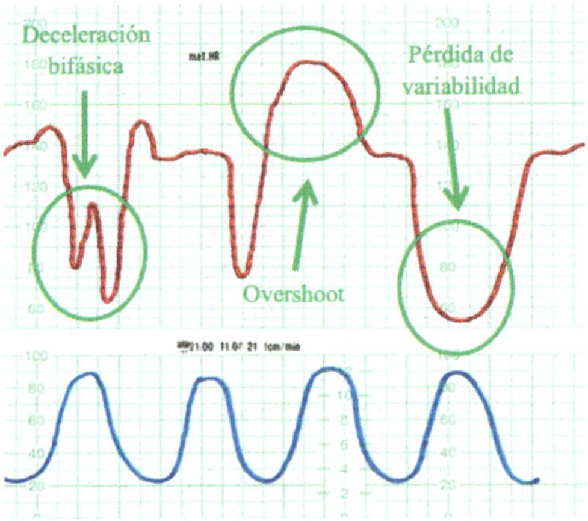

Figura 5-21. Deceleraciones variables y características de mal pronóstico.

La actuación de la matrona en el caso de que las deceleraciones variables comporten criterios de gravedad o mal pronóstico va encaminada a normalizar la dinámica uterina en el caso de que exista hiperdinamia, cambiar de posición a la gestante, y aunque cada vez está más en duda, practicar amnioinfusión con suero salino isotónico en los casos de oligoamnios. En el caso de haber patrones que hagan sospechar de la pérdida del bienestar fetal, una vez más, hay que realizar pruebas complementarias como el pH de calota fetal.

Con respecto a los artefactos que pueden interferir en una lectura incorrecta de las deceleraciones variables podemos encontrar los cambios o pérdidas de foco de la FCF ya sea por movimientos fetales o causas maternas.

- *Espicas o espigas:* son caídas rápidas de la FCF que suelen tener entre 15 y 35 lpm de amplitud y una duración muy corta no superior a los 20 segundos. Tienen forma de "V" con un ángulo muy cerrado (Figura 5-22). Su aparición no está relacionada con las contracciones uterinas ni con los movimientos fetales, tienen origen vagal sin significado patológico.

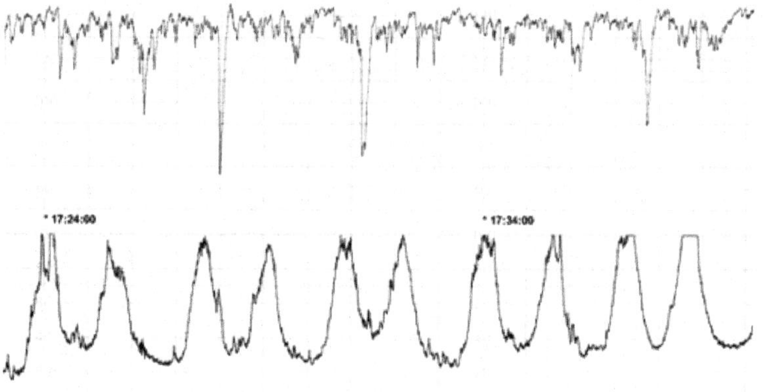

Figura 5-22. Espicas de la frecuencia cardíaca fetal.

- *Deceleraciones prolongadas:* son aquellas que duran más de 3 minutos. Es probable que estén mediadas por quimiorreceptores y sean indicativas de hipoxia, ya que una disminución del flujo sanguíneo útero-placentario provoca una hipoxia que estimula los quimiorreceptores aórticos y carotídeos produciéndose una respuesta vagal y una bradicardia prolongada. Las que superan los 5 minutos con una FCF mantenida de menos de 80 lpm y variabilidad reducida dentro de la deceleración están frecuentemente asociadas con hipoxia y acidosis fetal aguda y requieren una intervención urgente. Suelen coincidir con exploraciones vaginales, bloqueo anestésico paracervical, obtención de muestras para pH, descenso brusco de la cabeza, hipertonía, compresión del cordón umbilical no resuelta y estados de hipotensión materna (por decúbito supino). Si duran menos de 5 minutos no suelen tener consecuencias para el feto pero requieren de una actitud de vigilancia estrecha. En cuanto a la actuación de la matrona en los casos de deceleraciones prolongadas el manejo puede basarse en la regla de los 3 minutos descrita en el siguiente cuadro. Esta regla no debe usarse si la deceleración es precedida de reducción de la variabilidad y hubiera ausencia de cycling. En este caso se debería finalizar la gestación de la forma más rápida y segura posible. Si previamente a la deceleración se identifican periodos de cycling y la variabilidad es normal antes y durante los 3 primeros minutos de la deceleración, en el 90% de los casos se recuperara la FCF basal antes de 6 minutos y en el 95% de los casos antes de 9 minutos, siempre que los accidentes mayores hayan sido excluidos.

Cuadro 5-5. Regla de los 3 minutos.

Minutos	Actuaciones
0-3	Si se objetiva una deceleración que dura más de 3 minutos y no muestra signos de recuperación se debe solicitar ayuda
3-6	Intentar diagnosticar la *causa:* • Si se diagnostica un accidente mayor se debe finalizar la gestación por la vía más rápida • Si se diagnostica una causa iatrogénica se deben aplicar medidas para corregirlo: evitar la posición de supino, retirar estimulantes uterinos, sueroterapia endovenosa y tocolíticos
6-9	Deberían visualizarse signos de recuperación (restauración de la variabilidad y mejoría de la FCF basal). Si no se objetivaran estos signos, debe iniciarse la preparación para extracción fetal urgente
9-12	Si en este momento no se ha recuperado la deceleración se debe finalizar la gestación por la vía más rápida entre el minuto 12 y 15

CLASIFICACIÓN DE LOS PATRONES Y CATEGORÍAS DE LOS RCTG

En 1996, ante la falta de homogeneidad en la clasificación de los patrones de FCF se establecieron definiciones estandarizadas sobre dichos registros. Las principales clasificaciones determinan los patrones de normalidad y no tranquilizadores del RCTG. Entre ellos, los más importantes son la *clasificación de Dublín* (registro normal, no tranquilizador, sospechoso y amenazador) y la *clasificación de la FIGO* (registro normal, sospechoso y patológico). Existen diferentes clasificaciones de los *patrones* de la frecuencia cardíaca fetal (FCF), los cuales se describen a continuación:

Cuadro 5-6. Clasificación de patrones cardiotocográficos según SEGO y GPC del Ministerio de Sanidad.

Patrón	Frecuencia	Variabilidad	Deceleraciones	Ascensos
Tranquilizador	110-160	5	No	Presentes
No tranquilizador	100-109 161-180	< 5 (40-90´)	- Variables típicas > 50% de las contracciones (90´) - Deceleración única de hasta 3´	La ausencia es incierta
Anormal	< 100 > 180	< 5 (> 90´) Sinusoidal (10´)	- Variables atípicas y/o tardías en > 50% de las contracciones (30´) - Deceleración única > 3´	
Preterminal		Ausente	Con o sin deceleraciones	Ausencia

En base a los criterios anteriores se establecen tres *categorías* para clasificar a los registros cardiotocográficos:

- *RCTG normal:* es aquel RCTG en el que la frecuencia cardíaca fetal cuenta con los 4 criterios de lectura clasificados como tranquilizadores.
- *RCTG sospechoso:* es aquel RCTG en el que la frecuencia cardíaca fetal cuenta con 1 criterio no tranquilizador y el resto se consideran tranquilizadores.
- *RCTG patológico:* es aquel RCTG en el que la frecuencia cardíaca fetal cuenta con 2 o más criterios no tranquilizadores, o 1 o más criterios cla-

sificados como anormales.

Cuadro 5-7. Clasificación de patrones cardiotocográficos según NICE.

Patrón	Frecuencia	Variabilidad	Deceleraciones
Tranquilizador	110-160	5-25	- Ninguna o precoz - Variables típicas (< 90´)
No tranquilizador	100-109 161-180	< 5 (30´) > 25 (15-25´)	- Variables típicas () - Variables atípicas en < 50% de las contracciones () - Variables atípicas en > 50% de las contracciones (< 30´) - Tardías en > 50% de las contracciones (< 30´) sin FR materno-fetales (meconio, hemorragia)
Anormal	< 100 > 180	< 5 (> 50´) >25 (> 25´) Sinusoidal	- Variables atípicas en > 50% de las contracciones (30´) o menos si FR - Tardías (30´) o menos si FR - Bradicardia aguda o deceleración única de

En base a los criterios anteriores se establecen tres *categorías* para clasificar a los registros cardiotocográficos:

- *RCTG normal:* es aquel RCTG en el que la frecuencia cardíaca fetal cuenta con los 4 criterios de lectura clasificados como tranquilizadores.
- *RCTG sospechoso:* es aquel RCTG en el que la frecuencia cardíaca fetal cuenta con 1 criterio no tranquilizador y 2 tranquilizadores.
- *RCTG patológico:* es aquel RCTG en el que la frecuencia cardíaca fetal cuenta con 2 o más criterios no tranquilizadores, o uno o más criterios clasificados como anormales.

Cuadro 5-8. Clasificación de patrones cardiotocográficos según FIGO.

Patrón	Frecuencia	Variabilidad	Deceleraciones	Interpretación
Normal	110-160	5-25	Ausencia en > 50% de las contracciones	No hipoxia
Sospechoso	Falta un criterio normal pero sin criterios patológicos			Baja probabilidad de hipoxia
Patológico	< 100	< 5 (> 50´) > 25 (> 30´) Sinusoidal	Tardías en > 50% de las contracciones o prolongadas (> 30´) o (> 20´ si variabilidad reducida) Deceleración > 5´	Alta probabilidad de hipoxia

5.
PARÁMETROS DE LA DINÁMICA UTERINA

DINÁMICA UTERINA NORMAL

Las contracciones pueden monitorizarse externa o internamente, siendo mucho más frecuente la monitorización externa, en la que las contracciones son detectadas por un tocodinamómetro sensible a la presión. De esta forma se registra con exactitud la frecuencia de las contracciones, pero no su intensidad, dado que no puede medir la presión intrauterina real. Además, la duración de las contracciones varía con la sensibilidad del monitor, que se ve afectada por variables como la obesidad materna. Si la frecuencia de las contracciones no puede evaluarse con seguridad con el tocodinamómetro debería realizarse un examen mediante palpación manual durante 10 minutos cada 30 minutos.

Las contracciones uterinas son el motor del parto y su función es impulsar al objeto del parto (feto) a través del canal del parto. Complementariamente, la contracción de la musculatura abdominal de la madre puede contribuir al proceso.

Los *parámetros de la dinámica uterina normal* son los siguientes (Figura 3-8):

- *Frecuencia:* es el número de contracciones que aparecen en un periodo de 10 minutos. Lo normal es de 3-5 contracciones cada 10 minutos.
- *Intensidad:* se mide en mm Hg y mide la diferencia de presión desde el tono basal hasta el punto más alto de la contracción (acmé). Lo aceptado es de 30 a 50 mmHg. En la práctica, la intensidad es la amplitud, y en

este sentido se entiende como la altura de la presión intrauterina sobre el tono basal.

- *Actividad uterina:* se mide en Unidades de Montevideo (UM) que es el número que resulta de la multiplicación de la frecuencia de las contracciones (en 10 minutos) por la intensidad media de las mismas.
- *Duración:* es el tiempo transcurrido desde que se inicia la contracción hasta que se recupera el tono basal existente antes de su inicio. Lo normal es entre 30 y 90 segundos. Hay que distinguir la duración real de la clínica. Esta viene determinada por el periodo en que la contracción es externamente palpable, lo que suele suceder a partir de los 20 mmHg, de forma que la duración clínica es algo menor y es el periodo verdaderamente efectivo.
- *Tono basal:* es la presión intrauterina existente en un útero en reposo, entre dos contracciones. Esta oscila entre 8 y 12 mmHg.
- *Coordinación:* para mantener una buena coordinación es necesario el mantenimiento del llamado triple gradiente de la contracción uterina, ya que esta no es homogénea ni simultánea en todas sus partes. La contracción se origina en los cuernos uterinos y desde allí desciende hasta el cuello, de tal manera que las contracciones en el fondo uterino son más fuertes, más duraderas y comienzan antes que en las partes más inferiores (Figura 3-9).

Las *distocias dinámicas* son aquellas producidas por la existencia de una dinámica uterina defectuosa, ineficaz o inapropiada para conseguir la dilatación cervical y/o el descenso de la presentación fetal. Las anomalías de la actividad uterina pueden ser por defecto (hipodinamia), exceso (hiperdinamia) o incoordinación. La contractilidad del útero constituye un elemento fundamental en el progreso del parto pues no puede haber dilatación cervical si no hay contracción uterina. El diagnóstico de distocia se establece cuando hay un enlentecimiento o detención de la primera fase del parto. La división entre distocias dinámicas y mecánicas obedece más a un interés académico que a lo que ocurre en realidad en la práctica clínica pues anomalías dinámicas pueden ser resultado de una alteración mecánica o viceversa y por tanto en muchas ocasiones confluyen en la misma paciente.

Tener un adecuado registro de la dinámica uterina es muy importante para valorar los cambios en la frecuencia cardíaca fetal y en segundo lugar para valorar la adecuada progresión del parto. Existen diferentes técnicas para registrar la actividad uterina que si bien se pueden llegar a complementar, están sujetos a la posible interferencia de elementos ajenos al propio útero que pueden modificar el registro de la misma. Estos artefactos pueden dar una actividad uterina aparentemente aumentada o disminuida y pueden deberse a interferencias de los propios aparatos de registro o a interferencias causadas por el feto o la madre. Dentro de los posibles *artefactos* se describen los siguientes:

- Actividad uterina disminuida por la presencia de aire en el sistema de monitorización interna.
- Actividad uterina disminuida por captación inadecuada del tocógrafo externo sobre el abdomen materno (obesidad materna, cambios posturales, tensión de la cinta de sujeción excesiva, mala colocación, presión de base mal establecida).
- Actividad uterina real no registrada por actividad fetal, respiración materna, vómitos maternos o grandes pujos.

HIPERDINAMIAS

Las hiperdinamias consisten en el aumento de la intensidad y/o la frecuencia de las contracciones por encima de los valores considerados como normales. Pueden ser primarias cuando son debidas a causas del propio útero o del sistema de contracción muscular, y pueden ser secundarias cuando se deben a un obstáculo en el parto (presentación fetal anormal, desproporción cefalopélvica), una administración excesiva de uterotónicos (oxitocina, prostaglandinas) que es la causa más frecuente. Otras causas menos frecuentes son el desprendimiento prematuro de placenta normalmente inserta (DPPNI) o una respuesta exagerada a la oxitocina. La hiperdinamia es relativamente frecuente durante la fase de latencia de la dilatación, pero en este caso suele tratarse de taquisistolia de baja intensidad y no es frecuente que exista repercusión fetal.

En referencia a las *complicaciones* que se pueden dar a consecuencia de las hiperdinamias se pueden describir complicaciones maternas y fetales según el siguiente cuadro:

Cuadro 6-1. Complicaciones de las hiperdinamias.

Complicaciones maternas	Complicaciones fetales
• Riesgo de rotura uterina • Parto precipitado • Dinámica uterina de lucha • Hemorragia postparto	• Pérdida del bienestar fetal por disminución del flujo sanguíneo al espacio intervelloso

El parto precipitado es aquel en que la velocidad de la dilatación cervical es superior a 5 cm por hora en primíparas y a 10 cm por hora en multíparas. Es decir, se trata de partos que transcurren en menos de 2 horas en primíparas y en menos de una hora en multíparas. Es un patrón anormal de parto para el que no existe un tratamiento (siempre que no se produzca sufrimiento fetal a consecuencia del mismo) pero que conviene reconocer para detectar precozmente las posibles *complicaciones* derivadas del mismo:

- Desgarros del canal blando del parto debido a la distensión brusca de la vagina y el periné al producirse el paso fetal.
- Hemorragia postparto por un peor establecimiento del *globo de seguridad de Pinard*.
- Sufrimiento fetal propiciado por un menor aporte sanguíneo al espacio intervelloso que secundariamente, afecta al intercambio gaseoso y de nutrientes materno-fetales, provocando afectación del bienestar fetal más o menos severa según la intensidad de la situación.

La existencia de una hiperdinamia primaria que no conduce a una rápida progresión del parto, debe hacernos sospechar la coexistencia de algún obstáculo que lo impida. Ante un obstáculo del canal del parto que dificulte la progresión del mismo (desproporción cefalopélvica) un útero con actividad contráctil normal responde incrementando progresivamente la frecuencia e intensidad de las contracciones conduciendo a una dinámica de lucha, que si no consigue resolver la situación puede dar lugar a una hipertonía.

La prevención y tratamiento de las hiperdinamias se basa en primer lugar en el diagnóstico etiológico y descartar la presencia de cualquier cuadro patológico concomitante (desproporción cefalopélvica, DPPNI, rotura uterina). En estos casos se recurrirá casi siempre a la cesárea. Después es conveniente llevar a cabo medidas generales como la colocación de la paciente en decúbito lateral, en esta posición disminuye el tono uterino, las contracciones son más intensas, coordinadas y menos frecuentes, y amniotomía si procede. Es conveniente la hidratación apropiada de la paciente así como el suministro energético para lo que se puede realizar aporte intravenoso de glucosa. El tratamiento farmacológico sería el siguiente paso, primero suspender la administración de oxitocina si la hay. Si con el cese de su administración no se soluciona el problema, se debe proceder a la administración de betamiméticos (ritodrine) por vía intravenosa, con una dosis inicial de 0,1 mg/min, aumentando la dosis de forma gradual en función de la respuesta uterina sin llegar a sobrepasar la dosis de 0,4 mg/min. Si a pesar de las medidas anteriores persiste el riesgo de pérdida de bienestar fetal se debe llevar a cabo la finalización del parto según las condiciones obstétricas. Dentro del grupo de las *hiperdinamias* se encuentran:

- *Hipercronía:* cuando la contracción dura más de 120 segundos.
- *Hipersistolia:* cuando las contracciones tienen una intensidad mayor de 50 mmHg.
- *Taquisistolia o polisistolia:* cuando la pausa entre una contracción y la siguiente es muy corta, de forma que las contracciones tienen una frecuencia mayor de 5 contracciones en 10 minutos, en 2 periodos de 10 minutos sucesivos o haciendo la media en un periodo de 30 minutos (Figura 6-1).

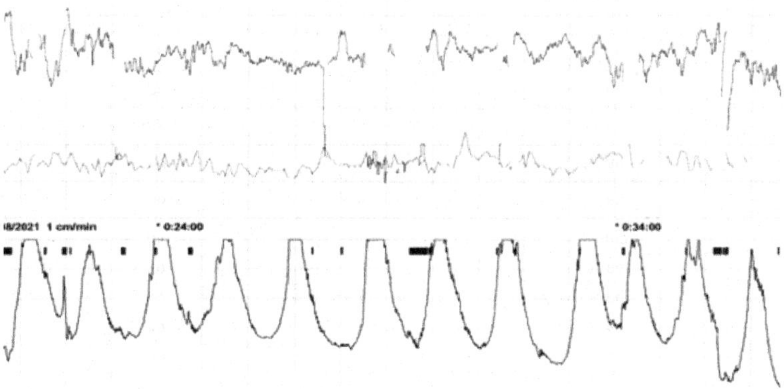

Figura 6-1. Taquisistolia o polisistolia.

- *Hipertonía:* cuando el tono basal se encuentra aumentado, debido a una duración excesiva de las contracciones que no permiten que se recupere el tono basal previo, de forma que el útero no se relaja por completo entre las contracciones. La hipertonía se define como el aumento de la presión intraamniótica diastólica por encima de 12 mmHg. A su vez la hipertonía puede clasificarse según la intensidad en leves, moderada o grave.

Cuadro 6-2. Clasificación de la hipertonía.

Hipertonía	Presión o tono uterino
Leve	< 20 mmHg
Moderada	20 – 30 mmHg
Grave	> 30 mmHg

Se ha comprobado que a medida que avanza el trabajo de parto, el tono basal del útero aumenta hasta situarse entre 15 y 20 mmHg en la fase de expulsivo, por lo que la hipertonía patológica o moderada se define a partir de los 20 mmHg. Por otra parte se define el concepto de *tetania uterina* cuando se produce una contracción mantenida en meseta, que no vuelve a la línea de base normal, en un período de dos ciclos de contracción normales o en 5 minutos. Las hipertonías mantenidas pueden tener una serie de graves consecuencias. Por una parte, una hipertonía asociada a una menor amplitud de cada onda contráctil (debido al aumento del tono basal) es una dinámica ineficaz para la progresión del parto. Al aumentar el tono, existe una tracción continua del fondo sobre el segmento, con amenaza de rotura uterina. Por otra parte la contracción permanente disminuye el flujo sanguíneo de la placenta a nivel del espacio intervelloso, provocando la correspondiente hipoxemia y acidosis en el feto. La hipertonía uterina puede ser espontánea o secundaria a una taquisistolia, a una incoordinación uterina o a una sobredistensión del miometrio, asociada a factores que contribuyen a la hiperestimulación como la ansiedad materna, el polihidramnios, la preeclampsia, el desprendimiento de placenta, la desproporción cefalopélvica, la administración de oxitocina o prostaglandinas, etc.

  - *Hipertonía causada por desprendimiento de placenta:* el desprendimiento grave se caracteriza por un aumento de la frecuencia de las contracciones (taquisistolia), un aumento del tono basal (hipertonía) y una disminución en la amplitud de las contracciones (hiposistolia), ya que la intensidad de las contracciones está reducida a expensas de una elevación del tono de base (consistencia leñosa o tetania). Se cree que el mecanismo de la actividad uterina aumentada es la respuesta al sangrado de su pared muscular. La FCF comienza a mostrar alteraciones debidas a la hiperdinamia que en la mayoría de los casos se corresponde con deceleraciones prolongadas (Figura 6-2).

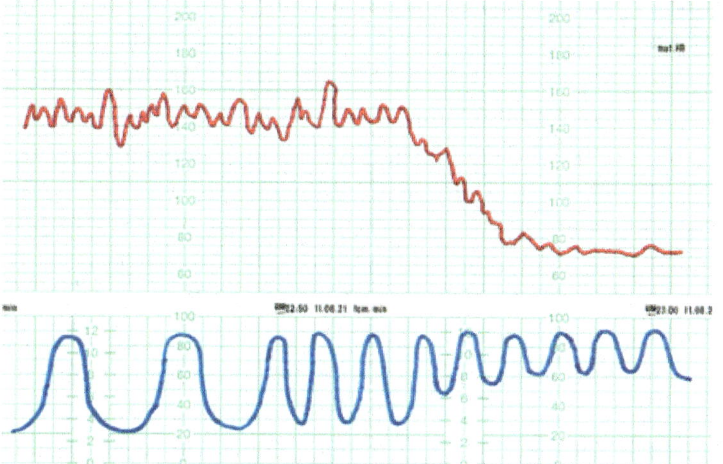

Figura 6-2. Patrón de hipertonía y taquisistolia.

- *Hipertonía mantenida por taquisistolia:* cuando la frecuencia de las contracciones aumenta considerablemente, generalmente por la administración de uterotónicos, se produce la inercia hipertónica de Jetcoatte, debido a las múltiples contracciones débiles que mantienen elevado el tono basal, por una relajación incompleta entre contracciones frecuentes (Figura 6-2), puesto que cuando una contracción no ha llegado todavía a su fase de relajación completa, se inicia la siguiente, pudiendo progresar incluso a una tetania uterina. El tratamiento de la hipertonía por taquisistolia puede realizarse mediante la rotura artificial de membranas (que reduce el tono uterino), el decúbito lateral preferentemente izquierdo y la administración de tocolíticos.
- *Hipertonía causada por sobredistensión uterina:* en los casos de distensión uterina como el polihidramnios o la gestación múltiple,

se puede producir una hipertonía pasiva que se debe a la presión ejercida por el contenido uterino sobre sus paredes. Es menos preocupante para el feto, ya que la fibra muscular no es responsable activa del hipertono y por lo tanto no interfiere en el flujo sanguíneo placentario. Como tratamiento, la amniotomía basta muchas veces para regularizar y normalizar la dinámica, teniendo en cuenta que se debe evitar una salida abundante de líquido para evitar una descompresión brusca de la cavidad uterina que pueda provocar un desprendimiento de la placenta o la salida del cordón umbilical.

- *Hipertonía causada por incoordinación uterina:* cuando existen varios marcapasos uterinos simultáneos y asincrónicos que causan alteraciones en la dinámica uterina pueden desencadenar un aumento en el tono basal del útero. Mientras un marcapasos influye sobre una parte del útero, el otro actúa sobre el resto del órgano no estimulado por el primero. Las ondas contráctiles que parten de cada marcapasos de forma asincrónica, se extienden por sus respectivas zonas de influencia, pero sin alcanzar la zona dependiente del otro marcapasos, ya que al encontrarse las fibras musculares en período refractario, impiden la adecuada progresión de la onda contráctil. Esto da lugar a una hiposistolia, puesto que no se contrae todo el útero en un momento dado y a una hipertonía, puesto que se inicia la contracción correspondiente a un marcapasos cuando la correspondiente a la anterior no ha finalizado todavía. Si existen tres o más marcapasos, se acentúan las características descritas, hablando de incoordinación de segundo grado. La polisistolia extrema da lugar a una hipertonía con hiposistolia. La hipertonía por incoordinación uterina, puede afectar al feto, debido a la hipertonía propiamente dicha y por la prolongación del parto a que conduce, ya que las contracciones no llegan a tener efecto sobre la dilatación cervical. El tratamiento consiste en la administración de oxitocina a dosis bajas, la posición materna en decúbito lateral izquierdo y la rotura artificial de membranas, que a veces es capaz de regularizar las contracciones.

HIPODINAMIAS

Las *hipodinamias* son alteraciones de la dinámica uterina por defecto de la misma y se refieren tanto a la frecuencia como a la intensidad de las contracciones.

- *Hipocronía:* cuando la contracción dura menos de 40 segundos.
- *Bradisistolia:* cuando la frecuencia de las contracciones uterinas es igual o menor de 2 contracciones en diez minutos (Figura 6-3).
- *Hiposistolia:* cuando la intensidad de la contracción uterina es menor de 30 mmHg, dato prácticamente imposible de confirmar sin una monitorización interna de la presión real intraamniótica.

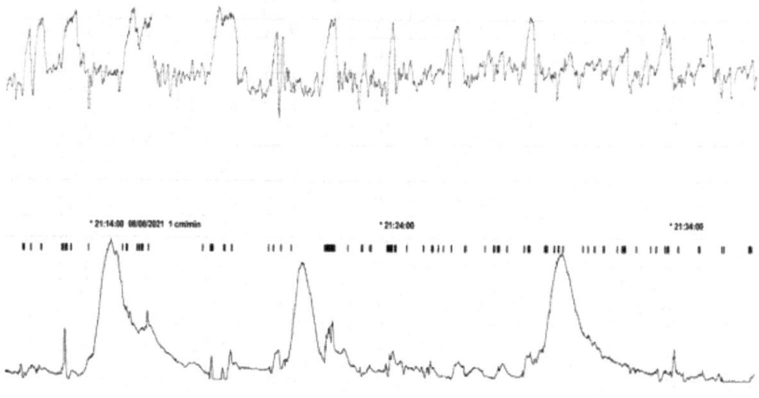

Figura 6-3. Bradisistolia.

Las hipodinamias pueden ser primarias o secundarias. La *hipodinamia primaria* se caracteriza por la mala contracción del útero desde el principio del parto y como consecuencia se produce una no progresión del mismo. Su diagnóstico es por exclusión pues a posteriori no se objetiva ninguna causa que lo justifique. Las *causas* de la hipodinamia primaria pueden ser:

Cuadro 6-3. Causas de hipodinamia primaria.

Factores miogénicos	Factores neurogénicos	Factores hormonales
• Despolarización inadecuada • Falta de propagación de la onda contráctil • Alteraciones del músculo uterino	• Disminución del impulso excitador • Aumento del impulso inhibidor • Incoordinación entre ambos sistemas	• Proporción inadecuada estrógenos/progesterona • Alteración de los receptores hormonales • Alteración de las GAP junctions de origen endocrino • Alteración del metabolismo de las prostaglandinas

La *hipodinamia secundaria* es consecuencia generalmente de la fatiga uterina. Son, por tanto, úteros que inicialmente se contraen correctamente y posteriormente dejan de hacerlo. Su efecto va a ser el mismo que en la hipodinamia primaria y es el estancamiento en la progresión del parto. Las *causas* de la hipodinamia secundaria pueden ser:

- *Desproporción cefalopélvica:* suele llevar asociada una dinámica de lucha previa o muchas horas de parto con una dilatación lenta.
- *Anillo de Bandl:* contracciones anulares que suponen en sí un obstáculo mecánico y suelen localizarse entre la parte superior e inferior del segmento uterino.
- *Presentación fetal anómala:* la posición fetal en occípito-posterior persistente por ejemplo, conlleva con mayor frecuencia el alargamiento de la fase de dilatación.
- *Anestesia regional:* diversos estudios concluyen que su uso aumenta la duración del período de dilatación (aunque existe controversia en este aspecto), la incidencia del malposiciones fetales, el uso de oxitocina y las maniobras tocúrgicas, si bien, no ha sido probado el incremento de la tasa de cesáreas. El efecto sobre la dinámica uterina depende de la técnica, las dosis y los tipos de fármacos.
- *Fármacos úteroinhibidores:* en el contexto de alteración de la frecuencia cardíaca fetal por hipertonía.
- *Sedación materna:* en el contexto del alivio del dolor.

El *tratamiento* de la hipodinamia difiere claramente si es primaria o secundaria. En el caso de las hipodinamias primarias se emplea:

- *Oxitocina:* su administración en el parto es por vía intravenosa para controlar adecuadamente su dosis y suspender su administración en el caso de aparición de efectos secundarios. Su vida media en plasma es de 3-4 minutos y se requieren de 20 a 30 minutos para obtener una concentración estable. Existen diferentes protocolos para su administración, sin embargo, la mayor parte de los autores optan por el empleo de dosis bajas con el fin de evitar una hiperestimulación uterina. La dosis de inicio y el ritmo en el aumento de la perfusión varía según los grupos de trabajo. Existe una importante variabilidad interindividual que depende de muchos factores y que determina la presencia de hipertonías o persistencia de hipotonías con dosis similares en pacientes distintas. Esto conlleva que en la práctica diaria el enfoque dinámico del trabajo parto basado en la evolución de la dilatación cervical permita aumentar la tasa de éxito. Son varios los estudios que han demostrado ha disminución de la duración del trabajo de parto y el aumento de la tasa de parto por vía vaginal tras el uso de la oxitocina. El principal efecto adverso de la oxitocina es la hiperestimulación uterina, hipertonía, y por tanto la posible alteración del bienestar fetal. Su tratamiento requiere la suspensión de la perfusión oxitócica e incluso el uso de tocolíticos si fuera preciso.
- *Prostaglandinas:* han constituido un grupo de fármacos que se han empleado desde hace muchos años en la inducción del trabajo de parto. Conviene hacer especial referencia al misoprostol, análogo de la prostaglandina E1, que no ha estado autorizado para su uso en indicaciones ginecológicas y obstétricas en España, hasta fecha reciente. Sin embargo, se ha utilizado ampliamente para la inducción del parto y el tratamiento del tercer estadio del parto como muchos estudios han revelado. Su aplicación podría ser efectiva en el manejo de la hipodinamia uterina, sin embargo, conviene aclarar que su uso puede provocar casos de hiperestimulación uterina con taquisistolia acompañada de alteraciones en la frecuencia cardíaca fetal.
- *Amniorrexis artificial:* el efecto de la rotura artificial de membranas es la liberación de prostaglandinas endógenas que harían su acción oxitócica sobre el segmento y cuello uterino permitiendo aumentar la intensidad y frecuencia de las contracciones. Su realización parece disminuir la duración del trabajo de parto si bien hay autores que la consideran causante

de alteraciones de la frecuencia cardíaca fetal por lo que su aplicación de habrá de valorar en cada caso.

- *Vaciamiento vesical:* constituye una medida básica para favorecer la contracción uterina y se debe favorecer la micción periódica si la paciente no está se encuentra con analgesia locorregional, o realizar sondajes vesicales frecuentes en caso contrario.

En el caso de las hipodinamias secundarias se requerirá un *tratamiento* en función de la causa que lo provoca. Así, en los casos de fatiga uterina, es necesaria la evaluación de la progresión del parto para en último término descartar la presencia de una desproporción cefalopélvica cuyo final será la práctica de una cesárea. Si no es así, la hidratación adecuada y la perfusión de soluciones glucosadas puede mejorar la dinámica uterina. También será de utilidad la perfusión intravenosa de oxitocina hasta conseguir el ritmo de contracciones que permitan la progresión del parto. La presencia de anillos de contracción suele ser evidenciada en el transcurso de la cesárea por lo que diagnóstico y tratamiento son conjuntos. En el caso de analgesia locorregional que suponga una disminución de la dinámica uterina está indicado el uso de oxitocina intravenosa si bien los avances en materia de analgesia epidural con modificación de los anestésicos y dosis empleadas han permitido ir corrigiendo las posibles anomalías dinámicas asociadas.

DISDINAMIAS

Las disdinamias uterinas son una alteración de la coordinación y regularidad de las contracciones uterinas. En condiciones normales las contracciones se originan en los marcapasos situados en los cuernos uterinos, cerca del ostium tubárico, de tal manera que las contracciones son más intensas y duraderas en el fondo uterino que en las partes inferiores (triple gradiente descendente).

Aunque a veces puede traducir la existencia de una desproporción cefalopélvica o una presentación fetal anómala, otras veces se debe al estrés y es frecuente al comienzo del parto. Para el diagnóstico exacto de las disdinamias es importante el registro interno continuo de la presión intrauterina, que permite la detección de alteraciones de la frecuencia, intensidad y tono de las contracciones. Los registros externos solo permiten la detección de alteraciones de la frecuencia, aunque bien es cierto que permiten detectar la mayoría de los casos de disdinamia al detectar los cambios en la intensidad de las contracciones de forma aproximada.

Se distinguen *tres tipos de disdinamias uterinas:*

- *Incoordinación tipo I o de primer grado:* causada por dos marcapasos que afectan a una reducida zona del miometrio. En la tocografía se observan contracciones de intensidad y frecuencia normales entre las que se insertan otras menos intensas que aparecen en las ramas descendentes de algunas de las contracciones normales (Figura 6-4). En estos casos el parto suele evolucionar de forma más lenta, y el tratamiento para corregir la dinámica consiste en cambios posturales, vaciamiento vesical, amniotomía, sedantes o dosis bajas de oxitocina para regular la dinámica uterina.

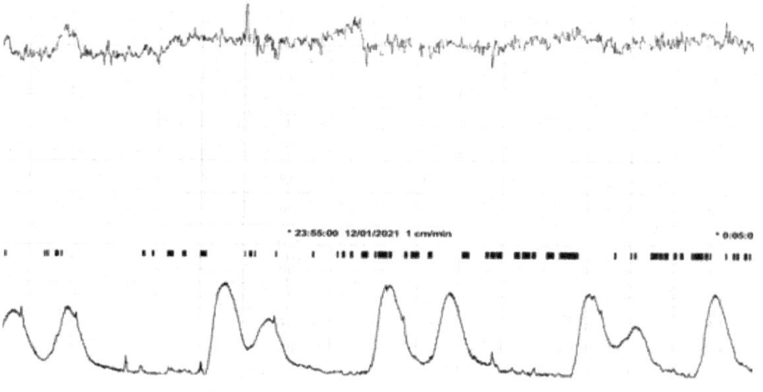

Figura 6-4. Incoordinación uterina tipo I.

- *Incoordinación tipo II o de segundo grado:* causada por tres o más marcapasos, cada uno de los cuales produce la contracción de una zona no muy grande del miometrio. En el RCTG se observan contracciones poco intensas, muy frecuentes y de morfología diferente, coincidiendo casi siempre con hipotonía (Figura 6-5). En estos casos el parto difícilmente progresa y el tratamiento para corregir dicha situación es similar al empleado en las incoordinaciones de tipo I, pero con peores resultados. Puede ser necesaria la uteroinhibición con rehidratación de la paciente y administración de glucosa, con el objetivo de reiniciar las contracciones de forma espontánea o estimulada con oxitocina de forma que los marcapasos se eliminen o sincronicen.

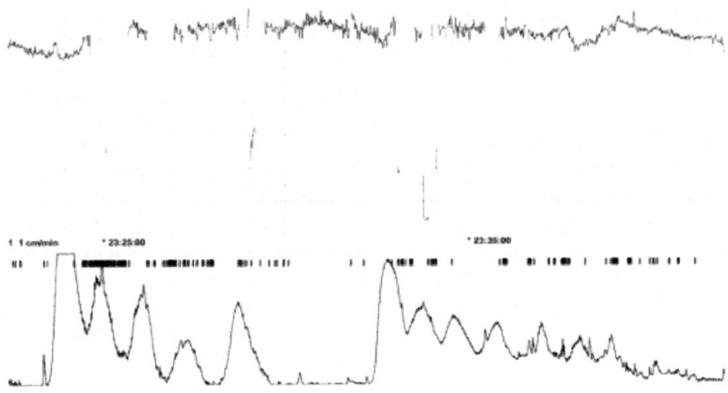

Figura 6-5. Incoordinación uterina tipo II.

- *Incoordinación tipo III o de tercer grado:* en este caso las contracciones se originan en el segmento inferior del útero, de tal forma que la contracción es más fuerte, más precoz y duradera en el segmento inferior que en el fondo uterino. Lo que se conoce como *inversión del triple gradiente*. El diagnóstico es muy difícil pues en el RCTG aparecen contracciones con ondas de apariencia normal, puede sospecharse por palpación observando que el segmento inferior se contrae antes que el fondo. En este caso el parto progresa muy lentamente con una actividad uterina aparentemente normal. El tratamiento es similar a los casos anteriores.

6.
PULSIOXIMETRÍA FETAL

El objetivo principal de la obstetricia es disminuir la morbimortalidad materno-fetal, y para ello, todos los métodos que se usan actualmente para el control del bienestar fetal durante el parto son formas indirectas de detectar la hipoxia. El método ideal para el estudio de la misma sería medir la cantidad de oxígeno en la sangre fetal. Aproximadamente un 1-2% del oxígeno está disuelto en el plasma, mientras que el 98-99% está unido a la hemoglobina de los eritrocitos. El término *oxihemoglobina* se utiliza para describir la hemoglobina cuando todos los puntos de unión disponibles de su molécula están unidos a oxígeno. Las moléculas de hemoglobina que no transportan oxígeno se denominan desoxihemoglobina.

Durante toda la gestación los niveles de hemoglobina embrionaria y fetal experimentan cambios. Los fetos a término poseen aproximadamente un 75% de hemoglobina fetal y un 25% de hemoglobina adulta, mientras que los fetos pretérmino tienen un porcentaje mayor de hemoglobina fetal. Después del nacimiento, a medida que un recién nacido madura, el porcentaje de hemoglobina fetal disminuye y el porcentaje de hemoglobina adulta aumenta, y la curva de disociación de la oxihemoglobina del recién nacido se desplaza progresivamente aproximándose a la de un adulto. La saturación de oxígeno del adulto se encuentra normalmente en la parte superior de la curva de disociación de la oxihemoglobina con niveles de saturación por encima del 94%. La saturación normal de oxígeno medida por cordocentesis en fetos que no se encuentran en trabajo de parto es del 75% aproximadamente, siendo normal niveles entre el 62 y el 88%. Este valor está, en condiciones normales, en la parte media de la curva en la zona de más pendiente, de forma que un pequeño cambio en la presión parcial de oxígeno en esta región representa un gran cambio en la saturación del oxígeno. El feto puede entonces descargar oxígeno más rápidamente intentando satisfacer los requisitos de oxígeno de los tejidos.

Por tanto, la *medición de la cantidad de oxígeno en sangre fetal* se puede hacer de dos formas, midiendo la presión parcial de oxígeno o la saturación de oxígeno. La medición de la saturación de oxígeno en contraposición con la de la presión parcial de oxígeno tiene una serie de ventajas. El rango normal de la saturación arterial de oxígeno en el feto se encuentra entre el 30-70%, zona que ocupa la mitad de la curva de disociación de la hemoglobina fetal, por eso, pequeños cambios en el pH o en la presión de oxígeno causan grandes variaciones en la saturación de oxígeno fetal. Un descenso del pH, es decir, un aumento de la concentración de hidrogeniones, desplaza la curva de disociación de la hemoglobina hacia la derecha (efecto Bohr) y por ello en condiciones de acidosis fetal, la presión parcial de oxígeno puede dar una falsa sensación de seguridad sobre la oxigenación del feto, ya que puede ser normal o incluso alta y existir una baja saturación de oxígeno a nivel del cerebro fetal. El 2,3-DPG también desplaza la curva a la derecha y un feto con hipoxia o acidosis crónica puede tener una presión parcial de oxígeno normal, pero su saturación de oxígeno será baja.

La *exactitud* de los pulsioxímetros está bien demostrada y al contrario que los monitores de presión parcial de oxígeno, responden rápidamente a los cambios en el contenido de oxígeno de la sangre. Por ello, la medida de la saturación de oxígeno proporciona una mejor información sobre la oxigenación y reserva fetal, además de una alerta precoz en el desarrollo de la hipoxia permitiendo una actuación precoz. No nos da, no obstante, información sobre la facilidad para eliminar dióxido de carbono, por lo que su uso no es exclusivo, sino complementario del estudio del equilibrio ácido base. Así pues la pulsioximetría es un método incruento de medición de la saturación de oxígeno de la hemoglobina fetal en tiempo real, valorando con ello el bienestar del feto sin el uso de técnicas invasivas. La pulsioximetría se basa en dos *principios fundamentales:*

- El *primero* consiste en que la oxihemoglobina y la desoxihemoglobina difieren en su capacidad para absorber la luz en función de su longitud de onda. El pulsioxímetro mide la fracción de luz que no es absorbida (de aquélla que viaja a través de una sección de tejido) de dos longitudes de onda diferentes.

- El *segundo* lugar, la cantidad de sangre arterial en los tejidos, y por tanto, la absorción de luz por esa sangre, cambia durante cada pulso del ciclo cardíaco. Durante la sístole un pulso de sangre arterial entra en el lecho aumentando la absorción de luz. En la diástole la absorción es de menor intensidad. Las medidas se realizan usando únicamente la ratio de absorción de luz durante la sístole versus la diástole; es por esto que la absorción de luz que se produce por otros elementos no pulsátiles, tales como el hueso, la sangre venosa y los tejidos, es cancelada ya que está presente durante todo el tiempo, por tanto, los cambios en la intensidad de luz son solo atribuibles a la sangre arterial pulsátil. Tras obtener las señales ópticas de ambas longitudes de onda durante la sístole y la diástole, se utiliza la ratio normalizada de luz roja e infrarroja no absorbida para determinar la ratio de oxihemoglobina y desoxihemoglobina.

Existen dos *tipos de sensores de pulsioximetría:*

- *Sensor de transmisión:* el fotodetector está en oposición a los DFEs, de tal manera que la luz atraviesa el lecho vascular y alcanza el fotodetector. Son los utilizados en neonatología. Algunos autores lo intentaron utilizar en el feto, sin embargo, su desarrollo no fue adecuado para su uso clínico.
- *Sensor de reflectancia:* los DFEs y el fotodetector están incorporados en la misma superficie y la absorción se determina a partir de la luz que se dispersa de vuelta a la superficie cutánea. Esto permite la colocación del sensor en una superficie de piel, tal como la cabeza o cara del feto, o la nalga en el caso de la presentación podálica. Estos sensores son los que se han utilizado para la aplicación en el feto. Los primeros utilizados datan de finales de los años 80 y fueron desarrollados simultáneamente por Criticare, Milwaukee, WI and Lawrence Medical, Camarillo, CA. Esto permitió que se realizaran los primeros intentos en pulsioximetría fetal con sensores de reflectancia.

Los oxímetros se basan en la *ley de Beer-Lambert* (la intensidad de la luz que atraviesa una solución de una sustancia absorbente decae de forma exponencial con el espesor de la misma, con su concentración y en dependencia de la absorción molecular). Sin embargo, la dispersión del haz luminoso por los glóbulos rojos interfiere con este paradigma. Se ha demostrado que los errores que por esta causa se cometen son mínimos cuando la saturación de oxígeno es mayor del 70%. Sin embargo, este error es significativamente mayor cuando se trabaja con valores de saturación menores. Considerando que los valores de saturación normal del feto están en un rango menor, los oxímetros fetales deben ser calibrados de forma diferente a los de los adultos. Esto fue difícil, por un lado porque no es seguro ni ético obtener este rango de saturación en humanos voluntarios, y por otro lado, porque no hay medios para obtener de forma repetida y fiable sangre arterial fetal para calibración. Es por esto que se han realizado estudios en animales provocando hipoxia controlada. También se han realizado comparaciones entre las lecturas de pulsioxímetros con los valores de laboratorio de gases sanguíneos en una serie de lactantes y niños con saturaciones de oxígeno anormalmente bajas, que se habían producido de forma espontánea como consecuencia de una enfermedad cardíaca cianótica congénita o una insuficiencia respiratoria severa. Todos estos estudios han llevado al desarrollo de los modernos pulsioxímetros fetales que están adecuadamente calibrados para rangos de saturación baja propia de los fetos.

La utilización clínica de la monitorización de la saturación de oxígeno fetal se centra en su capacidad para distinguir entre los valores normales y los hipóxicos del feto durante el parto. Es preciso definir con exactitud el nivel crítico de saturación de oxígeno que puede dar lugar a una acidosis fetal. Muchos investigadores han expresado su deseo de revisar la demostración de que una saturación de oxígeno fetal del 30% representa el umbral crítico que puede dar lugar a acidosis fetal como consecuencia de una hipoxemia.

TÉCNICA

El pulsioxímetro mide la luz absorbida por un lecho vascular pulsátil y cuantifica la diferencia de intensidad de la luz entre la sístole y la diástole y para cada longitud de onda. La diferencia de intensidad de luz es enviada al monitor y procesada para expresarla en porcentaje de saturación de oxígeno. Desde el punto de vista tecnológico, el equipo de pulsioximetría consta de tres *componentes:*

- *Monitor:* procesa las señales recogidas por el sensor y las expresa en la pantalla, o como un gráfico cuando se conecta al monitor del RCTG.
- *Módulo fetal:* conecta el monitor y el sensor.
- *Sensor:* recoge las señales y las envía al monitor.

El sensor es un dispositivo estéril y desechable que posee una cabeza y un mango. La cabeza se coloca en contacto con la piel fetal y consta de tres electrodos que detectan la impedancia de la piel del feto, dos diodos emisores de luz (roja-infrarroja), cada uno a diferente longitud de onda, y un fotodetector. Dentro del mango se encuentra una guía metálica para facilitar su inserción. El sensor precisa estar en contacto con la piel del feto para que el pulsioxímetro procese la señal. Los 3 electrodos de su cabeza detectan la impedancia de la piel fetal, y solo en caso de que esta sea adecuada, interpreta que el sensor tiene buen contacto con la piel del feto y acepta los datos que le llegan. Los dos diodos emiten alternativamente luz, con dos longitudes de onda diferentes. Esta luz se transmite por los tejidos subyacentes (blandos, huesos, vasos, etc), que difunden parte de la misma, hasta llegar al fotorreceptor, recogiendo la no absorbida. La cantidad de luz absorbida por el sensor va a depender del volumen de sangre que fluye hacia los tejidos, lo cual, a su vez, varía en las diferentes partes del cuerpo. De tal forma que las *zonas de elección para la ubicación del sensor* son:

- *Presentación cefálica:* mejilla o dorso fetal (Figura 7-1). Cuando el sensor se sitúa en las fontanelas, región occipital o área temporal, los valores de saturación son inferiores.
- *Presentación podálica:* nalgas o glúteos. Los estudios donde esta tecnología se aplicó en presentaciones podálicas ponen de manifiesto una menor saturación de oxígeno que en las presentaciones cefálicas.

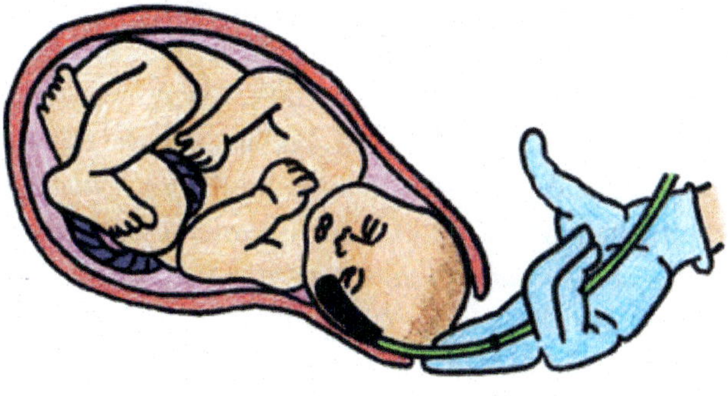

Figura 7-1. Sensor de pulsioximetría en presentación cefálica.

Los *requisitos* para el empleo de la pulsioximetría son la falta de integridad de las membranas ovulares (aunque se ha descrito su utilización a través de las membranas solo modifican los valores un 0,4-1,2%), la dilatación cervical igual o superior a 2 cm (aunque es posible la inserción con menor dilatación), el encajamiento de la presentación y el conocimiento de la estática fetal para así poder colocarlo en la región más adecuada.

Con referencia a la *técnica*, se debe explicar el procedimiento que se va a llevar a cabo a la gestante y comprobar mediante tacto vaginal la dilatación y la estática fetal. Es importante asegurarse de que la señal luminosa del captor se coloca mirando a la piel del feto. Introducir el sensor a través del orificio cervical, perpendicular a la sutura sagital, ligeramente orientado hacia el bregma. El lugar óptimo de emplazamiento del sensor es la mejilla posterior, ya que la columna vertebral materna asegura un mejor contacto. Se debe guiar lentamente la punta del sensor hasta que la señal táctil se encuentre en medio de la presentación e introducir el sensor 2-3 cm más, suplementarios. Después ir retirando el sensor a través del vástago los centímetros suplementarios, valorando la señal en el aparato de oximetría que tarda unos segundos en captarla. La señal es adecuada cuando en la pantalla del pulsioxímetro aparece la saturación de oxígeno y la frecuencia cardíaca fetal, que coincide con la del RCTG. Por último se debe retirar el fiador y fijar el extremo libre a la gestante dejando cierta holgura del cable unido al sensor. Debemos advertir que aunque la presencia de meconio es una de las indicaciones más claras para la valoración de la saturación mediante pulsioximetría, el meconio espeso junto con la presencia de caput pueden reducir de forma artificial los valores de saturación de oxígeno.

No es fácil conseguir una señal satisfactoria permanente. Los movimientos fetales y maternos, las contracciones uterinas, pueden hacer discontinua la recepción de señal; y otras situaciones clínicas como el vérmix caseosa, el cabello fetal oscuro, el meconio, el caput succedaneum, la presentación fetal y la anemia fetal pueden alterar la percepción de esta, creando artefactos, por lo que es recomendable tenerlas en cuenta para interpretar correctamente los datos.

Dentro de las *contraindicaciones* descritas para la pulsioximetría fetal se encuentran las siguientes: RCTG no tranquilizador, gestación múltiple, presentación no cefálica, placenta previa, vasa previa, abruptio placentae, sangrado vaginal de origen desconocido, anomalía uterina, infección materna (VIH, VHB, VHC, etc.) y contraindicaciones para monitorización invasiva.

INTERPRETACIÓN

El rango normal de la saturación arterial de oxígeno en un feto se encuentra entre el 30-70%. Visualizando la curva de disociación de la hemoglobina fetal, dichos valores se encuentran en la mitad de la curva, donde pequeñas variaciones en el pH o en la presión parcial de oxígeno, provocan variaciones importantes en la saturación arterial de oxígeno fetal. En la valoración de la pulsioximetría fetal tenemos que tener en cuenta dos *parámetros:*

- *Duración y calidad de la señal:* para aceptar el valor que nos proporciona la pulsioximetría la calidad de la señal debe ser buena entre un 60-80% del tiempo total durante el que se realiza la pulsioximetría. Saling estableció una serie de indicaciones para valorar la fiabilidad de la pulsioximetría en relación con el estado fetal teniendo en cuenta dichas perdidas. Así la *valoración del registro* será aceptable cuando las pérdidas que se produzcan sean:
  - De hasta un máximo de 2 minutos durante una bradicardia por debajo de 100 lpm.
  - De hasta 10 minutos durante la presencia de deceleraciones variables graves (superiores 30 lpm) o deceleraciones tardías.
  - De hasta 20 minutos durante la presencia de deceleraciones variables con amplitud menor a 30 lpm o deceleraciones precoces graves con amplitud mayor a 60 lpm, y siempre que el RCTG no empeore y entre las perdidas reseñadas obtengamos una señal de saturación de oxígeno sin artefactos.
- *Umbral crítico de saturación de oxígeno fetal:* se han realizado multitud de estudios, para establecer el punto de corte de la normalidad del valor de la pulsioximetría fetal, con el objetivo de aumentar la sensibilidad sin aumentar en exceso la tasa de falsos positivos en la detección de la hipoxia fetal. La mayoría de los estudios sitúan el punto de corte en una saturación de oxígeno del 30 %, existiendo riesgo de hipoxia y acidosis con valores por debajo del punto de corte.

No existe un consenso sobre el manejo obstétrico según los *valores* de la pulsioximetría fetal. Los algoritmos propuestos por diversos autores indican que dependiendo de la clasificación del RCTG como normal, no tranquilizador o patológico se debe recurrir o no de forma complementaria a la pulsioximetría fetal y la microtoma de sangre de la calota fetal para determinar el pH. Con respecto a la pulsioximetría, valores inferiores al 30% durante 10 minutos son indicativos para la mayoría de los autores de sospecha de pérdida del bienestar fetal y se recomiendan intervenciones que van desde modificaciones posturales maternas, suspensión de la oxitocina, control de la hipotensión, amnioinfusión, determinación de pH de calota fetal, o por ultimo parto instrumental o cesárea para finalizar la gestación por la vía más rápida.

En el año 2000 la *Food and Drug Administration* (FDA) americana aprobó el uso clínico de la pulsioximetría con la intención de esclarecer patrones de frecuencia cardíaca fetal no tranquilizadores. En estos últimos años se han realizado diversos estudios para mejorar la exactitud de la evaluación del bienestar fetal durante el trabajo de parto, usando esta tecnología de manera conjunta con el RCTG, la valoración del electrocardiograma fetal y el equilibrio acido-base. La *Sociedad Española de Ginecología y Obstetricia* (SEGO) ya reflejó en su protocolo sobre *Monitorización fetal intraparto* la opción de la pulsioximetría fetal para el control del bienestar intraparto. En dicho documento se reserva esta opción para casos seleccionados y especialmente, en casos de arritmia fetal en que el RCTG disminuye mucho su rentabilidad. El protocolo de manejo propuesto por la SEGO es el descrito en la Figura 7-2.

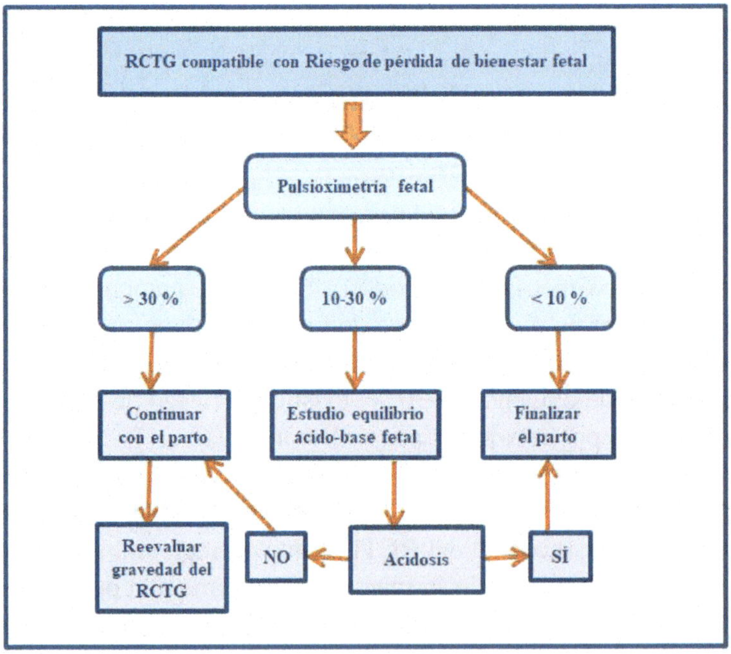

Figura 7-2. Algoritmo de actuación pulsioximetría fetal.

En la actualidad se establece que la adición de la pulsioximetría en la práctica clínica habitual pueda ser costo-efectiva debido a que no parece modificar los resultados perinatales y supone un coste adicional en el control fetal intraparto. Los estudios aportan un apoyo muy limitado al uso de la pulsioximetría en casos de registro cardiotocográfico desalentador o no reactivo.

7.
ELECTROCARDIOGRAMA FETAL

Con la aparición de esta tecnología se pensó que la mortalidad y morbilidad fetal disminuirían hasta casi desaparecer, pero por desgracia no ha sido así. Estudiando los distintos patrones de frecuencia cardíaca fetal se ha conseguido identificar registros en los que el bienestar fetal podría considerarse garantizado, lo que llamamos *patrón fetal reactivo*, y otros que consideramos ominosos o patológicos, en los que puede haber una morbilidad grave secundaria a hipoxia o incluso muerte fetal. El problema radica en que existe un amplio abanico de patrones de RCTG entre los tranquilizadores y los patológicos, que denominamos *poco tranquilizadores*, en los cuales no resulta sencillo identificar si el feto está sometido a una situación de hipoxia suficiente como para desencadenar en una encefalopatía hipóxico-isquémica.

Por esto ha sido necesario seguir investigando para desarrollar nuevos medios de control del bienestar fetal, dado que los RCTG por sí solos no son lo suficientemente específicos para detectar situaciones de riesgo hipóxico. Uno de estos métodos que se empezó a desarrollar a principios de los años 70, es el *análisis del segmento ST del electrocardiograma fetal*, y que en los últimos años se ha convertido en una valiosa herramienta en combinación con la cardiotocografía convencional para la detección de las situaciones de riesgo de pérdida del bienestar fetal.

La *monitorización* a través de este procedimiento se basa en la habilidad del intervalo ST del electrocardiograma (ECG) para reflejar la función del músculo cardíaco fetal durante las situaciones de estrés. El corazón y el cerebro fetales son igual de sensibles a la deficiencia de oxígeno y por tanto los datos relativos a la función del miocardio aportan una medición indirecta del estado del cerebro fetal durante el parto.

Los aparatos de RCTG utilizan transductores que registran las ondas electromagnéticas producidas por el corazón durante sus ciclos de sístole-diástole, igual que cuando se realiza un ECG en un adulto, con la particularidad de que solo se utiliza una derivación monopolar en lugar de las 12 derivaciones estándar que se utilizan en adultos.

En la cardiotocografía convencional, se registran los intervalos R-R de las ondas electrocardiográficas fetales, con lo que se calcula de forma precisa la frecuencia cardíaca fetal, y esta frecuencia se dibuja en forma de trazado continuo, el cual se relaciona con otro trazado continuo que representa las variaciones de la presión uterina durante las contracciones. Con los monitores de electrocardiografía fetal, lo que se registra es la onda electrocardiográfica completa en cada latido fetal, lo que nos permite no solo estudiar las variaciones de la FCF en relación a la dinámica uterina, sino como varía la morfología de dicha onda completa.

Del mismo modo que mediante un ECG se puede estudiar las variaciones de la morfología de las ondas electrocardiográficas de un adulto durante una prueba de esfuerzo, e identificar las situaciones de riesgo de hipoxia del miocardio y su reserva funcional, fundamentalmente con las variaciones de la morfología del segmento ST y la altura de la onda T, si analizamos estos mismos cambios en la morfología de las ondas electrocardiográficas fetales durante el estrés del parto, podemos identificar las situaciones de riesgo de hipoxia fetal y la reserva funcional de dichos fetos, para así poder seleccionar aquellas situaciones en las que es necesario intervenir obstétricamente (Figura 8-1).

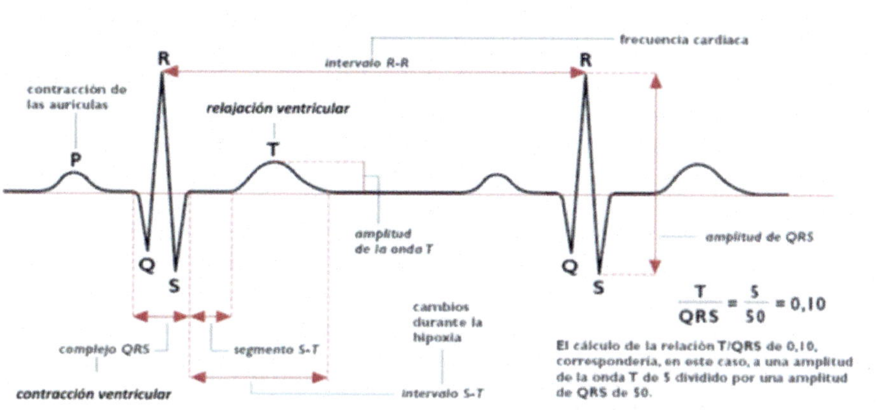

Figura 8-1. Onda electrocardiográfica fetal.

Los monitores de análisis computarizado del segmento ST, a partir de 30 complejos electrocardiográficos obtienen una onda de electrocardiograma media con la que se calcula la relación T/QRS (amplitud de la onda T), y la morfología del segmento ST. El monitor registra cada una de estas ondas medias de electrocardiograma con una cruz en el papel de un monitor de RCTG debajo de las gráficas de cardiotocografía convencional para así poderlas relacionar en el tiempo, y analiza la morfología de sus segmentos ST (Figura 8-2).

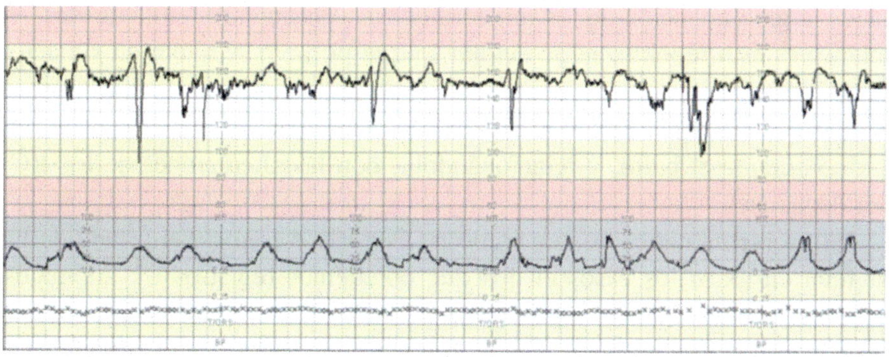

Figura 8-2. Registro combinado de FCF, dinámica uterina y ECG fetal.

Cuando detecta alteraciones morfológicas significativas de los segmentos ST o aumentos significativos de la relación T/QRS que indican un aumento en la amplitud de la onda T, el aparato registra eventos ST que podemos interpretar en relación a las gráficas de cardiotocografía convencional.

También realiza un análisis de la línea de base de dichos complejos electrocardiográficos con lo que identifica también como *eventos ST los ascensos significativos* de dicha línea de base que hacen referencia a elevaciones leves de la amplitud de la onda T (relación T/QRS), pero que se presentan de forma progresiva y mantenida en el tiempo. Para el establecimiento de una línea de base de las relaciones T/QRS es necesario que el registro del análisis del segmento ST se realice al menos durante 20 minutos.

Es importante recalcar que el análisis del segmento ST del ECG fetal no sustituye a la cardiotocografía convencional, sino que la complementa dándonos información adicional para ayudarnos en la toma de decisiones especialmente en los casos en los que durante el parto obtenemos registros cardiotocográficos intermedios o dudosos. Los datos del análisis del segmento ST deben interpretarse en el contexto clínico de cada parto y cada feto, y pueden ser útiles tanto para adoptar actitudes activas como para evitar intervenciones obstétricas innecesarias.

Las características fisiológicas de los mecanismos de compensación fetales frente a la hipoxia hacen que sea posible registrar las alteraciones que los mismos producen en las ondas electrocardiográficas fetales, fundamentalmente en la altura y forma del segmento ST, y en la amplitud de la onda T en relación a la del complejo QRS mediante la relación T/QRS. Durante el intervalo ST del ECG se produce la repolarización de los miocardiocitos ventriculares en la diástole ventricular, y es esta repolarización celular lo que primero se altera en situaciones de trabajo cardíaco con bajas concentraciones de oxígeno, por lo que si estudiamos dichas alteraciones seremos capaces de identificar las situaciones de riesgo hipóxico durante el parto, y relacionándolas con las alteraciones de los RCTG tomar decisiones.

El problema radica en que como no es posible conocer el estado de bienestar fetal en todos los casos en los que obtenemos registros ST anómalos, y tampoco es posible conocer a priori el grado de reserva funcional y las reservas de glucógeno fetales, en ocasiones es complejo interpretar los datos electrocardiográficos que obtenemos durante el parto, puesto que un feto que esté comprometido antes del parto, o con sus reservas funcionales de glucógeno agotadas no reflejará cambios en la morfología del segmento ST ni en la amplitud de la onda T, pudiéndose obtener registros preterminales sin que se obtengan eventos ST, y las alteraciones del segmento ST pueden acontecer en situaciones en las que no existe un auténtico riesgo para la integridad fetal, como en una compresión funicular durante una contracción, en presencia de infecciones o malformaciones cardíacas fetales, fetos prematuros o en casos de fiebre materna.

La capacidad del corazón fetal para bombear sangre depende de un equilibrio entre los procesos que producen energía y los que la consumen. En circunstancias normales, la cantidad de oxígeno disponible siempre es mayor que la cantidad consumida.

Cuando el corazón fetal utiliza el metabolismo aeróbico, que depende del oxígeno, el balance energético es positivo y el ECG muestra una onda ST normal. El consumo de oxígeno está regulado por la carga de trabajo del miocardio. Esta última se afecta por la frecuencia cardíaca, la presión sanguínea contra la que el corazón bombea la sangre y la contractilidad miocárdica.

En caso de haber hipoxia, la cantidad de oxígeno disponible disminuye, al mismo tiempo que continúa igual la carga de trabajo. Esto genera un balance energético negativo. El ECG cambia debido a hipoxia del miocardio y aparecen segmentos ST bifásicos, que pasan de ser horizontales o positivos, a negativos. Los ST bifásicos se dividen en tres *categorías* (Figura 8-3):

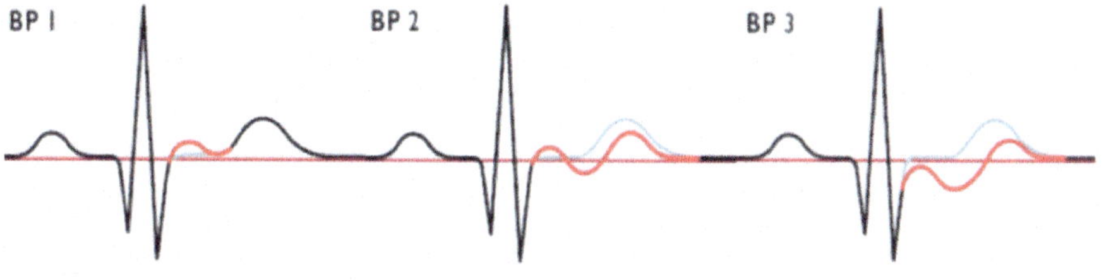

Figura 8-3. Tipos de ST bifásico.

- *Grado 1:* es un segmento ST negativo que queda totalmente por encima de la línea base.
- *Grado 2:* significa que un componente del segmento ST cruza la línea base.
- *Grado 3:* todo el segmento ST queda por debajo de la línea base.

Con el progreso del trastorno de la función del miocardio, puede observarse el paso del grado 1 a los grados 2 y 3. El feto normalmente reacciona con una liberación de adrenalina, que activa el miocardio aún más. Así, el balance energético amenaza hacerse incluso más negativo y se necesita más energía. La adrenalina activa los receptores beta, que a su vez activan el AMP cíclico. Se activa el enzima fosforilasa y se libera la glucosa almacenada en el glucógeno por medio de la glucogenolisis. Con la liberación de glucosa, los iones potasio quedan en libertad y, a consecuencia de ello, aumenta la amplitud de la onda T. Al mismo tiempo se produce ácido láctico, que contribuye al desarrollo de acidosis metabólica (Figura 8-4).

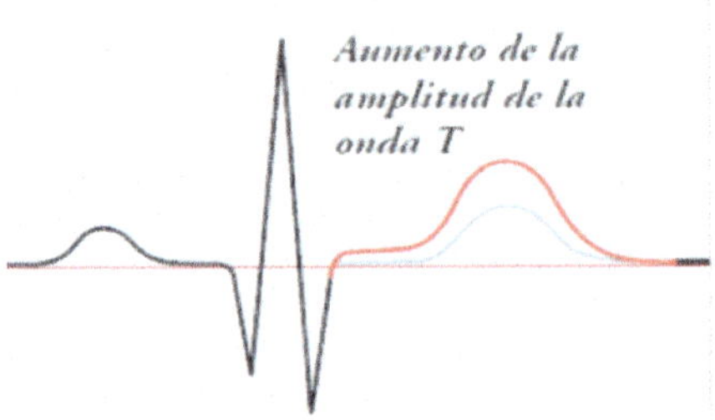

Figura 8-4. Aumento de la amplitud de la onda T.

En este punto, el balance energético recupera su equilibro, dado que el metabolismo aeróbico es apoyado por el anaeróbico. Según asciende la velocidad de la glucogenolisis, se da un aumento de la amplitud de la onda T. Los segmentos ST bifásicos pueden detectarse durante la fase inicial de la hipoxia, cuando el corazón fetal todavía no ha tenido tiempo de reaccionar a un evento hipóxico agudo, o bien pueden aparecer si el feto no es capaz de responder a la hipoxia por algún motivo.

El aumento de la amplitud de la onda T exige una adaptación activa a la hipoxia, mientras que el ST bifásico sirve como indicador de la depresión directa ejercida por la hipoxia sobre la función del miocardio. Este patrón aparece en dos *circunstancias*. La primera es cuando el corazón fetal está expuesto a hipoxia y no ha tenido oportunidad de responder. La segunda es cuando el corazón fetal tiene menor capacidad para responder debido a que ha sido expuesto a un estrés anterior y le faltan recursos o bien ya los ha agotado. Los cambios del ST bifásico también pueden observarse en presencia de trastornos de la función del músculo cardíaco, como en el caso de infecciones o de malformaciones. Parece ser que el miocardio prematuro puede generar eventos ST bifásicos más frecuentemente.

TÉCNICA

Los sensores externos, colocados sobre el abdomen materno, se pueden utilizar anteparto pero la captación de la señal era dificultosa y el ECG materno tiene mayor intensidad de la señal que el fetal constituyendo una importante interferencia. Actualmente existe un sistema que utiliza la variabilidad de la FCF detectada a través del ECG fetal con sensores externos y consigue una monitorización externa de la FCF con ECG fetal, frecuencia cardíaca materna y electromiograma que recoge de forma no invasiva la señal bioeléctrica del músculo uterino analizando la dinámica uterina que se transmite desde cinco electrodos adheridos al abdomen materno, colocados con una disposición específica y conectados a un ordenador. Este sistema de control de la dinámica uterina parece tener más sensibilidad y especificidad para el reconocimiento de la actividad contráctil uterina que el método mecánico clásico. Diseñado en principio para el control a largo plazo del bienestar fetal anteparto, la información de los electrodos se recoge en un dispositivo portátil y de ahí la información puede descargarse al ordenador. Las ventajas del dispositivo son que se puede usar desde la semana 20 de embarazo, es útil en gestantes obesas y se pueden tener monitorizaciones ininterrumpidas de hasta 22 horas; permitiendo incluso usarlo con la paciente en su domicilio. Con este sistema no se analiza el ECG fetal sino las características de la frecuencia cardíaca fetal obtenida a través del ECG; para analizar las distintas ondas o segmentos del ECG fetal sería preciso un sistema software específico.

Los sensores internos o invasivos, se colocan aplicando un electrodo sobre el cuero cabelludo fetal, por lo que solo pueden emplearse durante el parto. Son más precisos que los no invasivos, ya que registran una señal del ECG fetal más intensa. La principal interferencia de medir el ECG fetal durante el embarazo es el ECG materno, mucho más potente. Es por ello que se han realizado distintos mecanismos para eliminarlo de las señales registradas, antes de proceder al análisis del ECG fetal. Los primeros y más sencillos intentos consistieron en una sustracción en escala directa de un ECG materno torácico, que se restaba del compuesto formado por las señales cardíacas maternas y fetales, recogidas a través del abdomen. Otros métodos usados se basaban en técnicas promedio, filtros emparejados, autocorrelación cruzada, y cancelación adaptable del ruido. La mayoría de los *métodos* utilizados tienen varios inconvenientes:

- Al tratar de eliminar el ECG materno se eliminan contribuciones importantes del ECG fetal.

- La actividad cardíaca fetal queda descrita por una sola señal, mientras que al igual que el ECG del adulto, para realizar una descripción suficiente es necesario disponer de más señales.
- El cociente ECG-F / ruido, presente en el resultado no es nunca mejor que en el registro original obtenido del abdomen.
- Su aplicación en la práctica clínica es demasiado influenciable por factores tales como la localización real del electrodo, la interacción humana, la fase del embarazo, la posición del feto, entre otros.
- Se considera que solo ciertos intervalos (complejo QRS) contienen información útil.

Es por ello que se han diseñado numerosos métodos para eliminar el ECG materno y obtener una señal fetal adecuada. Se han realizado numerosos estudios y se han utilizado sobre todo sensores invasivos; electrodos fetales, para permitir una señal fetal más intensa que se pueda diferenciar con mayor facilidad de la materna.

Los *componentes* del sistema de análisis del ECG fetal son:

- *Electrodo de ECG fetal:* aunque el ECG fetal se puede obtener por un electrodo unido al cuero cabelludo fetal esto no significa que los cambios del segmento ST automáticamente sean registrados y medibles. La presentación fetal, generalmente la cabeza, tiene un comportamiento peculiar ya que rota a su paso por el canal del parto, es por ello que se debe obtener una configuración del sensor fetal capaz de adaptarse y cambiar el modo de recogida del ECG fetal, porque la detección de los cambios del ECG y la onda T son muy importantes. Es sabido que el ECG siempre se ha obtenido a través de una derivación precordial que muestra una adecuada sensibilidad para el vector ST. En el parto se requiere una configuración que sea sensible a los cambios que se producen en el vector T en el plano longitudinal del feto al mismo tiempo que no se afecta por la rotación del mismo. El modo más apropiado de recoger la señal del segmento ST es a través de una derivación unipolar fetal desde la parte del feto más estable. De todos los dispositivos usados el que actualmente está más extendido es el sistema STAN®. Este sistema ha optado para obtener una señal adecuada por un sensor invasivo, así que obtiene la señal mediante un electrodo colocado en el cuero cabelludo. Se debe tener cuidado con el campo magnético que producen ciertos materiales ya que podrían alterar la señal. El electrodo está bañado en oro y produce una derivación unipolar del ECG fetal. Por su composición y forma se coloca en el cuero cabelludo fetal de forma fácil, garantiza la máxima calidad en la captación de la señal y el poder registrar cada una de las variaciones que presenta el ECG. Este modelo de electrodo incluye un tubo-guía flexible que puede ser adaptado a la forma anatómica deseada para una más fácil inserción. La espiral está alojada dentro de un tubo guía para evitar lesiones.

- *Conector-placa:* consiste en un dispositivo que se coloca en el muslo materno, cerca de la vulva pero en una zona con la menor densidad posible de músculo. Su utilidad es depurar la señal, eliminar el *ruido* muscular y eliminar el ECG materno que es más potente.
- *Módulo receptor, Sistema STAN®:* los modernos filtros digitales pueden mejorar la señal de la proporción de *ruido* sin producir cambios perjudiciales en el análisis de la señal. Sin embargo con la introducción de procesadores más potentes y modernos se pueden usar multitud de filtros con un estrecho umbral para reducir las interferencias de las altas y bajas frecuencias, tanto como el principal ruido.

La técnica de inserción se inicia con la exploración vaginal de la gestante para conocer la estática fetal y posteriormente, con las medidas de asepsia pertinentes, se desliza el dispositivo-electrodo gracias a su guía a través del cérvix, hasta localizar la presentación fetal. Una vez en este punto se retrae la guía dejando el electrodo espiral expuesto y se inserta en el cuero cabelludo fetal aplicando una suave presión y un movimiento circular en el sentido de las agujas del reloj. Cuando el electrodo se encuentra fijado al cuero cabelludo se retira la guía para mejorar el bienestar materno durante el parto. El cable con su conexión se inserta en el conector-placa que se coloca sobre el muslo materno; previamente se ha limpiado la zona del muslo elegida. El conector-placa se fija al muslo con un adhesivo, y desde el conector hay un cable que lleva la señal directamente al módulo del sistema de análisis del ECG fetal.

INTERPRETACIÓN

Un ST normal es definido por un segmento ST positivo horizontal o inclinado hacia arriba, y una altura de la onda T que es estable y no aumenta. Esto indica un balance energético positivo, con metabolismo aeróbico en el miocardio.

Siempre que haya un balance energético positivo en los órganos centrales, el feto es capaz de soportar el estrés del parto.

Un ST bifásico se define como un segmento ST inclinado hacia abajo. Este patrón aparece en varias *circunstancias:*

- Cuando el corazón fetal está expuesto a hipoxia y no ha tenido oportunidad de responder.
- Cuando el corazón fetal tiene menor capacidad para responder debido a que ha sido expuesto a un estrés anterior y le faltan recursos o bien ya los ha agotado.
- Los cambios del ST bifásico también pueden observarse en presencia de trastornos de la función del músculo cardíaco, como en el caso de infecciones o de malformaciones.
- Parece ser que el miocardio prematuro puede generar eventos ST bifásicos más frecuentemente. La capacidad para responder a la hipoxia con una liberación de adrenalina disminuye, así como la de aprovechar el glucógeno almacenado; por ello no está indicado en gestaciones menores de 36 semanas de amenorrea.

Los S-T bifásicos se dividen en tres categorías. Se da un evento bifásico importante cuando hay más de dos complejos de ECG bifásicos consecutivos.

Cuando la asfixia se hace seria y duradera, la onda ST vuelve a lo normal en paralelo a una capacidad muy disminuida del feto para responder. Esto también significa que no puede esperarse el mismo tipo de cambio del segmento ST según la asfixia progresa, sencillamente porque disminuye la capacidad del feto para utilizar sus defensas. El aumento de la amplitud de la onda T es la reacción clásica del feto que responde a la hipoxia.

Esta reacción se caracteriza porque el feto responde con una liberación de adrenalina y metabolismo anaeróbico en el miocardio. Este patrón significa que la defensa metabólica fetal está intacta y que el feto, por lo tanto, puede responder a la hipoxia. La velocidad del aumento de la amplitud de la onda T depende de la cantidad de glucógeno que el feto necesita usar para mantener su balance energético miocárdico.

Evidentemente, algunos fetos pueden presentar un ascenso de la carga de trabajo del miocardio en respuesta a una liberación adicional de catecolaminas debido al estrés general del parto, en ausencia de hipoxia. En estas circunstancias, podríamos registrar algunos ascensos de la relación T/QRS con un RCTG reactivo normal.

Solamente se necesita un electrodo espiral sobre el cuero cabelludo fetal para obtener un ECG para el análisis del segmento ST. Se crea una onda de ECG media a partir de 30 complejos de ECG aceptados. Con este ECG medio se calcula la relación T/QRS y se analiza el segmento ST, y puede identificarse el ST bifásico. Si la frecuencia cardíaca es de 120 lpm y la calidad de la señal es buena, pueden hacerse cuatro mediciones del ST por minuto.

El feto suele presentar una relación T/QRS bastante estable durante todo el parto. Normalmente no habrá ascensos pronunciados del ST ni ST bifásicos. En tal caso, la lista de eventos no presentará ningún mensaje sobre eventos del ST. La ausencia de tales eventos importantes indica bienestar fetal y por tanto hay un balance energético positivo en el miocardio.

La relación T/QRS se imprime a una escala que va de -0,125 a 0,50. Esta relación se traza como una cruz. Correspondiendo a cada T/QRS, también se identifica el ST bifásico. Se imprime como los números 1, 2 o 3, dependiendo del grado de anomalía. El sistema STAN® contiene una función logarítmica que identifica automáticamente los cambios importantes del ST. La información es aportada por el mensaje, *ST Event* que aparece en la pantalla. Para obtener más datos sobre el tipo y grado de anomalía, tiene que introducirse la función *Lista de eventos*. Aquí se encontrará el momento en que sucedió y el tipo de evento del ST que está siendo identificado.

Además, el análisis del ST se basa en la capacidad para registrar una situación en la que el feto se está defendiendo de la hipoxia. No obstante, es posible que un registro comience tarde en un proceso hipóxico, cuando los recursos ya han sido agotados. Esta es una situación en la que la relación T/QRS puede ser constante. En estas circunstancias, el patrón del RCTG siempre es uniformemente anómalo, con ausencia total de reactividad y variabilidad, que es lo que denominamos un *RCTG patológico preterminal*.

- *Ascenso episódico de la T/QRS:* un ascenso episódico significa que la relación T/QRS aumenta y desciende en 10 minutos. El grado de cambio de la T/QRS refleja el estrés fetal. Si el ascenso pasara de 0,10 se considera un evento importante y se registra como evento. La lista de eventos contiene la hora y el grado de ascenso, siendo de reseñar que lo importante es la magnitud del cambio y no el valor máximo alcanzado por la relación T/QRS. El impacto clínico de un ascenso episódico de la relación T/QRS depende del patrón del RCTG. Cuando el RCTG es sospechoso, puede aceptarse un aumento mayor de la T/QRS (> 0,15) que cuando el RCTG es patológico (> 0,10). Desde el punto de vista fisiológico, un ascenso episódico de la T/QRS corresponde a una hipoxia breve en la que el feto se ve obligado a recurrir al metabolismo anaeróbico para mantener la función cardíaca.

- *Ascenso de la T/QRS desde la línea base:* significa que el ascenso de la relación T/QRS dura más de 10 minutos, siendo significativo y quedando reflejado como evento, a partir de 0,05. La lista de eventos aporta datos sobre el cambio y la hora de su aparición. El ascenso de la T/QRS en la línea base puede tener lugar en una situación en la que el feto ha de responder a la hipoxia con el metabolismo anaeróbico. Hay un estrés persistente y ninguna oportunidad de recuperación. Podemos observar un ascenso de la T/QRS desde la línea base que puede progresar lentamente durante varias horas. Sin embargo, es más corriente advertir un ascenso que tiene lugar en un par de minutos, pero que después persiste. Algunos fetos sanos que responden al estrés del parto presentan un ascenso de la T/QRS desde la línea base con un RCTG reactivo normal.
- *ST bifásico:* STAN® identifica automáticamente los segmentos ST bifásicos, que son indicados por la numeración 1, 2 o 3, abajo de la relación T/QRS. Estos números corresponden al grado de anormalidad, y solamente el 2 y el 3 se consideran anormales. Los segmentos ST bifásicos adquieren mayor importancia si continúan siendo de grado 2 o 3 más de dos minutos, o si hay dos episodios de segmentos ST bifásicos. Un episodio se define como la presencia de tres segmentos ST de grado 2 o 3, y estos se califican de continuos o de episódicos si aparece uno solo normal, o uno de grado 1, entre dos de grado 2 o 3. La lista de eventos presenta la hora en que ocurrió y se imprime el texto *S- bifásico*.

La capacidad del feto para hacer frente a la hipoxia depende de varios factores distintos. Tal capacidad es óptima si el feto no ha sido expuesto a estrés anteriormente. La respuesta también depende de la seriedad de la hipoxia, la velocidad con la que aparece y su duración. Los cambios del ST durante los *procesos hipóxicos* son:

- *Hipoxemia aguda:* durante la hipoxemia aguda, un feto sano maduro reacciona con una elevación del segmento ST y un progresivo aumento de la altura de la onda T cuantificada por la razón T/QRS (ascenso episódico de la T/QRS durante la fase inicial).
- *Hipoxemia duradera:* un feto expuesto a un estrés hipóxico más duradero puede no responder con igual intensidad. El ST bifásico puede ser la respuesta inicial, con o sin un ascenso de la T/QRS en la línea base. Un incremento en el T/QRS puede ocurrir por sí solo, y representa un signo funcional de adaptación del miocardio al estrés hipóxico con glucogenolisis miocárdica y aumento de la función miocárdica y el trabajo cardíaco. Si el feto es expuesto a hipoxia y responde con cambios del intervalo ST, la reacción suele ser más pronunciada inicialmente y menos pronunciada posteriormente si la hipoxia progresa y el feto resulta más afectado. La aparición de cambios del S-T menos pronunciados, o incluso la desaparición de estos cambios, no deben interpretarse como señal de recuperación del feto.
- *Hipoxemia grave y duradera:* Cuando la asfixia se hace grave y duradera, el segmento ST vuelve a la normalidad, en paralelo a una capacidad muy disminuida del feto para responder. Un feto que padece de agotamiento a largo plazo puede presentar tan solo cambios del ST bifásicos (aunque no es seguro) e incluso un ligero ascenso de la T/QRS. La variabilidad y reactividad de la FCF en el RCTG habrán desaparecido y se observará un trazado preterminal. Es señal de una hipoxia importante.

La depresión del ST con onda T negativa provee información de un miocardio que no está respondiendo totalmente al estrés hipóxico. En los fetos con infecciones, hipotensión o anemia, la elevación persistente del segmento ST precede a la muerte fetal.

Si se ha colocado un electrodo en el caso de una presentación de nalgas, el ECG será registrado invertido y se verá un trazado del ECG con una onda P negativa y un ST negativo. El sistema STAN® incluye un recurso especial por el que el ECG se invierte durante un parto con presentación de nalgas, lo que permite el análisis estándar del ST.

Para el análisis del ST se necesita una buena calidad de la señal. Si el electrodo del cuero cabelludo se aplica a través de las membranas fetales, o si toca el cuello uterino o la pared de la vagina, puede haber trastornos de la señal. Si esta es de mala calidad, no se detectarán los eventos ST. El sistema identifica automáticamente la mala calidad de la señal y se lo advierte al usuario con el mensaje *check electrode* (compruebe el electrodo). El momento en el que la señal se hizo mala y en el que se recuperó se indican en la lista de eventos. La evaluación automática de la onda ST no se realizará si hay una demora entre los trazados de la T/QRS posteriores. No obstante, las relaciones T/QRS presentadas en la pantalla e impresas en papel son exactas, y la interpretación de los datos tendrá entonces que realizarse manualmente. Es razonable mejorar la situación reemplazando un electrodo del cuero cabelludo o cutáneo en lugar de perder tiempo tratando de interpretar datos obtenidos con una mala calidad de la señal.

El objeto del sistema STAN® es proporcionar datos continuos sobre la capacidad del feto para responder al estrés del parto. La información específicamente sobre el ST debe ser valorada en todo caso conjuntamente con el RCTG. Estas directrices solamente son válidas para el feto a término, es decir, en un embarazo que ha durado más de 36 semanas de amenorrea.

Se puede presentar la situación de un RCTG normal con cambios en el segmento ST, pudiendo esto representar la respuesta fisiológica del feto a los estímulos y que se traducen en incrementos de la relación T/QRS que puede durar 20-30 minutos.

Cuando se presentan cambios sospechosos o patológicos en el RCTG está indicada la monitorización mediante STAN®. Si hay un *patrón del RCTG sospechoso:*

- Un ascenso episódico de la T/QRS de más de 0,15, está indicada una intervención.
- Si hubiera un ascenso más prolongado de la relación T/QRS, un ascenso de la T/QRS en la línea base en conjunción con un patrón intermedio de la CTG, se necesitaría un cambio menor del S-T dado que puede observarse un estrés más persistente.
- El corte es 0,10 para un ascenso de la T/QRS en la línea base. Un cambio de la T/QRS en la línea base de este tipo durante la segunda etapa del parto, cuando la madre puja activamente, siempre debe conducir a la extracción inmediata.
- También hay que intervenir cuando aparecen cambios del ST bifásico en asociación con un RCTG intermedio. Estos cambios de la onda ST bifásica adquieren importancia cuando duran más de cinco minutos seguidos

o cuando hay episodios repetidos o ST bifásicos agrupados de los grados 2 o 3.

Cuando *el patrón del RCTG es patológico*, el corte para un cambio de la T/QRS disminuye. Un RCTG patológico requiere confirmar el bienestar fetal equilibrio ácido-base y es indicación de una extracción fetal urgente:

- Hay que intervenir cuando hay un ascenso episódico de la T/QRS de más de 0,10, o un ascenso de la T/QRS en la línea base de más de 0,05.
- Hay que intervenir en presencia de un RCTG patológico, en asociación con ST bifásicos que duran más de dos minutos, o cuando hay episodios repetidos de ST bifásicos de los grados 2 o 3.

La presencia de un registro patológico preterminal siempre debe conducir a una finalización del parto, cualquiera que sea el ST.

La pulsioximetría y el STAN®, ocupan el mismo lugar en el algoritmo de la vigilancia fetal intraparto. Al ser caros e invasivos se deben reservar para fetos que cursan con alteraciones de RCTG. Como son métodos de reciente desarrollo, la mayoría de centros no disponen en la actualidad de ninguno de ellos y además no forman parte del protocolo de vigilancia fetal recomendado por la SEGO. Al comparar las dos técnicas, si bien el análisis de ECG fetal requiere una inversión económica inicial mayor y solo es apto para gestaciones a término, su eficacia está mejor documentada y su mantenimiento es menos costoso.

El análisis del segmento ST del electrocardiograma fetal se ha convertido en una fuente adicional de información, lo que permite un análisis detallado de las respuestas fetales y una identificación más precisa del estado fetal ante un RCTG no tranquilizador. Sin embargo, las intervenciones deben basarse en los resultados de la monitorización electrónica fetal (RCTG), en el contexto de la evolución del parto y de la información clínica adicional. El sistema STAN® está aprobado por la FDA, mejora el seguimiento de pacientes de alto riesgo y alerta de los cambios de la frecuencia cardíaca fetal y eventos asociados con hipoxemia fetal y/o acidemia. Uno de los objetivos es reducir el error en la interpretación de los trazados del RCTG y los posibles retrasos en la adopción de medidas apropiadas. Otro objetivo es complementar la tecnología que ya está en uso -RCTG tradicional y STAN® para mejorar la especificidad de las pruebas. Los resultados de los estudios publicados indican una reducción del número de toma de muestras de pH en cuero cabelludo fetal y partos vaginales operatorios. A pesar de todos los estudios publicados con resultados prometedores de esta nueva tecnología, se requieren estudios más extensos.

8.
PH FETAL

La cardiotocografía tiene una alta tasa de falsos positivos y por tanto es un pobre predictor de la hipoxia y acidosis fetal. Por el contrario la tasa de falsos negativos es baja (especificidad del 93% aproximadamente). Por tanto, si el RCTG es normal, el estado fetal es bueno, mientras que, cuando el RCTG es patológico no es posible inferir cual será el estado real del feto, por ello es necesario poner en marcha alguna prueba adicional que nos confirme o nos descarte el diagnóstico de acidosis. En 1962 Saling introdujo la *técnica de obtención de sangre de calota fetal durante el parto* para determinación del pH como indicador de acidosis. Desde entonces, esta técnica se ha considerado como el método ideal para el diagnóstico de la acidosis fetal intraparto.

Durante el parto las contracciones uterinas ocasionan periodos regulares y transitorios de déficit de oxígeno a nivel del espacio intervelloso que, aunque habitualmente son superados con éxito durante las pausas intercontráctiles, otras veces no es así y pueden condicionar en el feto una alteración bioquímica y neurológica.

El bienestar fetal es un estado mal definido aunque, desde un punto de vista fisiológico, se le relaciona con una perfecta oxigenación tisular y con cifras sanguíneas normales del equilibrio ácido-base (EAB). Esta última valoración, que presupone una correcta homeostasis, es el resultado de un equilibrio constante entre las cantidades totales de aniones y cationes y el marco bioquímico que se precisa para que se desarrollen con normalidad los procesos celulares. Todo lo contrario encierra el concepto de pérdida del bienestar fetal, que hace referencia y se identifica habitualmente con la presencia de asfixia, hipoxemia, hipoxia tisular y acidosis.

Las variaciones del EAB de la sangre se expresan en términos de *concentración de iones hidrógeno*. La actividad y concentración del ión hidrógeno, al introducir el término pH (potencia de hidrogeniones), hace referencia al logaritmo decimal negativo de la actividad de los iones hidrógeno (positivos). De la utilidad de este parámetro como índice biológico preciso y constante da idea el hecho de que la vida del ser humano se desarrolla habitualmente en unos límites de pH muy estrechos (entre 7,35 y 7,45) y que los valores de 7,0 y 7,80 constituyen los límites tolerables para la existencia. Sobrepasados estos, aparece una pérdida de conciencia y se entra en un estado de muerte aparente.

La homeostasis fetal, como la de todos los sistemas vivos, requiere del mantenimiento constante tanto de la presión osmótica como de la concentración de hidrogeniones. La placenta constituye el centro básico donde reside la dirección de la misma a través de los intercambios gaseosos (oxígeno y dióxido de carbono) y energéticos (glucosa preferentemente) y de la eliminación de los productos de deshecho. La correcta actividad de este órgano multifuncional es la base de la salud del feto antes del parto y durante el parto.

El estudio de la sangre fetal a través de las muestras sanguíneas obtenidas por microtoma de la calota fetal es un buen indicador, ya que se considera que esta sangre es similar a la que baña el resto de los tejidos fetales. Los valores del pH del cuero cabelludo fetal son bastante estables, se sitúan entre los de la sangre arterial sistémica y los de la sangre venosa y son considerados como seguros indicadores de la homeostasis intrauterina.

La determinación del EAB fetal tiene tres *objetivos* principales, disminuir el número de diagnósticos falsos positivos de los RCTG, reducir el número de intervenciones quirúrgicas innecesarias y contribuir a reducir la morbimortalidad perinatal. El pH es una variable relativamente estable, aunque en determinadas circunstancias puede variar en pocos minutos dependiendo de la intensidad y duración de la hipoxia. De ahí que su capacidad pronóstica sea limitada. Es importante destacar que ni el RCTG, ni el perfil hemodinámico, ni el estudio del EAB son suficientes, en ocasiones, para ratificar el estado de salud en un momento dado. Ante todo lo anterior, cabe preguntarse si la sistemática actual en la asistencia al parto basada en la monitorización de la FCF como primer nivel de control fetal y en la constatación del pH de calota fetal en los casos de inseguridad diagnostica como segundo y resolutivo nivel de vigilancia, es lo verdaderamente correcto y eficaz. A continuación se describe el comportamiento medio o estándar del EAB en los fetos y las madres a lo largo del parto (Cuadro 9-1). De todos los *parámetros del EAB*, los más destacados por su empleo y utilización práctica son el pH, la presión parcial de CO_2 y el déficit de base.

Cuadro 9-1. Evolución del EAB materno y fetal durante el parto.

Evolución		**Madre**	**Feto**
pH	Comienzo del parto	7,40	7,35 (Ligero aumento hasta los 5 cm de dilatación)
	Expulsivo	7,38 (Ligera acidosis metabólica)	7,27-7,29 (Progresiva disminución pero siempre > 7,25)
pCO2	Comienzo del parto	30 mmHg	34 mmHg
	Expulsivo	28 mmHg (hiperventilación)	38 mmHg
Déficit de base	Comienzo del parto	-3/-4 mEq/l	-5 mEq/l
	Expulsivo	-4,5 mEq/l	-7 mEq/l (Valores nunca > -9 mEq/l)
Bicarbonato	Comienzo del parto	- 21/-22 mEq/l	-19/-20 mEq/l
	Expulsivo		Pequeña caída

Así vemos que el feto normal presenta, a lo largo del parto, un estado bioquímico compatible con una acidosis fisiológica y que un cierto grado de asfixia, de carácter leve, ocurre como fenómeno normal en todos los tipos de partos, fundamentalmente durante el periodo expulsivo. Cuando los intercambios gaseosos y energéticos materno-fetales no se realizan adecuadamente se produce un deterioro más o menos intenso y progresivo de los parámetros del EAB cuya terminología y significado se describe según las siguientes *definiciones:*

- *Acidemia:* aumento de los iones hidrígeno en sangre. La *acidemia respiratoria* hace referencia al bajo pH en presencia de una elevación significativa del pCO_2 y un bicarbonato sérico normal. La *acidemia metabólica* hace referencia a un bajo pH con normalidad pCO_2 y una baja concentración de bicarbonato. Una acidemia mixta ocurre cuando la concentración de bicarbonato es baja y el pCO_2 alto.

- *Acidosis:* es una acidemia reactiva y se define como el aumento de hidrogeniones a nivel tisular.
- *Hipoxemia:* disminución del contenido de oxígeno en sangre.
- *Hipoxia:* disminución del contenido de oxígeno a nivel tisular.
- *Asfixia:* asociación de hipoxia y acidosis. Fisiológicamente asfixia se refiere a una interferencia o cese en el proceso de respiración que produce retención de CO_2 (hipercapnia) y eventualmente reducción de la oxigenación (hipoxia) y finalmente una acidosis metabólica. El diagnóstico de asfixia intraparto requiere gases sanguíneos y una evaluación ácido-base.

Sobre estos conceptos entendemos por *asfixia perinatal* un proceso reactivo fetal ocasionado por una falta de oxígeno o un exceso de dióxido de carbono que, cuando persiste, da lugar a hipoxemia, hipercapnia y acidosis. Si se considera en sentido estricto, su definición exacta la establecieron con precisión, tanto el *Colegio Americano de Obstetras y Ginecólogos* (ACOG) como la *Academia Americana de Pediatría* (AAP) refiriéndola a los criterios diagnósticos de acidosis intensa, metabólica-mixta (pH en arteria uterina menor de 7) y test de Apgar a los 5 minutos de 0-3.

El antiguo término *sufrimiento fetal* ha sido reemplazado por el de *riesgo de pérdida del bienestar fetal* que puede aparecer a lo largo del parto y en el que se engloban situaciones no tan extremas y graves como las incluidas en la propia definición anterior. La pérdida del bienestar fetal es un proceso de origen multifactorial y expresión variable que se origina, bien durante el embarazo, o bien durante el parto. Presenta unas características semiológicas muy peculiares, desde un proceso ligero, momentáneo, intrascendente y reversible (agudo) hasta configurar, otras veces, un trastorno muy serio y neurológicamente irreversible. Todo se centra en una disminución más o menos intensa y duradera, de los intercambios gaseosos feto-maternos a nivel placentario. Puede deberse a problemas maternos, insuficiencia, anomalías del cordón umbilical, exceso de la dinámica uterina y a alteraciones específicas fetales como anemia, infección o alteración genética. Según datos del ACOG hasta un 63% de los casos son de origen desconocido. Respecto al tipo de acidosis, la SEGO en su protocolo sobre la monitorización intraparto distingue entre acidosis respiratoria, acidosis metabólica y acidosis mixta (Cuadro 9-2). El pronóstico de la acidosis respiratoria es menos grave, la acidosis metabólica tiene un mal pronóstico y la acidosis mixta un pronóstico incierto.

Cuadro 9-2. Tipos de acidosis según la SEGO.

Acidosis	pH	pCO2	Déficit de base
Respiratoria	< 7,25	> 60 mmHg	normal
Metabólica		40-50 mmHg	> -12 mEq/l
Mixta		> 60 mmHg	> -12 mEq/l

La caída del pH sanguíneo (extracelular) llega a afectar los sistemas enzimáticos y por tanto, la producción de energía a nivel mitocondrial lo que tiene repercusiones a nivel de todos los órganos, sistemas y aparatos vitales. Téngase en cuenta que en condiciones de normalidad, cuando el pH extracelular se sitúa en valores de 7,40, el pH intracelular es de 7,0 y el pH subcelular (mitocondrial) no sobrepasa la cifra de 6,95. Esto indica la influencia negativa que puede tener una acidosis en la fisiología celular. Quizá la repercusión más nefasta del proceso acidótico fetal es la que ocurre a nivel cerebral. Tanto a la hipoxia como a la acidosis se las hace responsables de la disminución del flujo cerebral que conduce a lesiones isquémicas de carácter, muchas veces, irreversible. En la práctica y junto a la acidosis, se puede añadir también otro factor relevante en la salud neurológica fetal, como es el trauma obstétrico. El daño endotelial consiguiente puede ir seguido de pequeñas hemorragias, de zonas de edema y de necrosis celular. Esta es la base anatómica del cuadro clínico conocido como daño cerebral o encefalopatía hipóxico-isquémica que se ha clasificado en distintos *grados* según su gravedad y que puede condicionar una parálisis cerebral.

- *Grado I:* hipertonía, temblores, pupilas dilatadas. Habitualmente se resuelve en 24 horas.
- *Grado II:* ataques convulsivos, letargia, succión débil. En el 15-27% hay graves secuelas.
- *Grado III:* hipotonía, flaccidez, status convulsivos, no succión, no reflejo. En la mayoría de los casos hay graves secuelas.

No obstante, dadas las muy diferentes etiologías que pueden tener estos trastornos, el *Neonatal Encephalopathy Committee Opinion International*, ha publicado en el año 2004 los *requisitos* que son necesarios a la hora de atribuir una discapacidad neurológica a un suceso intraparto:

- Acidosis metabólica en sangre arterial umbilical (pH menor de 7,0 y déficit de bases mayor de -12 mmol/l).
- Inicio precoz de la encefalopatía moderada o grave en recién nacidos de más de 34 semanas.
- Parálisis cerebral de tipo tetraparesia espástica o discinética.
- Exclusión de otras posibles etiologías (alteraciones de la coagulación, infecciones y síndromes géneticos).
- Evento hipóxico centinela inmediatamente antes o durante el parto.
- Registro cardiotocográfico anormal de aparición súbita.
- Apgar de 0-3 durante más de 5 minutos.
- Fallo multisistémico en las primeras 72 horas.
- Estudios de imagen precoces con signos de lesiones cerebrales.

TÉCNICA

La realización de una microtoma de sangre del cuero cabelludo fetal es una técnica realizada por el obstetra, no obstante, la matrona debe conocer la técnica para proporcionar el material necesario y la ayuda que se precise durante esta prueba complementaria. El *material* necesario es el siguiente:

- *Amnioscopio, valvas o espéculo:* lo más utilizado es el amnioscopio. Existen diferentes tamaños por lo que debe usarse el que mejor se adapte a la dilatación cervical, aunque de forma general existe un tamaño estándar. El amnioscopio tendrá un sistema para fijar una fuente de luz que ilumine correctamente el campo. Es mejor esta posibilidad que la alternativa de que un ayudante, en este caso otro obstetra o la matrona, sostenga la fuente de luz.
- *Torundas y sustancia tensoactiva:* para limpiar la calota, apartar el pelo del feto y poder dar un masaje en la calota que tenga efecto hiperemiante. Como hiperemiante se puede usar tetracloruro de etilo aunque en general no es necesario para este cometido pero sí es recomendable para que se cree sobre el cuero cabelludo una película tensoactiva que impida la

mezcla de la sangre fetal con el líquido amniótico o la sangre materna. También puede utilizarse vaselina.

- *Bisturí o lanceta específica:* tienen una cuchilla de 2 milímetros que son suficientes para hacer una buena incisión y no provocan lesiones fetales. No se deben utilizar cuchillas de bisturí o de otro tipo que puedan provocar lesiones, o puntos de sangrado difíciles de controlar.
- *Hemostático local:* por si fuera necesario utilizarlo en caso de hemorragia fetal copiosa.
- *Capilar:* puede estar heparinizado o no, dependiendo del tiempo de procesamiento de la muestra y de si existe por tanto riesgo o no de coagulación. Dependiendo del sistema de procesamiento, será necesaria una cantidad de sangre determinada.

Es importante conocer también las *indicaciones* por las que se debe realizar un pH de calota fetal, aunque sea una prueba complementaria que se realiza según criterio médico, es crucial identificar aquellas situaciones en las que está indicado para avisar al obstetra. Dentro de las principales indicaciones se encuentran:

- Registro cardiotocográfico patológico o no tranquilizador que persiste a pesar de las medidas conservadoras durante más 30 minutos.
- Registro no tranquilizador acompañado de líquido meconial de inicio durante el parto.
- Previo a un parto instrumental con fórceps rotacional si el registro es no tranquilizador.
- En casos con sepsis o con meconio espeso, el resultado puede dar lugar a un resultado falsamente tranquilizador por lo que se debe individualizar la situación.

De igual modo es importante conocer aquellas *situaciones* en las que no está indicado realizar un pH de calota fetal:

- Si la situación clínica demanda un parto inminente.
- Cuando hay un registro cardiotocográfico patológico que demanda un parto inmediato.
- Cuando los cambios en el registro cardiotocográfico se deben a hiperestimulación iatrogénica por oxitocina y se resuelven cuando se suspende dicho fármaco.

- Cuando hay una sospecha de no progresión de parto.
- Durante o justo después de un episodio de deceleración prolongada.
- Si el parto vaginal espontáneo es inminente o es posible un parto vaginal instrumental fácil.
- En mujeres con infección por VIH o hepatitis B.
- En fetos con diagnóstico de trombocitopenia o alteración de la coagulación.

Para llevar a cabo la técnica tienen que darse una serie de condiciones para facilitar una muestra de calidad. Estas *condiciones* son:

- *Dilatación cervical apropiada:* para poder realizar la técnica cómodamente. En general por debajo de tres centímetros de dilatación es difícil hacer una microtoma aceptable.
- *Presentación cefálica:* la presentación podálica tiene el inconveniente que al ser los tejidos más blandos y sufrir compresión en el canal del parto queda comprometida la circulación capilar en la piel de la nalga dando lugar a valores poco fiables.
- *Presentación fija:* si la presentación no está fija, los movimientos fetales, las contracciones y nuestras manipulaciones provocarán pérdidas de líquido amniótico y movilidad del campo que nos dificultarán la microtoma y alterarán su valor.
- *Membranas ovulares rotas:* si las membranas están íntegras deberemos romperlas antes de intentar la microtoma.
- *Personal entrenado:* la técnica de la microtoma fetal intraparto no es complicada pero exige un entrenamiento y la supervisión por parte de una persona experta hasta que quien lo realice alcance el nivel de autonomía apropiado.

El objetivo de la técnica de determinación de pH intraparto en la calota fetal es obtener una muestra de sangre capilar con la suficiente calidad para poder hacer en ella una *gasometría fiable*. Para ello es necesario:

- Evitar la contaminación con líquido amniótico y fluidos maternos.
- Conseguir una gota de sangre del tamaño apropiado para llenar el capilar.
- Que el paso de la sangre al capilar sea rápido para evitar la contaminación con los gases del aire que podrían alterar el resultado de la gasometría.

- Evitar la formación de coágulos en la muestra, lo que produciría obstrucciones en el aparato de medida.
- Evitar la formación de burbujas en el capilar de la muestra, esto daría lugar a valores equívocos.
- No lesionar al feto y evitar hemorragias copiosas que pudieran afectar su salud.

Una vez preparado el material, revisadas las condiciones y las indicaciones se procede a realizar la *técnica*. Primero se explica el procedimiento y el plan de acción según resultados a la mujer/pareja y después se debe valorar hacerlo en posición de decúbito lateral izquierdo, aunque la colocación de la gestante en posición de litotomía es la forma más extendida entre los obstetras ya que deben estar relajados y cómodamente sentados según la SEGO. El obstetra debe ser asistido por un ayudante que conozca la técnica y el instrumental. Tras la colocación del amnioscopio, este debe estar en contacto con la calota sin comprimirla en exceso. Se realiza la limpieza del cuero cabelludo fetal con una torunda, separación del pelo fetal y masaje enérgico hasta observar su enrojecimiento. Una alternativa es rociar con tetracloruro de etilo. Es opcional la aplicación de parafina o similar en el cuero cabelludo para que la gota de sangre se adhiera menos. La colocación de la lanceta debe ser perpendicular al cuero cabelludo, momento en el que se da un golpe seco que permita la introducción de la cuchilla. Se retira la lanceta y se observa la formación de la gota de sangre, si no fuera suficiente, se puede repetir la incisión próxima a la otra para que se junten las gotas y aumente la cantidad de sangre. Se coloca un extremo del capilar en la gota pero sin apoyarlo en el cuello cabelludo puesto que produciría el taponamiento del capilar e impediría el paso de la sangre. El capilar se debe llenar evitando las burbujas. Para conseguirlo se debe esperar pacientemente a que se llene no retirándolo antes de tiempo. Durante el transporte se deben tapar los extremos del capilar y se puede colocar una barrita de hierro dentro del capilar para que durante sus transporte se pueda mover con un imán, este movimiento agita la sangre y evita la formación de coágulos, aunque el movimiento del capilar para evitar la coagulación es controvertido por existir estudios que afirman que altera los resultados. Por último se debe realizar compresión de la herida con una torunda a través del amnioscopio, y si fuera preciso la podemos hacer con un hemostático o colocar un agrafe del tipo Liga Clip. Se debe comprobar la hemostasia y retirar el amnioscopio.

Dentro de las *causas* que pueden influir en la determinación del EAB feral se encuentran:

- *Exposición de la sangre fetal al aire:* el retraso en la recogida de la sangre fetal, desde el punto de punción hasta el interior del tubo capilar, produce una pérdida de CO_2 y un aumento del pH. Los gases sanguíneos se modifican tras 5 segundos de exposición al aire, pero es necesario el paso de 20 segundos para que los cambios en el pH adquieran importancia. Por otro lado, la formación de burbujas de aire en el interior del tubo al recoger la muestra, en cantidad inferior al 10% no alteran el valor del pH, pero el tiempo necesario para su eliminación antes de realizar la medida causa cambios en la pO_2 y en la pCO_2.
- *Contaminación de la muestra:* la mezcla de la sangre fetal con el líquido amniótico alcaliniza el pH, mientras que la heparina disminuye el pH, aumenta el déficit de bases y la pO_2 y simula una acidosis metabólica. Al iniciar la aspiración en el capilar se arrastran restos de la heparina. Por ello, se debe desechar la parte proximal.
- *Tiempo entre la extracción de la muestra y su análisis:* la determinación del EAB fetal debe realizarse en el menor tiempo posible tras la obtención de la muestra. Si el análisis se demora 15 minutos o más, los resultados no se puede utilizar para adoptar decisiones clínicas ya que descienden el pH.
- *Posición materna:* el decúbito supino puede causar un compromiso fetal transitorio y causar resultados erróneos. En la posición supina o de litotomía se obtienen cifras más bajas de pH, especialmente durante el periodo expulsivo.
- *Contracción uterina:* la muestra de sangre es más fácil de obtener durante la contracción que en la pausa intercontráctil. Sin embargo, el momento ideal para su obtención es antes de la contracción uterina, ya que en su curso la pO_2 desciende y la pCO_2 aumenta, pudiendo aparecer una acidosis respiratoria.
- *Factores locales:* el edema de la presentación con formación de caput succedaneum y la presión excesiva del amnioscopio contra la presentación, con estasis local, pueden disminuir el pH de la muestra de sangre fetal.

- *Fiebre materna:* se estima que cada grado centígrado en que aumenta la temperatura materna el pH disminuye en 0,015 unidades. En la práctica solo se realizan correcciones a partir de temperaturas maternas de 38,5° C ya que la medida del pH se realiza a 37° C.
- *Cambios en el EAB materno:* la acidosis materna puede causar un descenso en el pH fetal que no es secundario a una hipoxia fetal. Toda microtoma fetal debería acompañarse de una determinación de pH materno, ya que solo conociendo este se puede hablar en propiedad de sufrimiento fetal.

Cuadro 9-3. Artefactos en la microtoma de pH de calota fetal.

Alcalinizan el pH	**Acidifican el pH**
• Dilución con líquido amniotico	• Fiebre materna
• Dilución con sangre materna	• Heparina
• Burbujas de aire en el capilar	• Estasis sanguínea local

Para minimizar, en la mayor parte posible, artefactos en los valores del pH fetal, se debe de establecer una estrategia rigurosa a la hora de elegir el material necesario y emplear una técnica adecuada. El tiempo de recogida de la muestra y su posterior análisis deber ser lo más rápidamente posible. Si existen burbujas en el capilar, hay que desechar esa muestra, así como también si el color de la muestra no es rojo intenso; si es más claro también debe desecharse porque probablemente esté diluido con líquido amniótico.

INTERPRETACIÓN

El pH de cuero cabelludo fetal es considerado, en gran parte de los estudios que evalúan nuevos métodos de vigilancia fetal intraparto, como el gold estándar en la determinación de la condición fetal intraparto. Sabemos que si el RCTG es sospechoso u ominoso, aproximadamente un 30% de los fetos tendrán hipoxia o acidosis el momento del parto; esta es la probabilidad pre test. Cuando el pH de cuero cabelludo está alterado, la probabilidad de compromiso fetal aumenta a aproximadamente un 70% (probabilidad post test), haciendo necesaria la interrupción inmediata del embarazo por la vía más rápida. Lo contrario ocurre cuando su valor es normal, pues la probabilidad calculada de hipoxia post test es también cercana al 30%. Esto significa que un pH de cuero cabelludo normal, el que nos lleva al diagnóstico de bienestar fetal, puede estar equivocado en uno de cada tres fetos. La *interpretación de los valores analizados en el EAB* son los siguientes:

- *pH:* es el logaritmo negativo de la concentración de hidrogeniones expresada en moles por litro. Se utiliza ya que convierte la baja concentración de hidrogeniones en un número fácil de expresar con uno o dos decimales. El pH es el parámetro más importante del estudio bioquímico. Sus límites normales durante la dilatación oscilan entre 7.25-7.45 y durante el período expulsivo entre 7.20-7.45. Según el valor del pH la *intensidad de la acidosis fetal* puede clasificarse en:
  - *Acidosis leve o preacidosis:* pH entre 7.20-7.24.
  - *Acidosis moderada:* pH entre 7.15 -7.19.
  - *Acidosis grave:* pH entre 7.10 -7.14.
  - *Acidosis muy grave:* pH menor de 7.10.
- PO_2*:* refleja los cambios en la homeostasis fetal con más rapidez que la concentración de hidrogeniones o que cualquier otro constituyente de la sangre fetal. Sin embargo la pO2 no es indicador bioquímico de elección del estado fetal durante el parto, ya que en condiciones de acidemia fetal, la pO2 puede proporcionar una falsa sensación de seguridad sobre la oxigenación del feto. La pO_2 fetal durante el parto oscila entre 15-25 mmHg, siendo su valor promedio de 20 mmHg.
- PCO_2*:* es un indicador de la cantidad de dióxido de carbono que está disuelto en la sangre e informa sobre el componente respiratorio del estado ácido-base. Indica si existe un componente respiratorio de la acidosis. La pCO_2 fetal durante el parto se sitúa entre 30-70 mmHg, siendo su valor promedio de 45 mmHg.
- *Déficit de bases (exceso):* describe la relación entre los niveles normales de las bases tampón de la sangre (para una temperatura y cifra de hemoglobina dadas) y los niveles observados en la muestra de sangre analizada. Informa sobre el componente metabólico del estado ácido-base. El componente metabólico depende del contenido de la sangre de sistemas tampón capaces de mantener un pH relativamente constante, a pesar de los hidrogeniones producidos en el metabolismo celular. Durante el parto existe una notable dispersión fisiológica de los valores de los diferentes

parámetros del estudio ácido-base. El déficit (exceso) de bases fluctúa entre + 5 y -12 mEq/l.

- *Lactato:* es un valor a tener en cuenta, siendo normal cuando es igual o menor a 4,1 mmol/l, aumentado cuando se encuentra entre 4,2 y 4,8 mmol/l y patológico cuando es igual o mayor de 4,9 mmol/l.

El resultado de la microtoma va a condicionar de forma muy importante la decisión obstétrica. Según el Grupo de trabajo sobre la Asistencia al Parto y Puerperio Normal de la Sección de Medicina Perinatal y conjuntamente con la SEGO, la *conducta obstétrica* será la siguiente:

- *Si el pH es mayor o igual a 7.25:* no es necesario repetir la microtoma, ni tomar ninguna decisión a menos que se presenten otras indicaciones o persistan las alteraciones de la FCF. Si el RCTG sigue siendo patológico o dudoso, se debe repetir a determinación en 15-30 minutos.
- *Si el pH fetal está entre 7.20 y 7.24:* fuera del período expulsivo, se debe repetir la determinación en unos 15-30 minutos. En el caso de persistir estas cifras, se extraerá el feto en un tiempo máximo de una hora. Si se produce un descenso del pH menor a 7.20 se debe proceder a la finalización del parto. Una opción alternativa a esta conducta activa, es la administración de ß-miméticos, repitiendo el pH posteriormente y ajustando la conducta a los resultados obtenidos.
- *Si el pH fetal es menor a 7.20:* se recomienda la extracción fetal por la vía más rápida y segura según las condiciones obstétricas.

Hay que resaltar que la monitorización bioquímica, no es capaz de diagnosticar la depresión neonatal secundaria a trauma, infección, fármacos, prematuridad o malformaciones. Del mismo modo, la hemorragia fetal intensa y muy aguda, puede comprometer la salud fetal sin que haya tiempo para que se desarrolle una acidosis.

El pH fetal intraparto mediante toma de calota fetal, sigue siendo el gold standard del control fetal durante la dilatación y expulsivo. No debemos pensar que es una técnica tediosa para el obstetra e incómoda para la madre y así dejar de practicarla, ya que la información que aporta es muy útil. Con una monitorización cardiotocográfica y la disponibilidad de hacer tomas de calota fetal para pH, se puede llevar a cabo un correcto control del bienestar fetal intraparto.

9.
FISIOLOGÍA DE LA HIPOXIA DURANTE EL TRABAJO DE PARTO

Durante el trabajo de parto el feto utiliza varios mecanismos adaptativos en respuesta a la hipoxia, y generalmente sigue un patrón similar a la respuesta al ejercicio. La hipoxia durante el parto generalmente sigue una de estas tres *opciones:*

- *Hipoxia aguda:* se presenta como una deceleración aguda que dura más de 5 minutos o más de 3 minutos si se asociada a disminución de la variabilidad dentro de la deceleración. La bajada del pH fetal se produce a una velocidad de 0,01 por minuto durante la deceleración. La actuación sigue la regla de los 3 minutos descrita en el cuadro 5-5.

Cuadro 10-1. Causas de hipoxia aguda.

Accidentes mayores intraparto	Causas iatrogénicas
Prolapso de cordón umbilical Desprendimiento de placenta (DPNNI) Rotura uterina	Hipotensión materna (generalmente por decúbito supino o epidural) Hiperestimulación uterina

- *Hipoxia subaguda:* se observa en aquellos fetos que pasan la mayor parte del tiempo decelerando. La causa casi siempre es la hiperestimulación uterina, ya sea de forma iatrogénica (mayoría de las veces) o de forma espontánea. La bajada del pH fetal se produce a una velocidad de 0,01 por 2-3 minutos. La actuación en este caso consiste en parar o reducir la administración de fármacos uterotónicos, evitar la posición supina, administrar líquidos intravenosos, administrar tocolíticos si la hiperestimulación persiste a pesar de las medidas previas y plantear finalizar la gestación si la hipoxia persiste a pesar de las medidas tomadas. En caso de estar en la fase de expulsivo, indicad a la gestante que deje de pujar para permitir la recuperación del feto. Si no se observa mejoría en 10 minutos, se deben realizar maniobras activas para finalizar la gestación por la vía más rápida. Si se recupera la FCF, una vez está estable se deben reiniciar los pujos. Si reapareciera hipoxia subaguda, se debe finalizar la gestación por la vía más rápida.

- *Hipoxia progresiva:* es el tipo de hipoxia más frecuente durante el trabajo de parto. Durante este proceso el feto experimenta los mismos cambios que le suceden a un adulto durante el ejercicio y tiende a presentar los siguientes cambios en este *orden:*
  - Evidencia de hipoxia (deceleraciones).
  - Pérdida de aceleraciones y ausencia de *cycling*.
  - Respuesta exagerada a la hipoxia (las deceleraciones se hacen más anchas y profundas).
  - Redistribución de la sangre a órganos vitales inducida por catecolaminas (el primer signo que se visualiza es el aumento de la FCF basal). Hasta aquí y en los pasos anteriores la afectación fetal por hipoxia es evidente pero de forma compensada. Puede ser reversible, no obstante episodios prolongados de hipoxia pueden ocasionar lesiones en el feto.
  - Mayor redistribución que afecta al cerebro (disminución de la variabilidad). Puede ser reversible, no obstante episodios prolongados de hipoxia pueden ocasionar lesiones en el feto.
  - Fracaso cardíaco terminal en el que la FCF basal es inestable o se evidencia una disminución progresiva en escalones *step ladder pattern to death* (Figura 10-1). En el caso de los últimos dos pasos, representan afectación fetal por hipoxia pero de forma descompensada.

El manejo de la hipoxia progresiva requiere mejorar la situación del feto cuando aparezcan los primeros signos de redistribución para evitar la lesión de órganos.

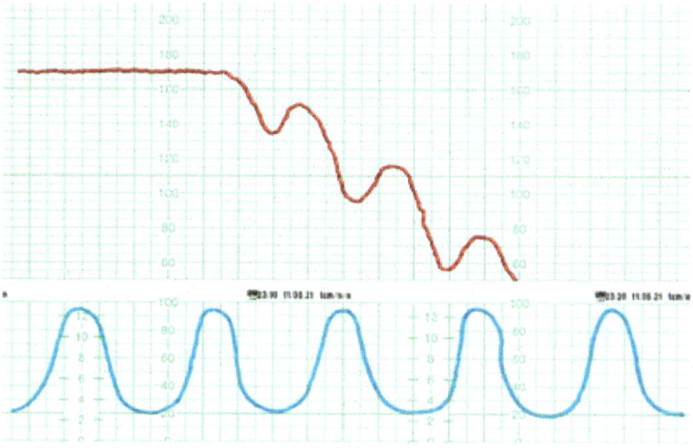

Figura 10-1. Disminución de la FCF progresiva en escalones.

- *Hipoxia crónica:* es una hipoxia antenatal con implicaciones durante el trabajo de parto. Se presenta con FCF basal en el límite alto de la normalidad para su edad gestacional asociado a variabilidad reducida con poca reactividad (aceleraciones infrecuentes y ausencia de cycling) y habitualmente asociado a deceleraciones leves. Se da en fetos con una reserva reducida y susceptibilidad aumentada a sufrir lesiones hipóxicas durante el parto. Hay que prestar especial atención con el manejo de estos fetos debido a este potencial riesgo de hipoxia, y optar pronto por una vía quirúrgica si se objetivaran signos de hipoxia.

10.
AUSCULTACIÓN INTERMITENTE

La *monitorización electrónica fetal continua* (MEFC) en mujeres de bajo riesgo se ha asociado con un aumento de intervencionismo sin mejorar los resultados perinatales. A las mujeres sanas con un embarazo de bajo riesgo se les debería ofrecer y recomendar la *auscultación intermitente* (AI) para monitorizar la frecuencia cardíaca fetal.

Las mujeres deben ser correctamente informadas de los riesgos y beneficios de la auscultación intermitente y de la MEFC. Si durante el trabajo de parto la mujer escoge no ser monitorizada por el sistema recomendado debería ser asesorada sobre el potencial impacto que pueda tener en ella y el feto, siendo informado de tal situación el obstetra responsable y quedando documentado en la historia clínica.

La auscultación intermitente se debe llevar a cabo con un estetoscopio de Pinard o con un aparato Doppler portatil como por ejemplo Sonicaid®. No hay evidencia científica para recomendar una frecuencia y una duración determinadas a las quede debe hacer la auscultación intermitente, por lo que se sugiere seguir las recomendaciones al respecto de las Guías de asistencia al parto normal y las principales sociedades científicas.

La auscultación intermitente debe llevarse a cabo cada 15 minutos en la primera fase del parto (dilatación) y cada 5 minutos en la segunda fase (expulsivo), esta frecuencia se ha adoptado a raíz de ensayos clínicos que comparan AI y MEFC.

Para valorar y establecer que *la gestante es de bajo riesgo* y candidata a AI se deben comprobar los siguientes puntos:

- Preguntar sobre la presencia de movimientos fetales en las últimas 24 horas.
- Realizar una palpación abdominal (maniobras de Leopold) para determinar la presentación y posición fetal.
- En el asesoramiento inicial hay que usar el estetoscopio de Pinard en el abdomen materno en línea con la escapula para establecer el sonido real de la FCF.
- En la valoración inicial hay que auscultar durante al menos un minuto después de la contracción cuando el feto está en reposo para establecer la FCF basal.
- Al inicio del trabajo de parto hay que auscultar durante los movimientos fetales o después de la estimulación del feto. Se debería objetivar una aceleración y de este modo podremos excluir la existencia de hipoxia crónica. Esto será más difícil de demostrar en fases más tardías del parto.
- Debe registrarse la frecuencia cardíaca materna de forma simultánea a la auscultación de la FCF para diferenciar entre las dos frecuencias y así descartar el monitoreo de la frecuencia cardíaca materna por error. Esta diferenciación debería llevarse a cabo al inicio de cada monitorización, así como en cualquier momento en que la FCF sea anormal. La frecuencia cardíaca materna debe registrarse durante un minuto y apuntarlo con un número, no una media, cada hora.
- En la primera fase y en la parte pasiva de la segunda fase del trabajo de parto la FCF debería auscultarse inmediatamente después de cada contracción durante al menos 1minuto y cada 15 minutos. Durante la parte activa de la segunda fase de parto, la FCF debería ser auscultada cada 5 minutos.
- Hay que calcular la FCF y documentarla con un número único, no con una media. Hay que registrar en la historia clínica si se auscultan aceleraciones y/o deceleraciones de la FCF. La literatura no apoya que pueda determinarse la variabilidad con la auscultación intermitente. Si se objetivara un aumento en la FCF, deceleraciones que recuperan lentamente o aceleraciones persistentes después de la contracción *(overshoot)* debería

confirmarse en las 3 contracciones siguientes. En caso de ser así está indicado iniciar MEFC y avisar al obstetra.

- A pesar de que los monitores de RCTG utilizan la misma tecnología que el aparato de Doppler portátil, no debería usarse este en una unidad de bajo riesgo para AI, pues sería hacer un uso inapropiado de los recursos. El Doppler portátil es más difícil que capte el latido materno por error. Y en caso de hacerlo, genera un ruido que permite reconocer que se está monitorizando un vaso materno. Por tanto, el aparato Doppler es preferible.

La valoración inicial de riesgo tiene que documentarse en la historia clínica al ingreso de la gestante, y aquellas que no se encuentren en trabajo de parto activo se les debe recomendar el alta, explicando los motivos y signos de alarma para volver a consulta. Las gestantes en pródromos de parto con contracciones regulares y dolorosas que muestran signos de progresión o tienen historia de parto precipitado debería iniciarse la monitorización cada 15 minutos y revalorar en 2 horas. Si todavía no estuviera en trabajo de parto activo, habría que reconsiderar cambiar el manejo. Es importante permanecer alerta a posibles transiciones entre diferentes fases del trabajo de parto y ajustar la frecuencia de monitorización en consecuencia. En cuanto se confirme el inicio del trabajo de parto debe iniciarse el partograma, este documento facilita visualmente el reconocimiento de alteraciones de la normalidad. Asimismo, debería anotarse la tensión arterial, frecuencia cardíaca, temperatura y diuresis.

Durante el proceso del embarazo o del parto la situación clínica de la gestante puede cambiar, aumentando el riesgo para la madre y/o feto. En estos casos, la madre debería ser informada de las razones para cambiar de método de auscultación de la FCF.

Si se iniciara MEFC debido a riesgo que ha aparecido durante la AI pero el RCTG fuera normal después de un mínimo de 30 minutos, podría estar indicado volver a AI de nuevo. En caso de que aparecieran nuevamente factores de riesgo la MEFC debería ser usada hasta el final del parto. En caso de recomendarse conversión a MEFC pero la paciente lo rechazara deberían ser explicados los riesgos de no aplicar monitorización continua y el obstetra responsable debería ser informado. En el siguiente cuadro se relacionan los *factores de riesgo* que indican la necesidad de convertir la auscultación intermitente a monitorización electrónica fetal continua.

Cuadro 11-1. Factores de riesgo que indican una MEFC.

Factores maternos	Factores fetales
FCM > 120 lpm en 2 ocasiones separadas 30 minutos TAS ≥ 160 mmHg o TAD ≥ 110 mmHg en una sola ocasión TAS ≥ 140 mmHg o TAD ≥ 90 mmHg en 2 ocasiones consecutivas separadas 30 minutos Tª ≥ 38°C una vez o ≥ 37,5°C en 2 ocasiones separadas 1 hora Cualquier sangrado vaginal superior al esperado Presencia de meconio si el parto no es inminente Dolor persistente entre contracciones Analgesia epidural	Presentación podálica no diagnosticada Situación transversa u oblicua Cabeza fetal libre en una primigesta Aceleraciones recurrentes inmediatamente después de una contracción *(overshoot)* FCFb < 110 lpm, o >160 lpm, o inapropiada para la edad gestacional Evidencia de aumento de la FCFb en el partograma 2 Deceleraciones de la FCF detectadas después de 2 contracciones sucesivas en la AI

11.
MONITORIZACIÓN FETAL CONTINUA

La *monitorización electrónica fetal continua* (MEFC) tiende a limitar la movilidad de la mujer en trabajo de parto. No obstante, se debería intentar estimular la fisiología normal del parto animando a la mujer a adoptar posiciones verticales y estar en bipedestación. La tecnología actual de telemetría sin cables facilita dicha movilización sin las limitaciones de estar conectada a un monitor de RCTG.

La MEFC, como ya se ha descrito anteriormente, es una herramienta de screening para la hipoxia y no substituye a la observación clínica. Las decisiones deberían tomarse siempre mediante una combinación de lectura de RCTG, observación clínica y en su caso pruebas complementarias.

Los criterios de inclusión para la MEFC pueden ser maternos o fetales. Los *criterios de indicación maternos* son:

- Edad gestacional de menos de 37 o más de 42 semanas de amenorrea.
- Inducción de parto.
- Administración de oxitocina.
- Hemorragia ante o intraparto.
- Patología materna como por ejemplo diabetes, preeclampsia, cardiopatía, enfermedad renal, hipertiroidismo.
- Cicatriz uterina previa (cesárea o miomectomía).
- Contracciones uterinas frecuentes de más de 5 cada 10 minutos (taquisistolia) o que duren más de 90 segundos.

- Durante o a continuación de la administración de analgesia epidural.
- Rotura prematura de membranas (RPM) de más de 24 horas a menos que el expulsivo sea inminente.
- Cualquier condición que se crea que puede aumentar el riesgo de hipoxia fetal debería ser una indicación para MEFC.
- Petición materna.

Los *criterios de indicación de MEFC fetales* son los siguientes:

- Velocimetría de la arteria Doppler anormal.
- Sospecha de CIR (retraso del crecimiento), de feto pequeño para edad gestacional (PEG) o macrosomía fetal.
- Oligoamnios o polihidramnios, presencia de meconio.
- Presentación fetal anómala.
- Gestación múltiple.
- Sensación materna de disminución de movimientos fetales en las últimas 24 horas.
- Arteria umbilical única. Alteración estructural morfológica detectada antenatalmente.
- Aumento en la FCF basal, deceleraciones repetidas, recuperación lenta o presencia de overshoots (aceleración exagerada tras deceleración).

La interpretación de los RCTG de la MEFC consiste en evaluar todos los parámetros siguiendo un orden. Primero se debe *evaluar el contexto clínico:*

- Semanas de gestación.
- Patología antenatal (CIR, preeclampsia, medicación).
- Revisión de RCTG previos y valorar el contexto clínico para ver si pueden servir de referencia para el RCTG actual.

Después se debe valorar la situación clínica actual e indicación para el RCTG. El tercer paso sería determinar los límites aceptables de normalidad para dicho RCTG antes de iniciar la valoración del mismo. En la *valoración del RCTG* hay que estudiar:

- *Frecuencia cardíaca fetal basal:* es el signo más importante en el RCTG, debe ser adecuado para la edad gestacional y comprobarse con RCTG previos, si se dispone de ellos. Un cambio en la FCF basal de más del

10% implica necesidad de seguimiento (en caso de hipoxia crónica habría que prestar atención a otros cambios sutiles que pueden ser significativos).

- *Variabilidad y cycling:* el *cycling* es un signo de bienestar fetal que implica una fisiología fetal normal. En presencia de deceleraciones e incremento de la FCF basal el hallazgo de disminución de la variabilidad implica que hay que actuar de forma rápida y no asumir que se trata de *cycling* (en el *cycling* no hay aumento de FCF basal ni deceleraciones previas). En este caso la reducción de la variabilidad viene dada por inhibición del sistema nervioso central secundaria a hipoxia.
- *Aceleraciones o ascensos:* la presencia de aceleraciones suele considerarse un signo tranquilizador. Una aceleración por definición inicia y vuelve siempre a la línea de base de la FCF. Es importante diferenciar las aceleraciones de los *overshoots* (incremento de la FCF basal debida a leve acumulación de CO_2 tras un episodio hipóxico) y ascensos primarios y secundarios u hombros (aumento puntual de FCF basal previo y posterior a una deceleración que ocurre por compresión del cordón umbilical). Si las aceleraciones coinciden con contracciones especialmente en la segunda fase del parto hay que descartar que se esté monitorizando el latido materno.
- *Deceleraciones:* es importante destacar que la presencia de deceleraciones no implica necesariamente sufrimiento fetal, puede ser un signo de que hay que modificar las condiciones en las que se encuentra.
  - *Deceleraciones repetidas por quimiorreceptores* (tardías, prolongadas o con reducción de la variabilidad en la deceleración) implica que las reservas placentarias están siendo agotadas. A menudo se puede solucionar con un cambio postural, aumentando el volumen con hidratación, parando o reduciendo la oxitocina. Si no se soluciona es importante evaluar detenidamente el RCTG para identificar si iniciara un aumento de la FCF basal o reducción de la variabilidad.
  - *Deceleraciones prolongadas* (más de 5 minutos o más de 3 minutos con disminución de la variabilidad) hay que manejarlas según la *regla de los 3 minutos* (Cuadro 5-5).

- Una *deceleración aislada* fuera del trabajo de parto puede ser normal. No obstante, deceleraciones repetitivas sin causa debe ser un motivo de estudio.

Teniendo en cuenta la valoración del RCTG se pueden establecer una serie de *patrones* que nos ayuden a determinar el estado fetal durante el parto:

- *Ausencia de hipoxia:* valorar si requiere seguir con RCTG de forma continua. Si se continúa con el RCTG, se debe evaluar cada hora.
  - FCF basal apropiada para la edad gestacional.
  - Variabilidad normal y *cycling*.
  - No deceleraciones repetitivas o recurrentes.
- *Hipoxia crónica:* se debe evitar añadir estrés o finalizar la gestación por una vía rápida si el nacimiento no es inminente.
  - FCF basal mayor a la esperada para la edad gestacional.
  - Variabilidad reducida y/o ausencia de *cycling*.
  - Ausencia de aceleraciones.
  - Deceleraciones suaves o tardías.
  - Valorar signos clínicos: reducción de movimientos fetales, meconio espeso, evidencia de corioamnionitis, gestación cronológicamente prolongada (GCP), CIR.
- *Hipoxia progresiva compensada:* es probable que responda a medidas conservadoras. Se debe revisar el RCTG regularmente cada 30-60 minutos para confirmar la mejoría tras aplicar las medidas e identificar signos de empeoramiento. Otras causas como reserva placentaria reducida hay que tenerlas en cuenta y actuar en consecuencia.
  - Aumento en la FCF basal (con variabilidad mantenida y FCF basal estable) precedido de deceleraciones y ausencia de aceleraciones.
- *Hipoxia progresiva descompensada:* es necesaria una intervención urgente para revertir la hipoxia (retirar uterotónicos, tocolíticos, hidratación, etc). Si no se identifican signos de mejora, hay que finalizar la gestación por la vía más rápida.
  - Variabilidad reducida o aumentada.
  - FCF basal inestable o con una disminución progresiva escalonada (Step ladder pattern to death).
- *Hipoxia subaguda:* en la primera fase del parto se debe retirar la oxitocina o prostaglandinas si las hubiese. Si no hay mejoría, administrar

tocolíticos de forma urgente y si en 10-15 minutos no hubiera signos de mejoría, reevaluar la situación y finalizar la gestación por la vía más rápida. En la segunda fase del parto, indicar el cese de pujos durante las contracciones hasta objetivar mejoría, para reiniciar posteriormente. Si no se objetivara mejoría, considerar tocolisis si el expulsivo no es inminente o forzar la finalización mediante un parto instrumental.

- El feto pasa más tiempo decelerando que en la línea basal.
- Puede presentar un patrón saltatorio (aumento de variabilidad).

• *Hipoxia aguda:* se debe finalizar de forma urgente por la vía más rápida y segura si es una deceleración prolongada de más de 3 minutos y está precedida de disminución de la variabilidad y/o ausencia de cycling, o variabilidad reducida en los 3 primeros minutos durante la deceleración. Se deben excluir los 3 accidentes mayores (prolapso de cordón, DPNNI y rotura uterina), ya que si se sospecha uno de ellos hay que finalizar urgentemente. Una vez descartados se deben corregir las causas reversibles. En caso de no haber mejoría tras 9 minutos debería finalizarse por la vía más rápida (regla de los 3 minutos).

Hay que tener en cuenta que si no se puede determinar el bienestar fetal hay que buscar asesoramiento de forma urgente y tomar medidas. Si la FCF basal y la variabilidad son normales el riesgo de acidosis es bajo, incluso si se trata de un RCTG que se clasifica como patológico, si la FCF basal es estable y la variabilidad esta conservada, según las guías de NICE y FIGO no hay que hacer otra intervención más que observar detenidamente.

Existen una serie de *maniobras* comúnmente aplicadas en los casos de sospecha de pérdida del bienestar fetal o RCTG no tranquilizadores y patológicos que no tienen evidencia científica y son las siguientes:

• La administración de oxígeno a una gestante correctamente oxigenada no provoca mejoría de la hipoxia fetal sino al contrario, puede ser perjudicial.

• Administración de sueroerapia endovenosa en una mujer bien hidratada y normotensa. A pesar de que hay quien opina que podría mejorar el flujo placentario, la administración de sueros intravenosos en casos de hipoxia crónica y corioamnionitis puede provocar una falsa impresión de recuperación sin mejorar los resultados perinatales.

Es necesario un buen juicio clínico para diagnosticar la causa de los cambios en el RCTG, para valorar la reversibilidad de las condiciones con las que se asocia y para decidir el momento de finalización de la gestación. El objetivo es evitar hipoxia y/o acidosis fetal prolongada, así como intervenciones obstétricas innecesarias. Se pueden usar métodos complementarios para evaluar la oxigenación fetal como estimulación de la calota fetal y monitorización mediante el método STAN®.

12.
SITUACIONES ESPECIALES

Hay otros factores que hay que tener en cuenta durante el trabajo de parto como son las descritas a continuación. Todas ellas pueden modificar la respuesta de los fetos y afectar a los resultados perinatales.

MECONIO

A medida que el intestino fetal alcanza la madurez, las contracciones peristálticas del intestino ocurren espontáneamente como parte del desarrollo normal. El 44% de los fetos después de las 42 semanas de gestación habrán expulsado el meconio, por lo que la mayoría de los casos de líquido amniótico teñido con meconio a término son fisiológicos. No debe haber factores de riesgo de insuficiencia placentaria, hipoxia intraparto o infección para considerar el meconio como fisiológico. El sistema nervioso parasimpático aumenta la motilidad intestinal general, y por lo tanto, el meconio puede aparecer durante el trabajo de parto como resultado de la compresión de la cabeza a través de una respuesta mediada por vía vagal. Esta respuesta es poco común durante la primera etapa del trabajo de parto y se observa con mayor frecuencia durante la última etapa de la segunda etapa en fetos sanos que nacen sin evidencia de infección o acidosis. En un feto pretérmino de menos de 34 semanas de amenorrea, la presencia de meconio sí implica que puede haber una infección debida por ejemplo a listeria, ureaplasma o rotavirus.

El líquido amniótico claro tiene propiedades bactericidas, no obstante en presencia de meconio estas propiedades se ven limitadas. En el meconio espeso E. coli tiene la habilidad de crecer rápidamente, en cambio Streptococcus agalactiae (EGB) prolifera incluso en líquido claro.

La presencia de meconio en el líquido amniótico se asocia con *complicaciones en el recién nacido*. La más grave es el *síndrome de aspiración meconial* (SAM). La aspiración de meconio puede ocurrir intraútero con inhalaciones, o tras el nacimiento con las primeras respiraciones. A día de hoy no hay un tratamiento efectivo y seguro o medida profiláctica para el SAM una vez el meconio ha pasado por debajo de las cuerdas vocales hacia los pulmones. La evidencia científica muestra que cuando el suministro de oxígeno es interrumpido el feto intenta respirar. Si estos intentos fracasan en proporcionarle una fuente alternativa de oxígeno y la hipoxia continua, el centro respiratorio se convierte en incapaz de continuar iniciando respiraciones y la respiración para, usualmente tras 2-3 respiraciones. En vista de esto, se debería prestar especial vigilancia a la aparición de signos de hipoxia en presencia de meconio. E inclinarnos a finalizar el expulsivo cuando se objetive meconio concomitantemente con signos de hipoxia, pues el RCTG no puede predecir si el feto realizará inhalaciones o cuando puede suceder. Si un feto ya ha expulsado meconio la madre debería ser informada de que hay riesgo de que el meconio ya haya pasado a los pulmones. La mayor parte del meconio será echado de los pulmones al pasar el feto por el canal del parto pero en un 1-3% de los nacimientos el feto desarrollará SAM.

Existen una serie de *situaciones* en las que se debe contextualizar la presencia de meconio en el líquido amniótico:

- *Colestásis obstétrica materna:* el líquido teñido es más común en mujeres con un diagnóstico de colestásis obstétrica, especialmente cuando los ácidos biliares son mayores de 40 micromoles por litro con tasas del 25% reportadas en gestaciones a término y 18% en trabajo de parto prematuro.
- *Anomalía del intestino fetal:* la gastrosquisis aumenta la probabilidad de líquido teñido durante el trabajo de parto (incluido el prematuro). La razón de este efecto no es segura, pero posiblemente se deba al contacto directo del intestino con el líquido amniótico que estimula las contracciones peristálticas.

- *Listeriosis:* se informa que la infección por Listeria fetal causa líquido teñido en el trabajo de parto prematuro, pero es muy poco común y es poco probable que sea la causa de la emisión del meconio. Se deben tomar hemocultivos maternos para detectar Listeria, pero otras patologías infecciosas o hipoxia son más comunes y deben considerarse.
- *Infección fetal:* el meconio aumenta el riesgo de corioamnionitis ya que inhibe la fagocitosis de neutrófilos y, como resultado, mejora el crecimiento bacteriano.

La *monitorización de la FCF* siempre debe considerarse en partos complicados con líquido teñido debido a su asociación con hipoxia e infección. Sin embargo, el hecho de que la mayor parte del meconio sea fisiológico ha generado conflictos con respecto al nivel de intervención adecuado en el embarazo de bajo riesgo. Se debe advertir a la mujer que, en la mayoría de los casos, el meconio representa una respuesta fisiológica en el feto, pero que en un pequeño número de casos puede ser un indicador de un problema fetal y que es importante detectar cualquier disminución de los niveles de oxígeno, ya que esto puede provocar que los fetos tengan dificultad para respirar debido al efecto de que el meconio ingrese a sus pulmones y provoque el síndrome de aspiración de meconio.

- Para el meconio en gestaciones a término sin factores de riesgo de insuficiencia o infección placentaria, algunas directrices no consideran obligatoria la monitorización fetal electrónica continua. Sin embargo, la auscultación intermitente y las observaciones maternas para detectar signos de sepsis deben realizarse al más alto nivel con conversión inmediata a MEFC si se desarrolla algún nuevo factor de riesgo.
- En cualquier tipo de meconio con algún factor de riesgo de infección o desarrollo de hipoxia intrauterina, se debe recomendar la MEFC y comenzar durante el trabajo de parto. La MEFC también debe recomendarse para mujeres con líquido claro previo que desarrollan meconio como un hallazgo nuevo o si el trabajo de parto se prolonga.
- Si la monitorización cardíaca fetal es normal, no se requiere ninguna acción específica independientemente del tipo de meconio o la presencia de signos de infección. Con meconio espeso y posible infección, es prudente una revisión cuidadosa del progreso del trabajo de parto.

- El meconio ligero o leve no altera la forma en que se debe interpretar el RCTG, ya que en la mayoría de los casos será de etiología fisiológica. Se debe considerar la posibilidad de infección y si existe alguna posibilidad de corioamnionitis, la monitorización debe manejarse como si el meconio fuera abundante.
- Si el RCTG muestra un patrón de tipo sospechoso generalmente indica un feto que está bajo estrés, ya sea mecánico (deceleraciones de la compresión del cordón) o una posible infección (una taquicardia sin complicaciones) con riesgo de desarrollar hipoxia. Se realizará una revisión clínica urgente con las intervenciones necesarias para mejorar el estado fetal. Se debe considerar la interacción de la sepsis, el meconio y la hipoxia junto con la probabilidad de que el estrés fetal pueda reducirse de manera efectiva y el intervalo esperado hasta el parto espontáneo. La atención debe ser individualizada, pero se debe considerar la decisión de recomendar el parto inmediato por cesárea en casos con RCTG anormal y posible sepsis donde el parto espontáneo (o parto instrumental) no es inminente. Si se decide continuar, se debe realizar una monitorización continua de la FCF, ya que la hipoxia fetal puede desarrollarse más rápidamente en presencia de meconio. Siempre que sea posible, se deben tomar decisiones clínicas para evitar que dicho rastro se vuelva patológico. Una verdadera reducción en la variabilidad inicial (< 5 lpm) o el desarrollo de un patrón saltatorio en un trazo previamente sospechoso sería particularmente siniestro en la circunstancia y debería tratarse sin demora como RCTG patológico.
- El RCTG que muestra un patrón patológico con un riesgo mucho mayor de que el feto tenga hipoxia significativa (por lo general, una taquicardia inicial complicada, pero en ocasiones una variabilidad reducida en RCTG al ingreso de una mujer en trabajo de parto con meconio espeso) requiere que el parto sea acelerado por cesárea o parto instrumental. Es importante apreciar que las pruebas adicionales de bienestar fetal no son útiles para predecir SAM.
- El aumento de la FCF basal y la presencia de deceleraciones atípicas o prolongadas repetidas que indican hipoxia en curso pueden aumentar la probabilidad de SAM.

- En los casos de líquido meconial con una gestación pretérmino, se recomienda el RCTG inmediato y la revisión urgente por parte de un obstetra. Cualquier anomalía en la monitorización de la FCF o evidencia de sepsis requiere considerar la posibilidad de finalizar el parto por cesárea, a menos que el parto vaginal sea inminente. El EAB no se recomienda debido a la falta de reserva fetal en el feto prematuro y una mayor probabilidad de infección en combinación con meconio es una situación en la que la tasa de desarrollo de hipoxia es impredecible.

INDUCCIÓN DE PARTO

Habría que tener cuidado en el uso de prostaglandinas u oxitocina para estimular o aumentar las contracciones. Una de las causas iatrogénicas de las deceleraciones prolongadas incluyen contracciones prolongadas y recuentes secundarias a oxitocina. Si se identifica esta causa, hay que tomar medidas inmediatas para mejorar la oxigenación uteroplacentaria parando la infusión de oxitocina y cambiando la posición materna para reducir el estrés que está experimentando el feto. Habría que considerar también empezar tocolisis.

La MEFC es necesaria con el uso de oxitocina. Si la FCF basal es normal, la oxitocina debería ajustarse para conseguir 4 contracciones cada 10 minutos. Debería reducirse si las contracciones ocurren más frecuentemente que 5 cada 10 minutos. Si se sospecha descompensación fetal, la perfusión de oxitocina debería pararse y realizar un asesoramiento de la situación fetal de forma urgente por parte del ginecólogo y documentarlo en la historia clínica. En el caso de un episodio de hipoxia aguda la oxitocina debería pararse e iniciar la regla de los 3 minutos (Cuadro 5-5). Un asesoramiento completo de la situación fetal debe llevarse a cabo y el obstetra debe documentarlo antes de reiniciar la oxitocina de nuevo.

Una hiperestimulación uterina en evolución generalmente produce características que sugieren una hipoxia que evoluciona gradualmente en el RCTG (deceleraciones seguidas de una ausencia de aceleraciones, aumento en la FCF inicial seguido por una pérdida de la variabilidad inicial y un patrón de escalera hasta la muerte debido a la descompensación). Una contracción uterina sostenida o que evoluciona rápidamente puede causar una compresión aguda del cordón umbilical que conduce a una deceleración prolongada causada por una interrupción aguda de la oxigenación fetal. Esta deceleración prolongada suele caracterizarse por la presencia de una buena variabilidad dentro de los primeros 3 minutos

el RCTG como una única caída en la FCF basal (hipoxia aguda). En este caso es reversible y debería ser corregido cambiando a la paciente de posición, administrando sueroterapia intravenosa y si precisara, efedrina (por parte del equipo de anestesia). Esta vasodilatación puede causar también un aumento de la temperatura materna, secundariamente a una alteración de la termorregulación.

ROTURA UTERINA

Si una mujer tiene una cesárea anterior en el segmento inferior e inicia el trabajo de parto, el riesgo de rotura uterina esta entre el 0,07–0,5% y por tanto hay que tenerlo en cuenta. Es el tercer accidente mayor intraparto y puede visualizarse en el RCTG como una caída repentina de la FCF basal (hipoxia aguda). En este caso, el parto debe ser forzado de forma inminente pues es una situación irreversible.

CORIOAMNIONITIS

La evidencia clínica ha demostrado que solo del 8-12% de las mujeres que tienen corioamnionitis confirmada histopatológicamente muestran taquicardia y fiebre materna durante el trabajo de parto. Por lo tanto, cualquier incremento en la FCF basal sin deceleraciones previas debería hacer sospechar una corioamnionitis subclínica. Otros parámetros como presencia de meconio, progresión del parto, antecedente de RPM prolongada y ausencia de *cycling* deberían considerarse a la hora de decidir el manejo.

La corioamnionitis es una causa importante de compromiso fetal no hipóxico. Puede ocurrir antes del inicio del trabajo de parto o durante el período intraparto.

La corioamnionitis clínica se caracteriza por fiebre materna (≥ 38 °C) y al menos uno de los siguientes *parámetros:* taquicardia fetal, taquicardia materna, sensibilidad uterina y/o líquido con olor desagradable o flujo vaginal purulento. El líquido teñido de meconio también puede ser una característica de la corioamnionitis.

Una vez que la corioamnionitis clínica es evidente, es probable que el proceso infeccioso esté bien establecido en la unidad fetoplacentaria. La corioamnionitis histológica es la presencia de infiltrados de células inflamatorias en las membranas de la placenta y en casos graves en el cordón umbilical *(funisitis)*. La presencia de funisitis demuestra la presencia de un síndrome de respuesta inflamatoria sistémica fetal.

El término corioamnionitis subclínica se usa cuando no hay signos evidentes de corioamnionitis clínica, pero el examen histopatológico de la placenta revela evidencia histológica de corioamnionitis. También puede referirse a casos en los que se sospecha una infección intrauterina, como taquicardia materna y fetal con líquido teñido de meconio. Sin embargo, no se cumplen los criterios de corioamnionitis clínica. Además, la corioamnionitis subclínica puede presentarse como rotura prematura de membranas o parto prematuro.

Los resultados maternos adversos con corioamnionitis incluyen hemorragia posparto por atonía uterina, sepsis y endometritis posparto. Los resultados adversos para el feto incluyen muerte fetal, nacimiento prematuro, infección neonatal, enfermedad respiratoria y lesión cerebral y secuelas a más largo plazo, como dificultades de aprendizaje y parálisis cerebral. La coexistencia de infección intrauterina e hipoxia aumenta aún más el riesgo de parálisis cerebral en comparación con la hipoxia sola.

La relación entre la gravedad de la enfermedad materna en la corioamnionitis clínica y el resultado para el feto es impredecible. En algunos casos, la madre puede tener signos importantes de sepsis y, sin embargo, el feto puede nacer en buenas condiciones. Por el contrario, una madre puede no tener signos de corioamnionitis clínica y, sin embargo, el feto puede nacer con una inflamación sistémica significativa.

Es vital comprender que la corioamnionitis es una enfermedad fetal y, por lo tanto, la aparición de síntomas y signos maternos puede indicar una infección fetal avanzada con un resultado neonatal deficiente.

La evidencia científica emergente sugiere que los mediadores inflamatorios per se pueden causar daño neurológico fetal debido al desarrollo deficiente de la barrera hematoencefálica fetal sin la presencia de organismos dentro de la cavidad amniótica.

Los *factores de riesgo y las asociaciones* con corioamnionitis incluyen:

- *Rotura prematura de membranas y parto.* Es probable que la corioamnionitis subclínica desempeñe un papel en la fisiopatología de la rotura prematura de membranas. Sin embargo, una vez que esto ocurre, existe un mayor riesgo de corioamnionitis clínica debido a una infección ascendente.

- *Colonización por estreptococos del grupo B en la madre.*

La comprensión de los cambios en el RCTG en presencia de infección fetal es deficiente. Es posible que la respuesta inflamatoria fetal pueda causar daño neurológico a través de mecanismos diferentes a los provocados por la hipoxia, aunque pueden existir vías sinérgicas comunes. Aunque es posible que con la infección no exista una regulación positiva protectora de las citocinas antiinflamatorias que se produce en la isquemia hipóxica fetal. Los posibles mecanismos de la lesión cerebral fetal incluyen una reducción de la transferencia de oxígeno a través de las membranas fetales inflamadas o una reducción del gasto cardíaco fetal secundaria a una disfunción miocárdica que provoca una reducción del flujo sanguíneo cerebral. La infección fetal severa puede resultar en una acidosis metabólica, aunque a menudo el pH del cordón puede ser normal a pesar de que el feto haya nacido en malas condiciones. La infección fetal en presencia de estrés hipóxico continuo dará como resultado un peor resultado para el feto. Esto se debe a que los mediadores inflamatorios reducen el umbral en el que la hipoxia puede causar daño neurológico fetal.

Existe una falta de evidencia de que las características específicas en el RCTG puedan identificar casos de corioamnionitis clínica o subclínica. Sin embargo, comprender la fisiopatología de la hipoxia y el síndrome de respuesta inflamatoria sistémica fetal puede ayudar a reconocer la corioamnionitis clínica o subclínica en curso según las características observadas en el RCTG. Los estudios que han analizado el papel de la cardiotocografía en la identificación de la infección fetal sistémica a menudo han aplicado las definiciones utilizadas para hipoxia, y es posible que la infección intraamniótica ejerza un efecto sobre el feto a través de diferentes vías. Esto puede explicar por qué muchos de los estudios que evalúan la cardiotocografía en la infección fetal no han sido concluyentes.

Las características del RCTG observadas en presencia de infección intrauterina incluyen taquicardia fetal, variabilidad reducida, falta de aceleraciones, presencia de deceleraciones y falta de cycling, pero ninguna de estas características se ha visto de manera consistente. Se puede observar un patrón saltatorio en la fiebre materna debido a la desregulación del centro termorregulador fetal. Un estudio estimó que la taquicardia fetal a término se asoció con un mayor riesgo de inflamación fetal sistémica. También hay evidencia de que la taquicardia fetal aumenta la incidencia de parálisis cerebral. Si se observa taquicardia fetal y variabilidad reducida sin deceleraciones precedentes o continuas, entonces se debe considerar la infección como la causa principal. Esto se debe a que la taquicardia fetal casi siempre estará precedida por deceleraciones en los casos de hipoxia. Es importante comparar la FCF con cualquier FCF registrada anteriormente, ya que un aumento significativo de la FCF debería plantear la cuestión de la infección. La taquicardia fetal basal continua al ingreso o al comienzo del trabajo de parto en un feto a término puede sugerir una corioamnionitis subclínica subyacente. En ausencia de un diagnóstico de corioamnionitis clínica, la paciente debe ser observada de cerca para detectar signos en evolución (taquicardia materna, pirexia materna, tinción meconial del líquido amniótico o secreción vaginal sospechosa). Deben excluirse otras causas de taquicardia fetal, como hipotensión materna, deshidratación, hipoxia crónica y medicamentos.

Si se diagnostica corioamnionitis clínica, se debe realizar un cribado séptico completo de la madre junto con la administración de antibióticos y antipiréticos intravenosos de amplio espectro. No se debe confiar en el RCTG como una prueba de bienestar fetal cuando hay corioamnionitis clínica. Sin embargo, la evidencia de hipoxia intraparto coexistente (es decir, presencia de una variable atípica repetitiva o deceleraciones tardías) es un indicador de mal pronóstico. Si se sospecha de corioamnionitis subclínica, se debe tener cuidado para evitar un mayor estrés hipóxico en el feto debido al efecto dañino sinérgico de la hipoxia y la infección en el cerebro fetal. Si se hace un diagnóstico de corioamnionitis clínica antes del parto, se debe considerar el parto por cesárea para evitar cualquier estrés hipóxico adicional del trabajo de parto. La oxitocina debe usarse con mucha precaución y es prudente evitar un trabajo de parto prolongado o un parto complicado. Si el trabajo de parto progresa rápidamente y se prevé un parto vaginal dentro de las próximas 3-4 horas, es apropiado continuar con el trabajo de parto si el RCTG es completamente normal, lo que sugiere que no hay estrés hipóxico continuo.

PARTO PRETÉRMINO

Hay muy escasa evidencia y guías que apoyen el uso de RCTG en fetos pretérmino. Esto ha provocado que algunos autores recomienden no realizar RCTG en prematuros extremos (24–28 semanas de amenorrea). Los factores claves a tener en cuenta que afectan a la FCF que se dan en fetos prematuros son la inmadurez del sistema nervioso central y sistema nervioso periférico, presencia de una reserva placentaria reducida, glándulas adrenales y miocardio inmaduros y menor cantidad de gelatina de Wharton en el cordón umbilical.

Los *hallazgos en el RCTG* incluyen:

- *Inmadurez del sistema nervioso autónomo* que ocasiona una FCF basal más elevada y variabilidad reducida.
- *Inmadurez del sistema nervioso somático* que se traduce en menor cantidad de aceleraciones y de menor amplitud (10 lpm) y duración (10 segundos). Esto es especialmente patente en gestaciones menores de 30 semanas de amenorrea.
- *Deceleraciones en ausencia de contracciones uterinas* ocurren a menudo en fetos pretérmino de 20-30 semanas de gestación. Se ha observado presencia de deceleraciones variables en el 70–75% de los fetos pretérmino durante el trabajo de parto, en comparación con 30-50% en fetos a término.
- La *inmadurez del sistema nervioso central* se relaciona con un patrón de cycling menos desarrollado, lo cual es especialmente evidente en prematuros extremos.

13
CASOS PRÁCTICOS

A continuación se presentan una serie de casos prácticos en los que se muestran trazados de RCTG para identificar las características de dichos patrones. Es evidente que no se puede determinar una actitud clínica concreta sin obtener más datos clínicos sobre cada caso o el trazado completo de todo el RCTG expuesto, pero si se pueden identificar aquellos características que puedan catalogar el RCTG. También debe tener en cuenta la subjetividad y variabilidad interobservador que siempre se da en este tipo de interpretaciones.

RCTG NÚMERO 1

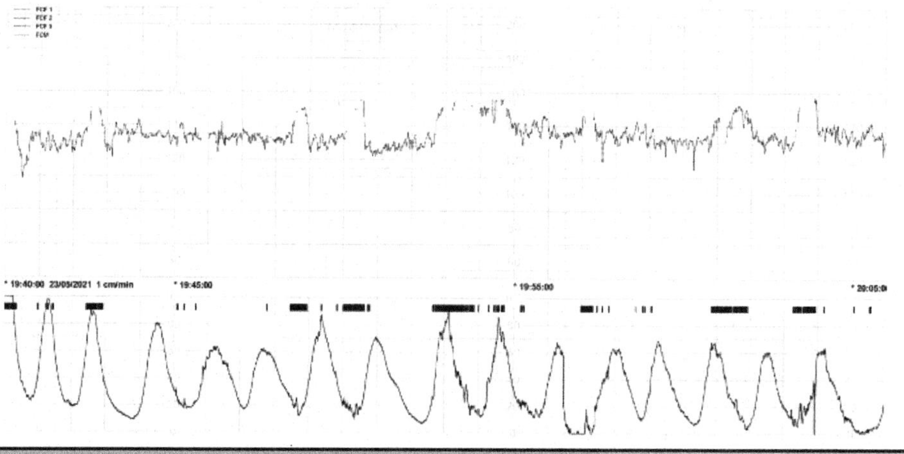

VALORACIÓN RCTG número 1		
Frecuencia cardíaca fetal	Línea de base	
	Variabilidad	
	Ascensos	
	Deceleraciones	
Dinámica uterina		
Clasificación RCTG		
Notas		

RCTG NÚMERO 2

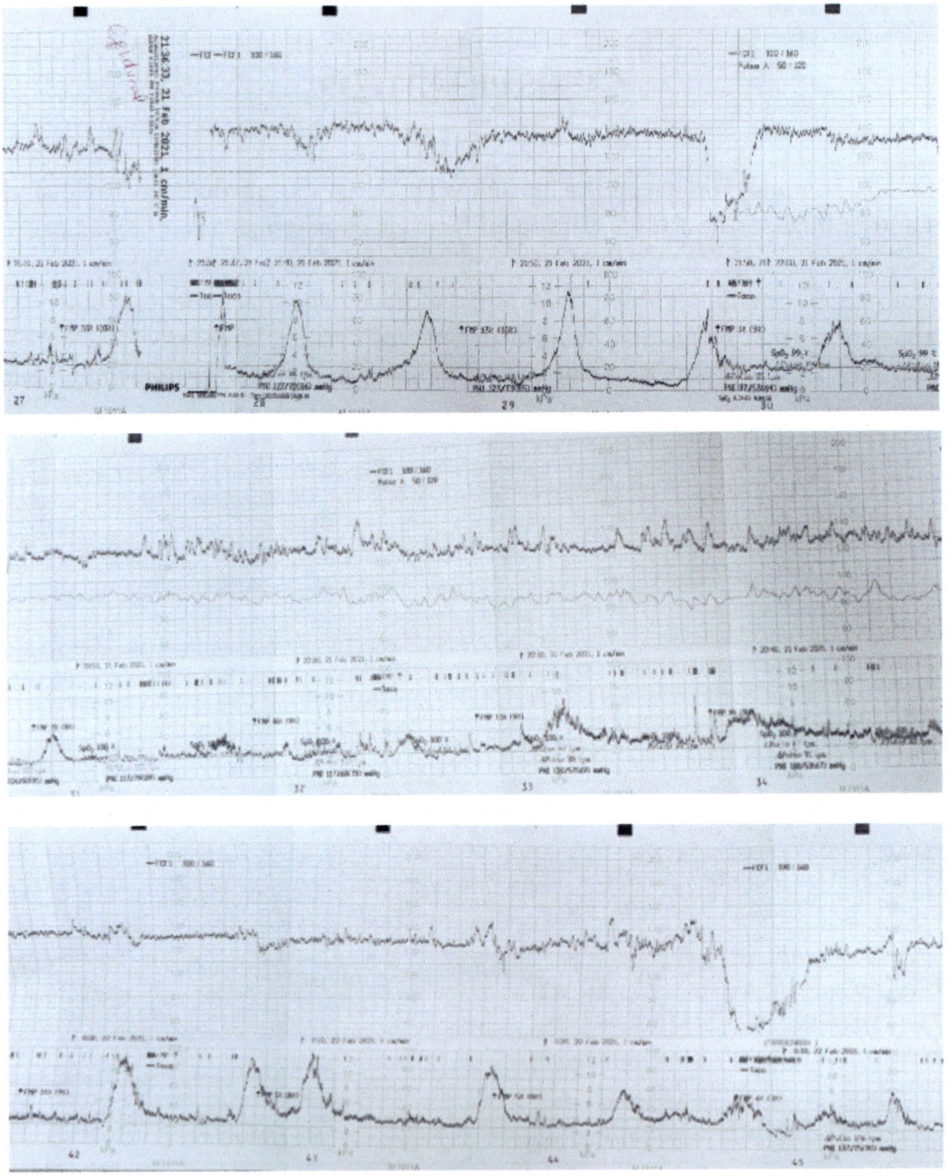

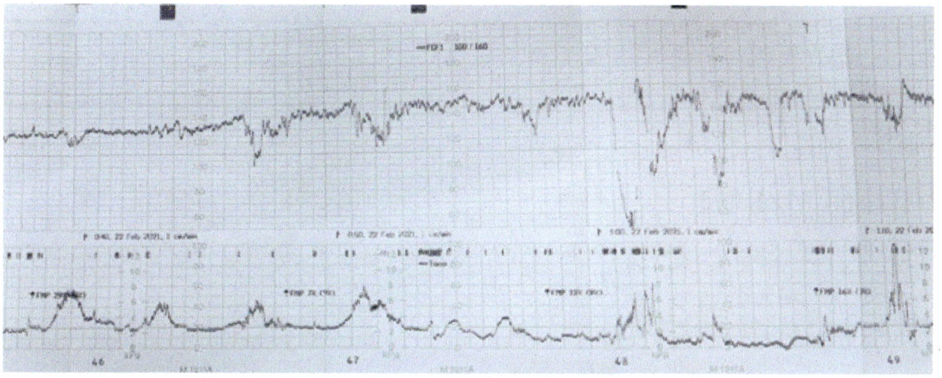

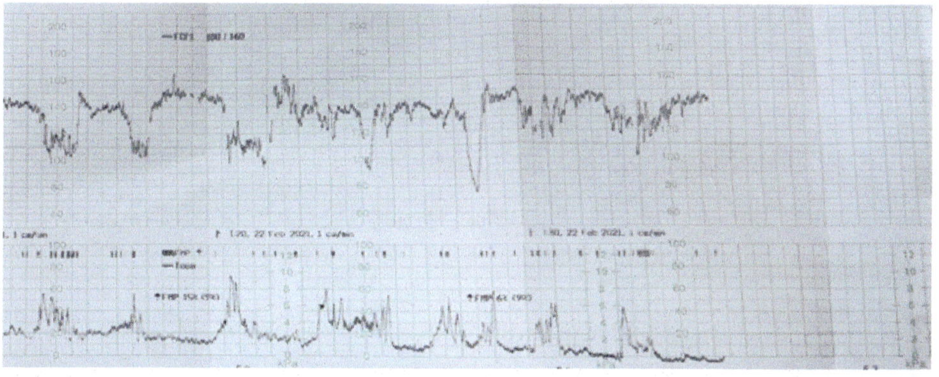

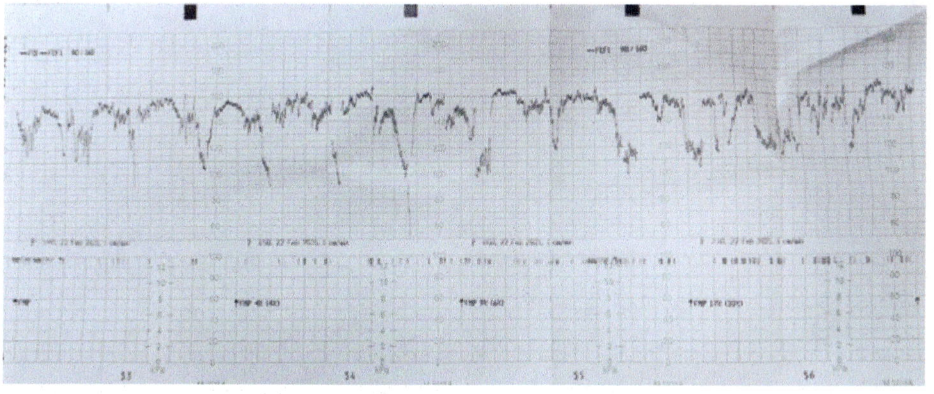

VALORACIÓN RCTG número 2		
Frecuencia cardíaca fetal	Línea de base	
	Variabilidad	
	Ascensos	
	Deceleraciones	

Dinámica uterina	
Clasificación RCTG	
Notas	

RCTG NÚMERO 3

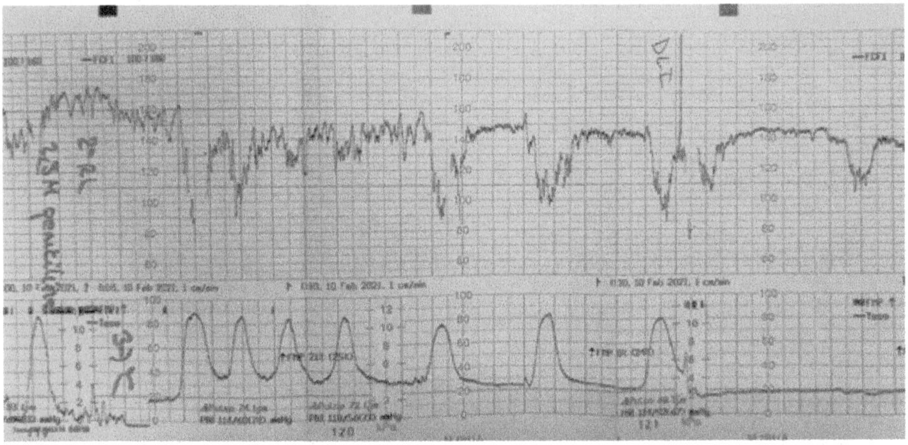

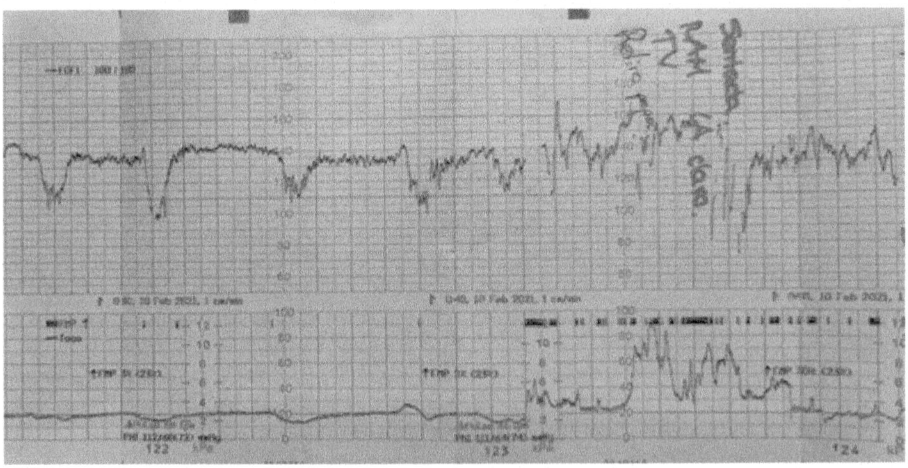

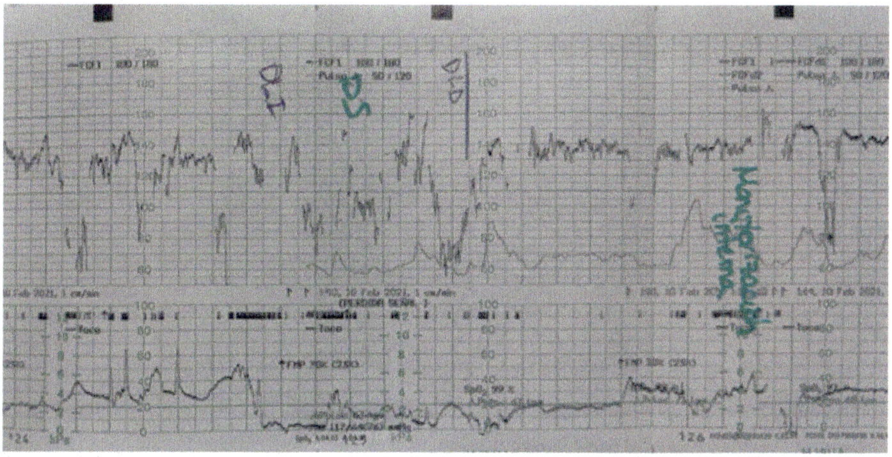

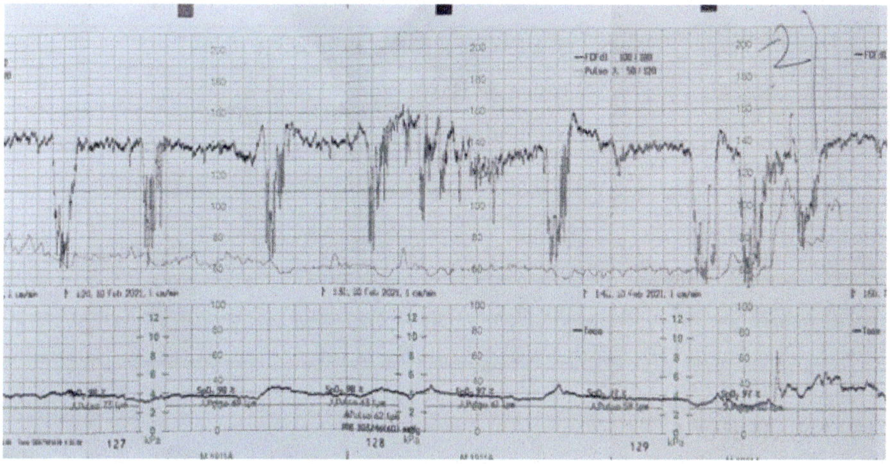

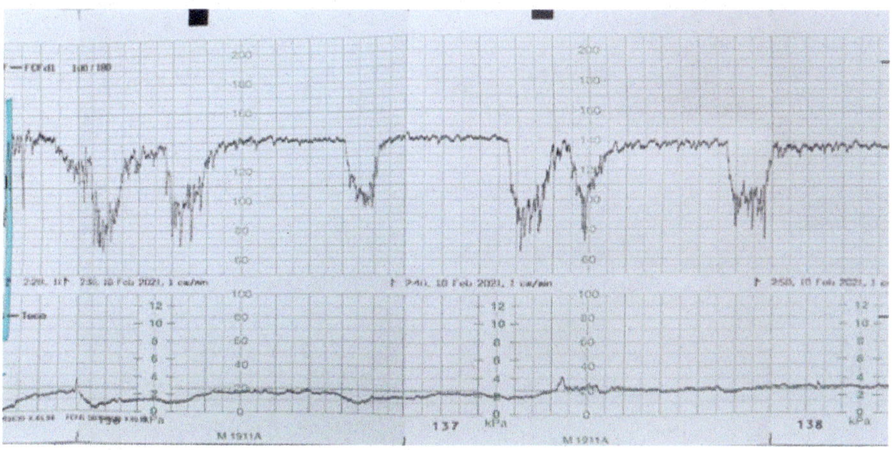

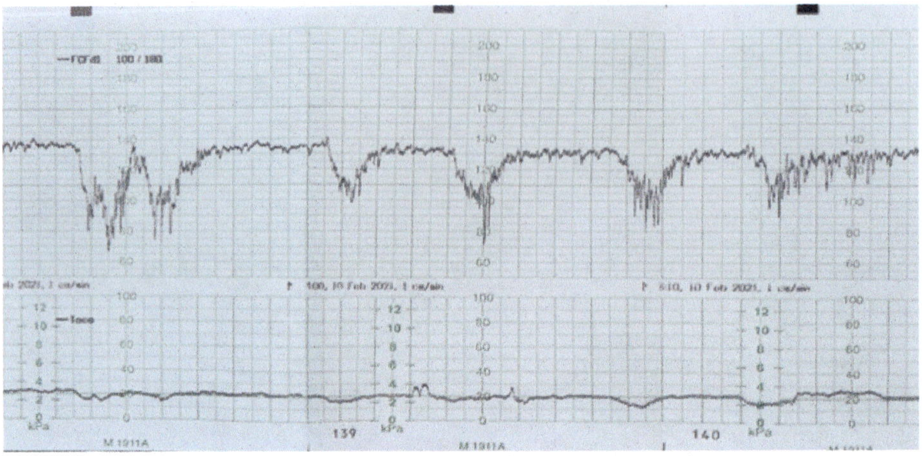

VALORACIÓN RCTG número 3		
Frecuencia cardíaca fetal	Línea de Base	
	Variabilidad	
	Ascensos	
	Deceleraciones	
Dinámica uterina		
Clasificación RCTG		
Notas		

RCTG NÚMERO 4

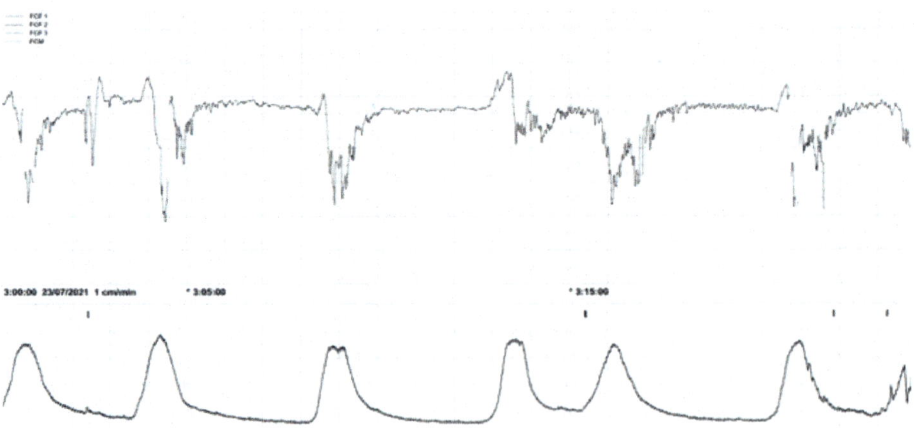

VALORACIÓN RCTG número 4		
Frecuencia cardíaca fetal	Línea de base	
	Variabilidad	
	Ascensos	
	Deceleraciones	
Dinámica uterina		
Clasificación RCTG		
Notas		

RCTG NÚMERO 5

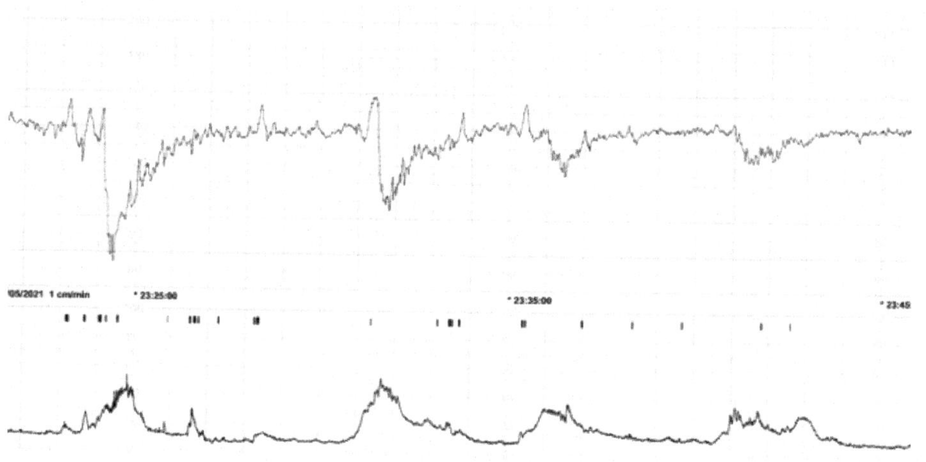

VALORACIÓN RCTG número 5		
Frecuencia cardíaca fetal	Línea de Base	
	Variabilidad	
	Ascensos	
	Deceleraciones	
Dinámica uterina		
Clasificación RCTG		
Notas		

RCTG NÚMERO 6

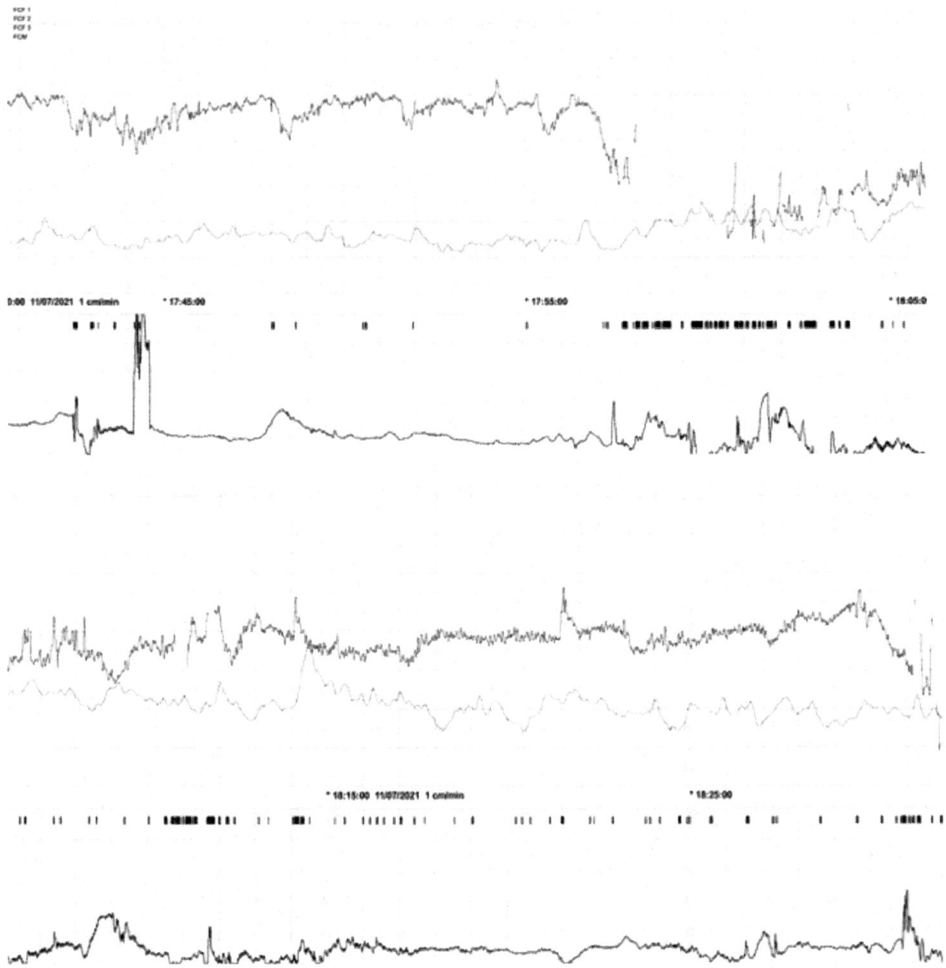

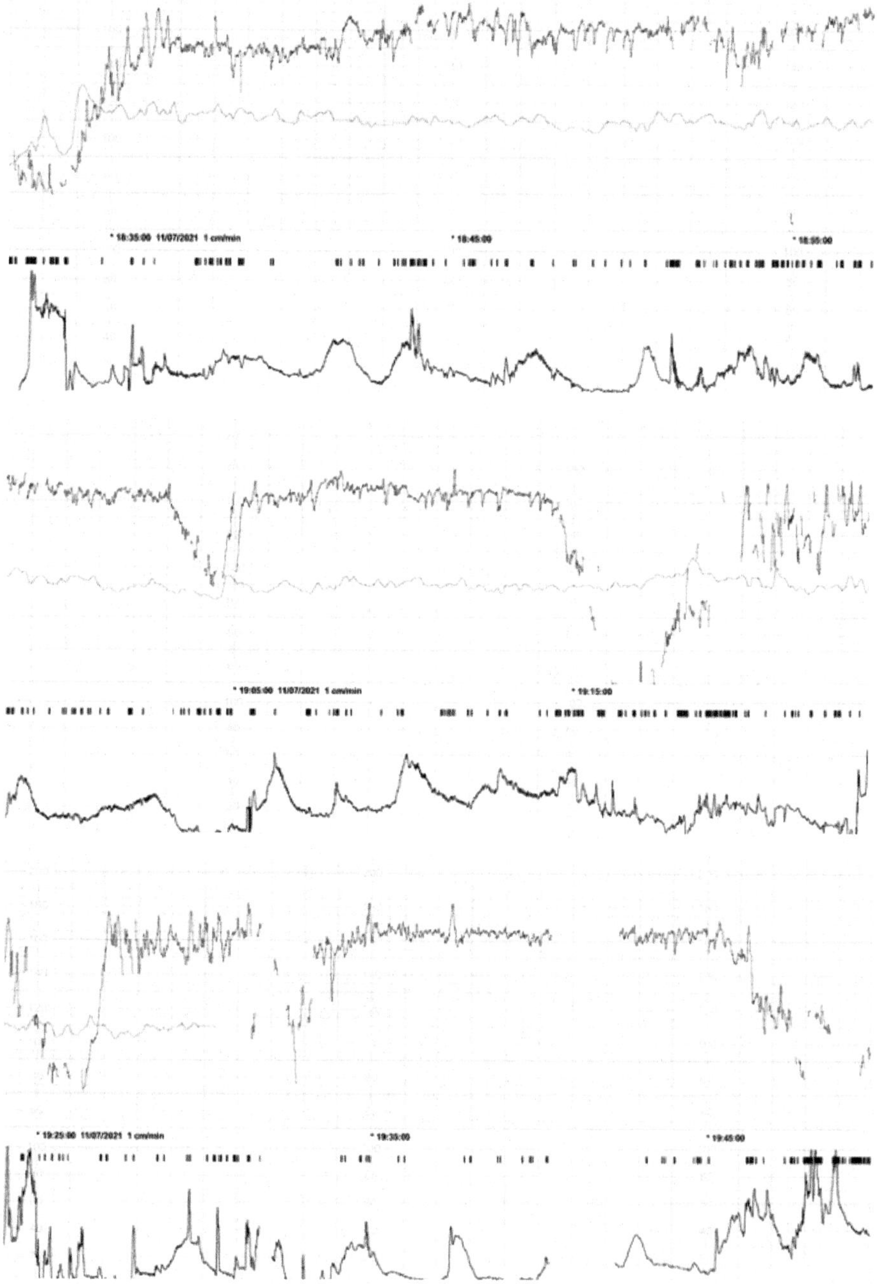
* 18:35:00 11/07/2021 1 cm/min
* 18:45:00
* 18:55:00
* 19:05:00 11/07/2021 1 cm/min
* 19:15:00
* 19:25:00 11/07/2021 1 cm/min
* 19:35:00
* 19:45:00

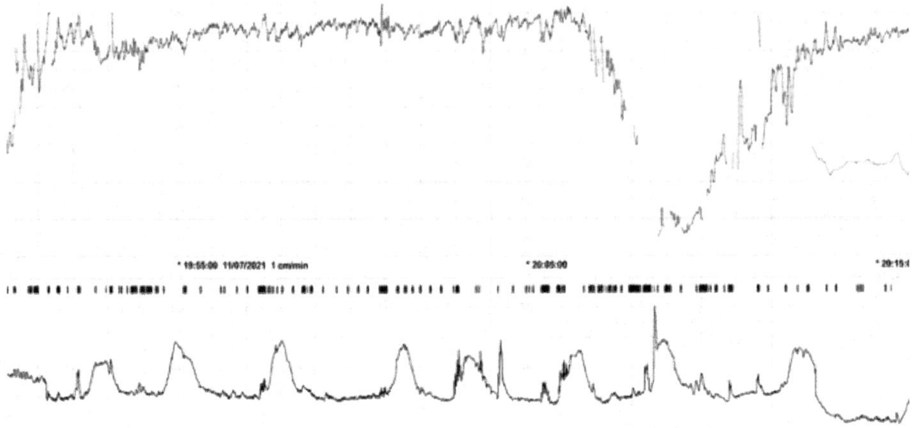

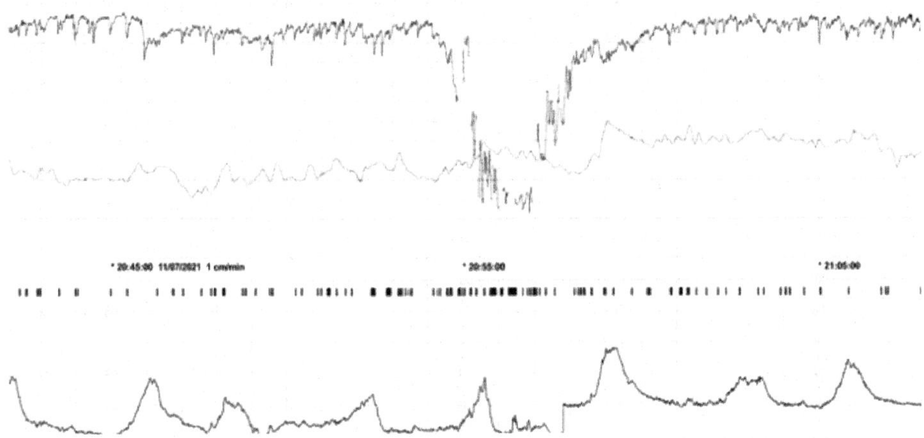

VALORACIÓN RCTG número 6		
Frecuencia cardíaca fetal	Línea de base	
	Variabilidad	
	Ascensos	
	Deceleraciones	
Dinámica uterina		
Clasificación RCTG		
Notas		

RCTG NÚMERO 7

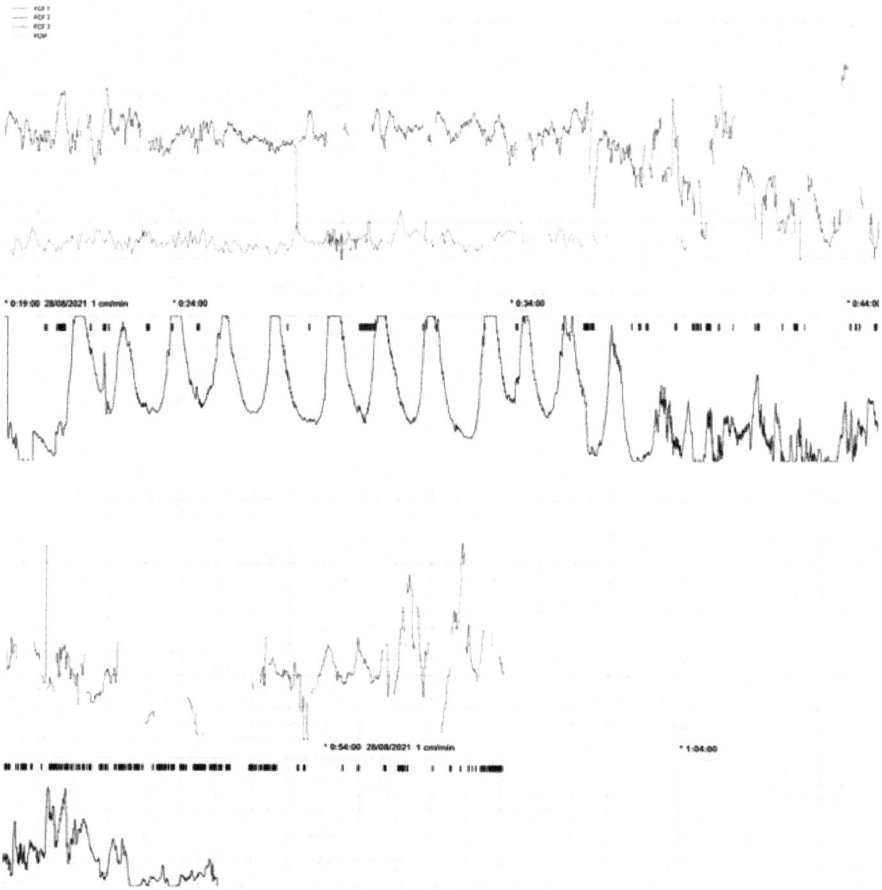

VALORACIÓN RCTG número 7		
Frecuencia cardíaca fetal	Línea de base	
	Variabilidad	
	Ascensos	
	Deceleraciones	
Dinámica uterina		
Clasificación RCTG		
Notas		

RCTG NÚMERO 8

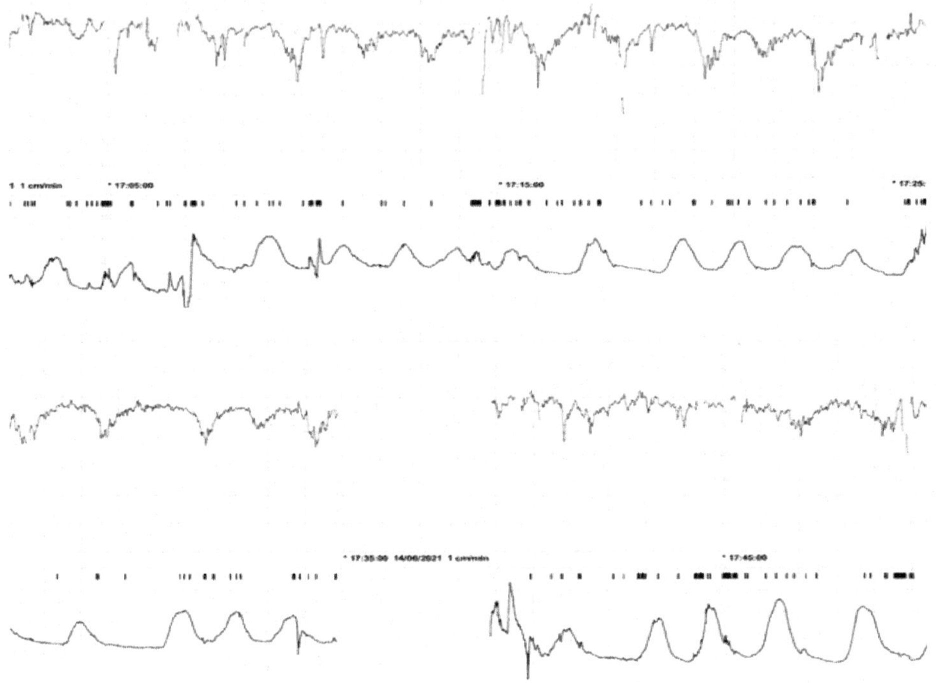

VALORACIÓN RCTG número 8		
Frecuencia cardíaca fetal	Línea de base	
	Variabilidad	
	Ascensos	
	Deceleraciones	
Dinámica uterina		
Clasificación RCTG		
Notas		

RCTG NÚMERO 9

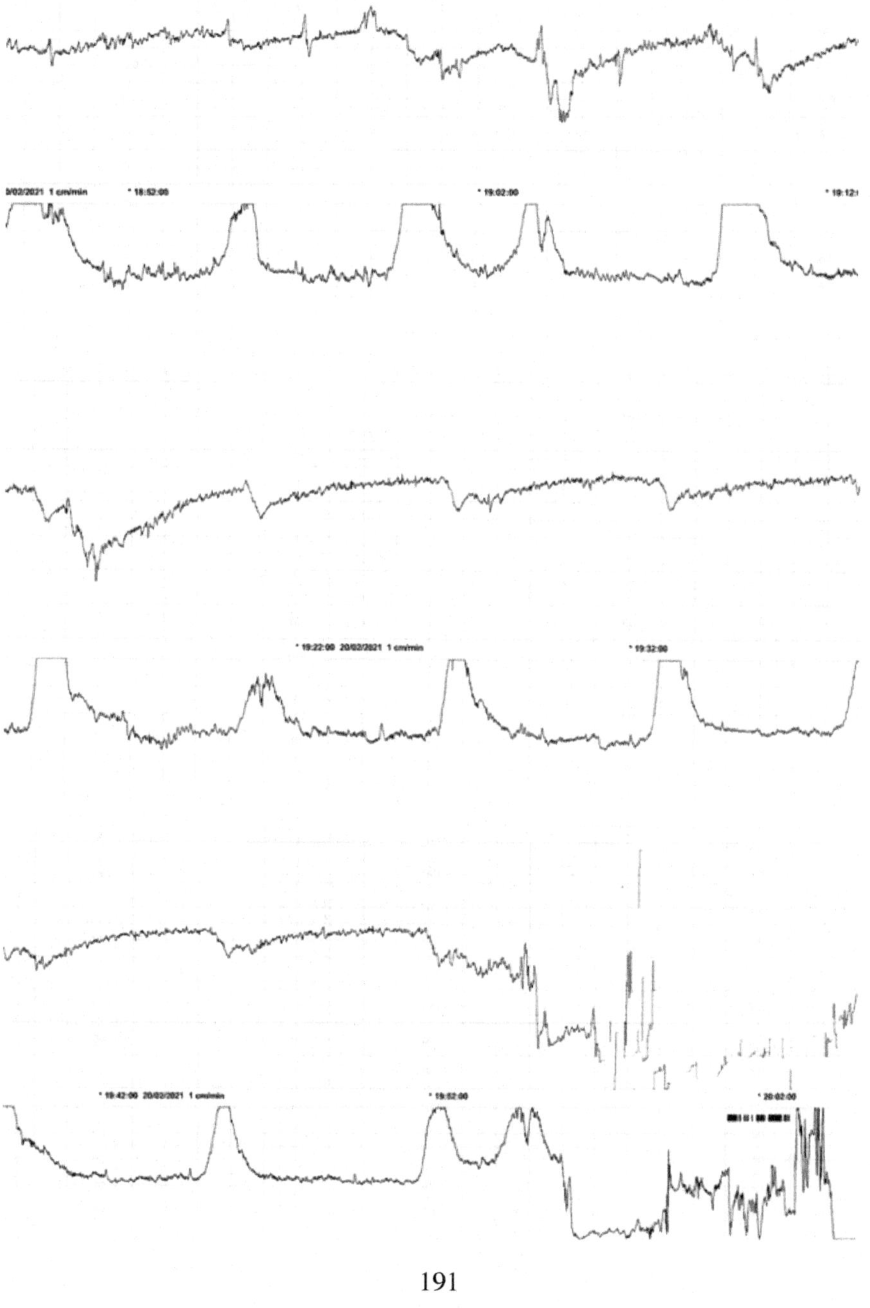

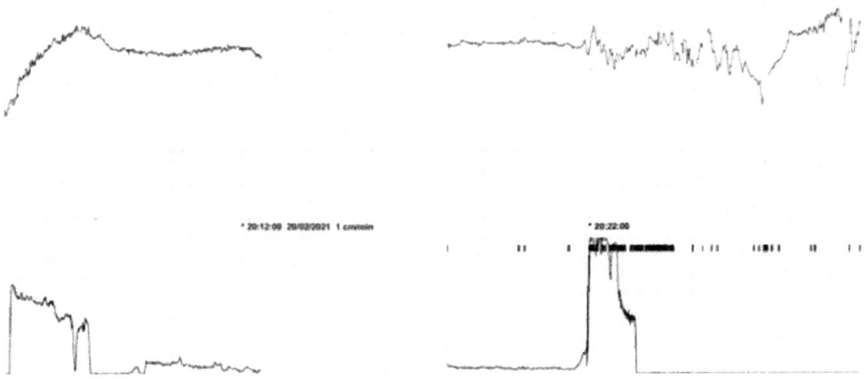

VALORACIÓN RCTG número 9		
Frecuencia cardíaca fetal	Línea de base	
	Variabilidad	
	Ascensos	
	Deceleraciones	
Dinámica uterina		
Clasificación RCTG		
Notas		

RCTG NÚMERO 10

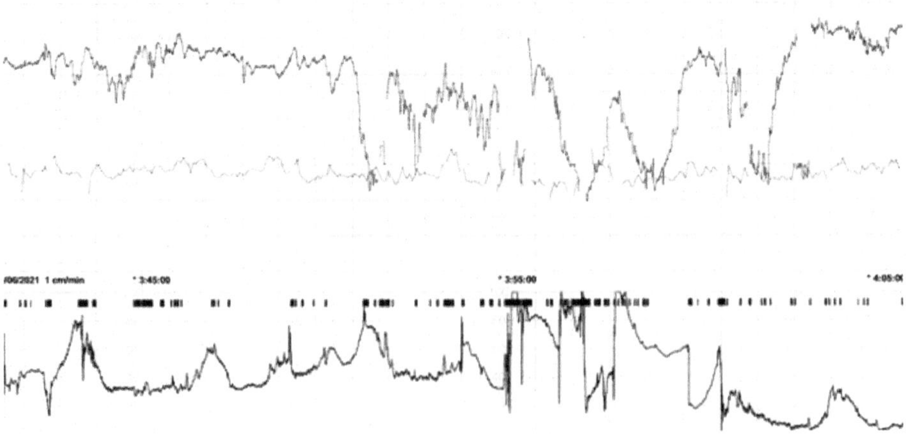

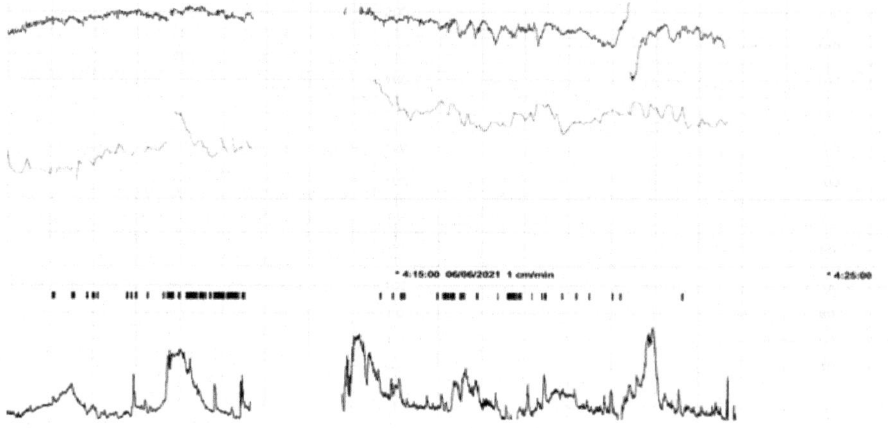

VALORACIÓN RCTG número 10		
Frecuencia cardíaca fetal	Línea de base	
	Variabilidad	
	Ascensos	
	Deceleraciones	
Dinámica uterina		
Clasificación RCTG		
Notas		

RCTG NÚMERO 11

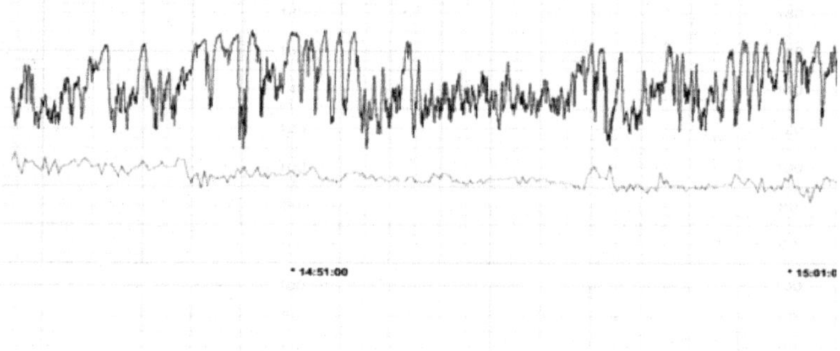

VALORACIÓN RCTG número 11		
Frecuencia cardíaca fetal	Línea de base	
	Variabilidad	
	Ascensos	
	Deceleraciones	
Dinámica uterina		
Clasificación RCTG		
Notas		

RCTG NÚMERO 12

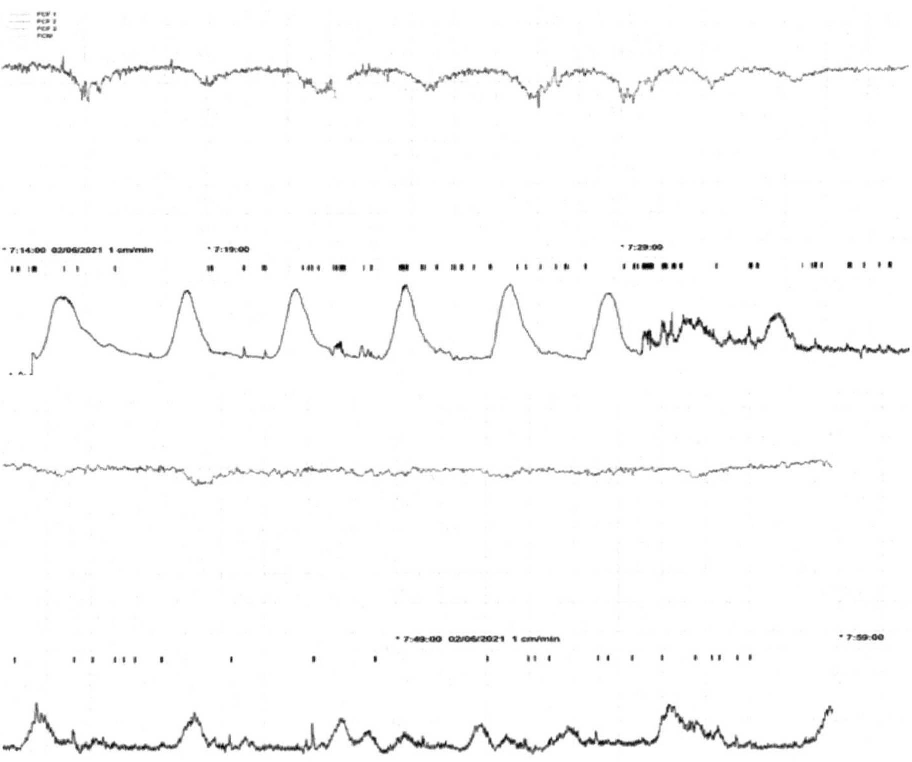

VALORACIÓN RCTG número 12		
Frecuencia cardíaca fetal	Línea de base	
	Variabilidad	
	Ascensos	
	Deceleraciones	
Dinámica uterina		
Clasificación RCTG		
Notas		

RCTG NÚMERO 13

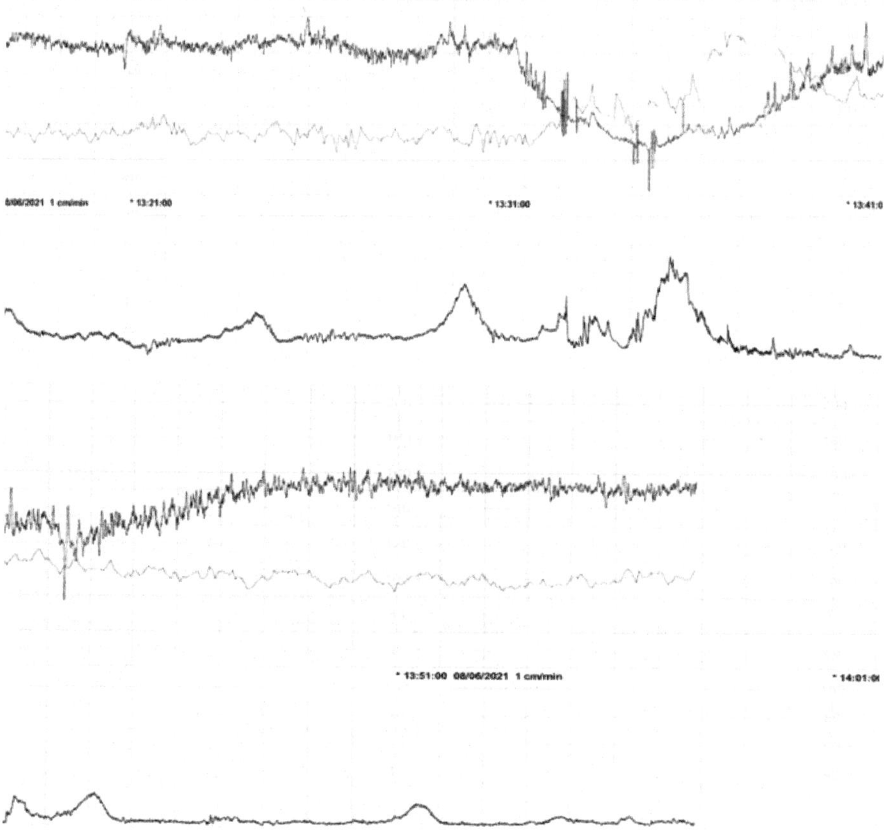

VALORACIÓN RCTG número 13		
Frecuencia cardíaca fetal	Línea de base	
	Variabilidad	
	Ascensos	
	Deceleraciones	
Dinámica uterina		
Clasificación RCTG		
Notas		

RCTG NÚMERO 14

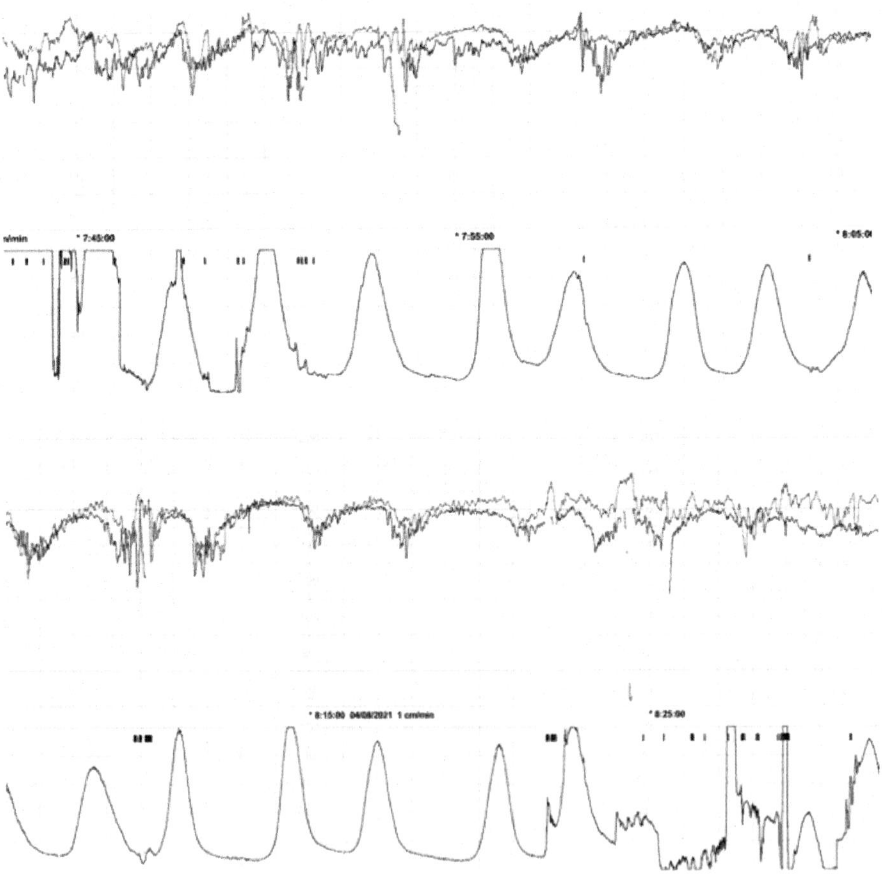

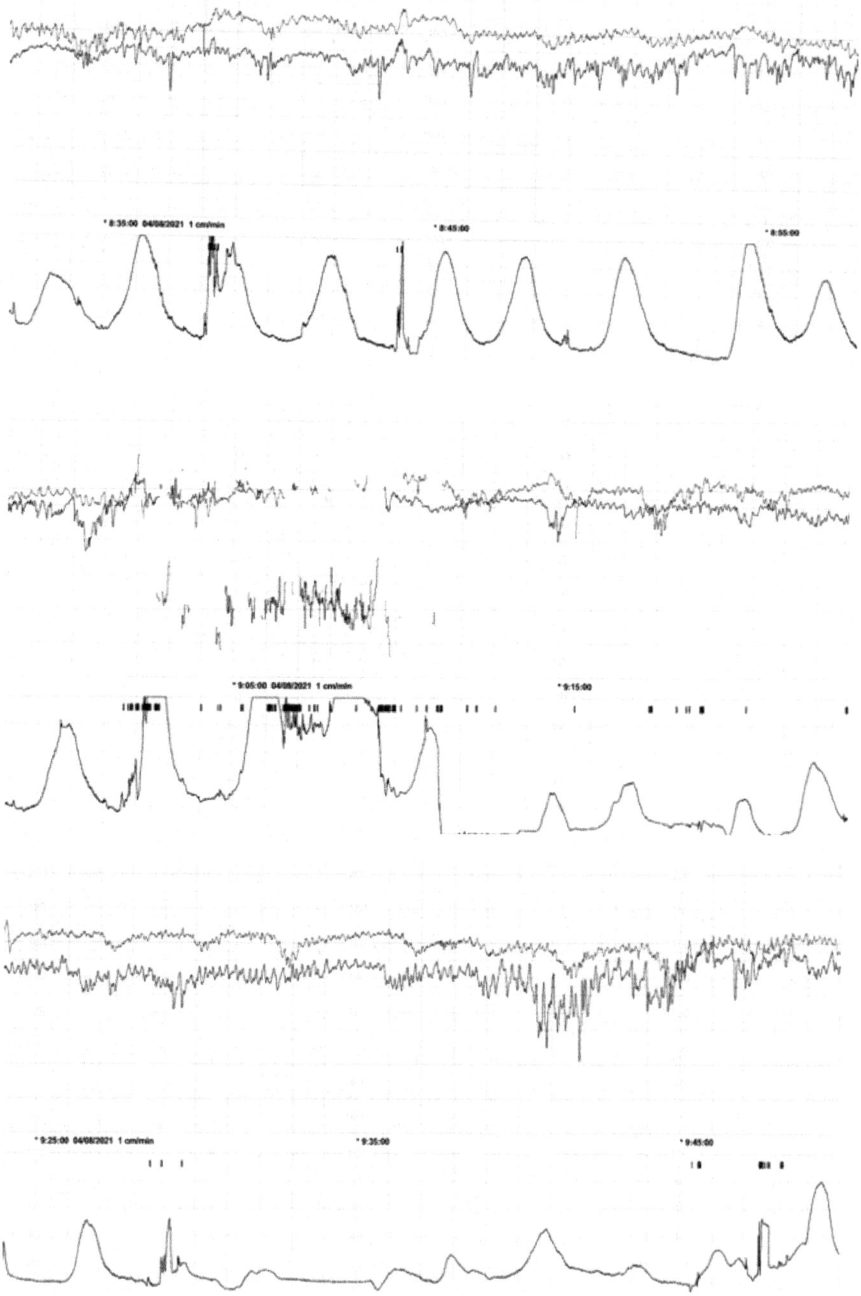
8:35:00 04/08/2021 1 cm/min
8:45:00
8:55:00
9:05:00 04/08/2021 1 cm/min
9:15:00
9:25:00 04/08/2021 1 cm/min
9:35:00
9:45:00

VALORACIÓN RCTG número 14		
Frecuencia cardíaca fetal	Línea de base	
	Variabilidad	
	Ascensos	
	Deceleraciones	
Dinámica uterina		
Clasificación RCTG		
Notas		

RCTG NÚMERO 15

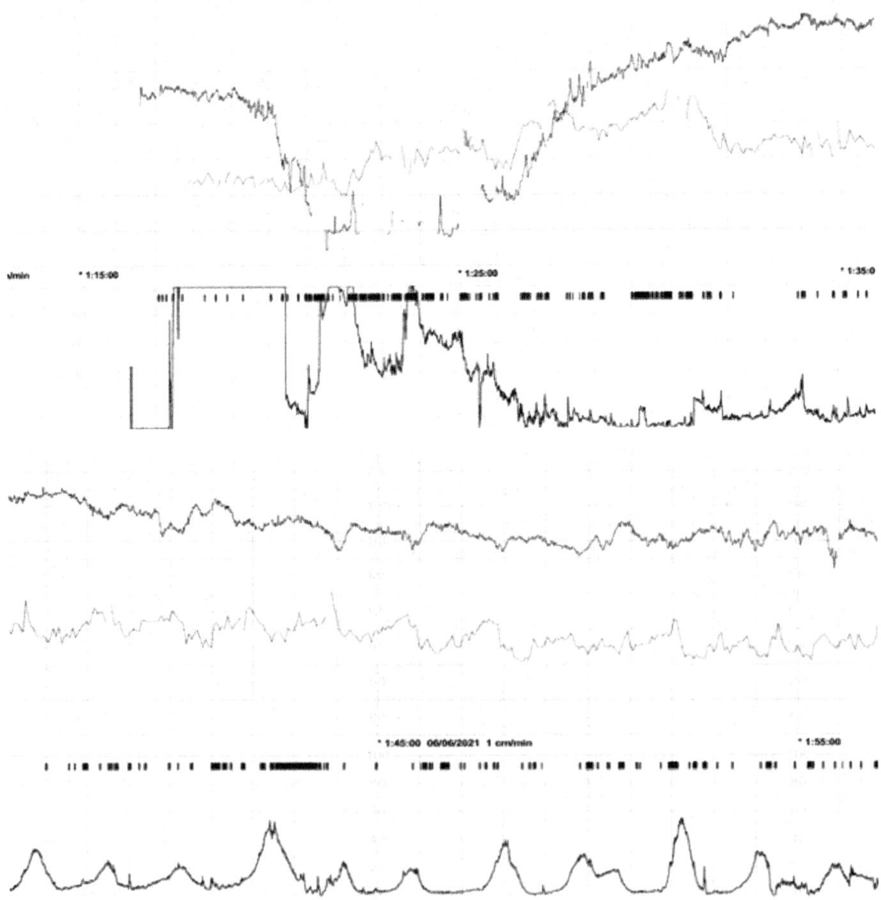

VALORACIÓN RCTG número 15		
Frecuencia cardíaca fetal	Línea de base	
	Variabilidad	
	Ascensos	
	Deceleraciones	
Dinámica uterina		
Clasificación RCTG		
Notas		

RCTG NÚMERO 16

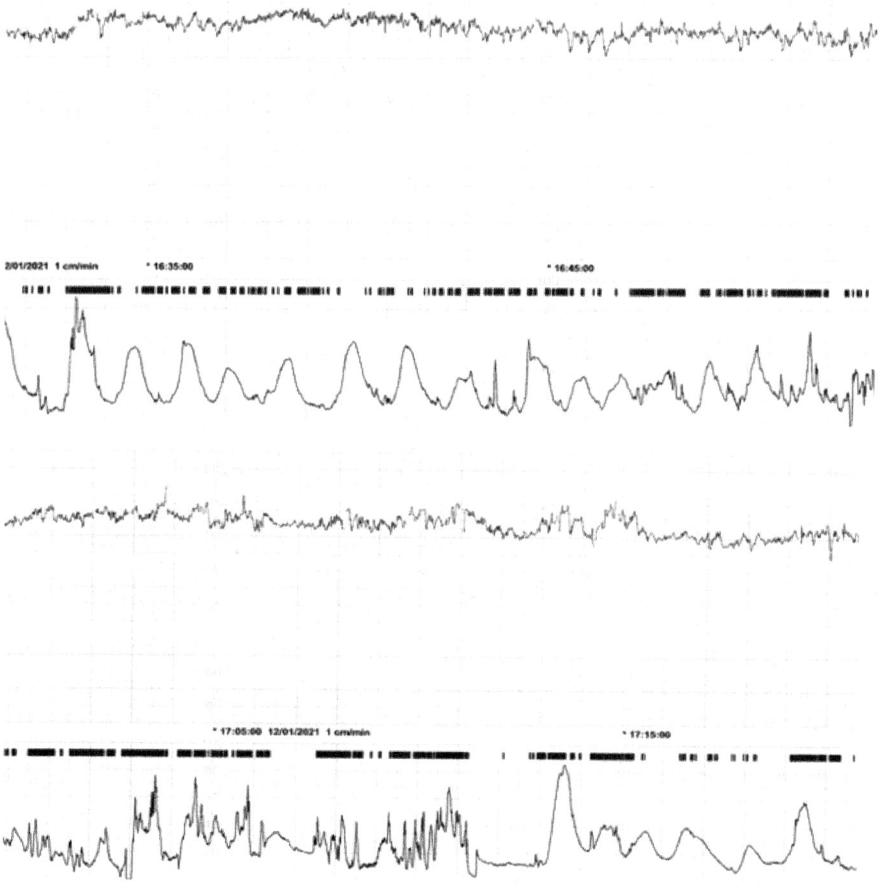

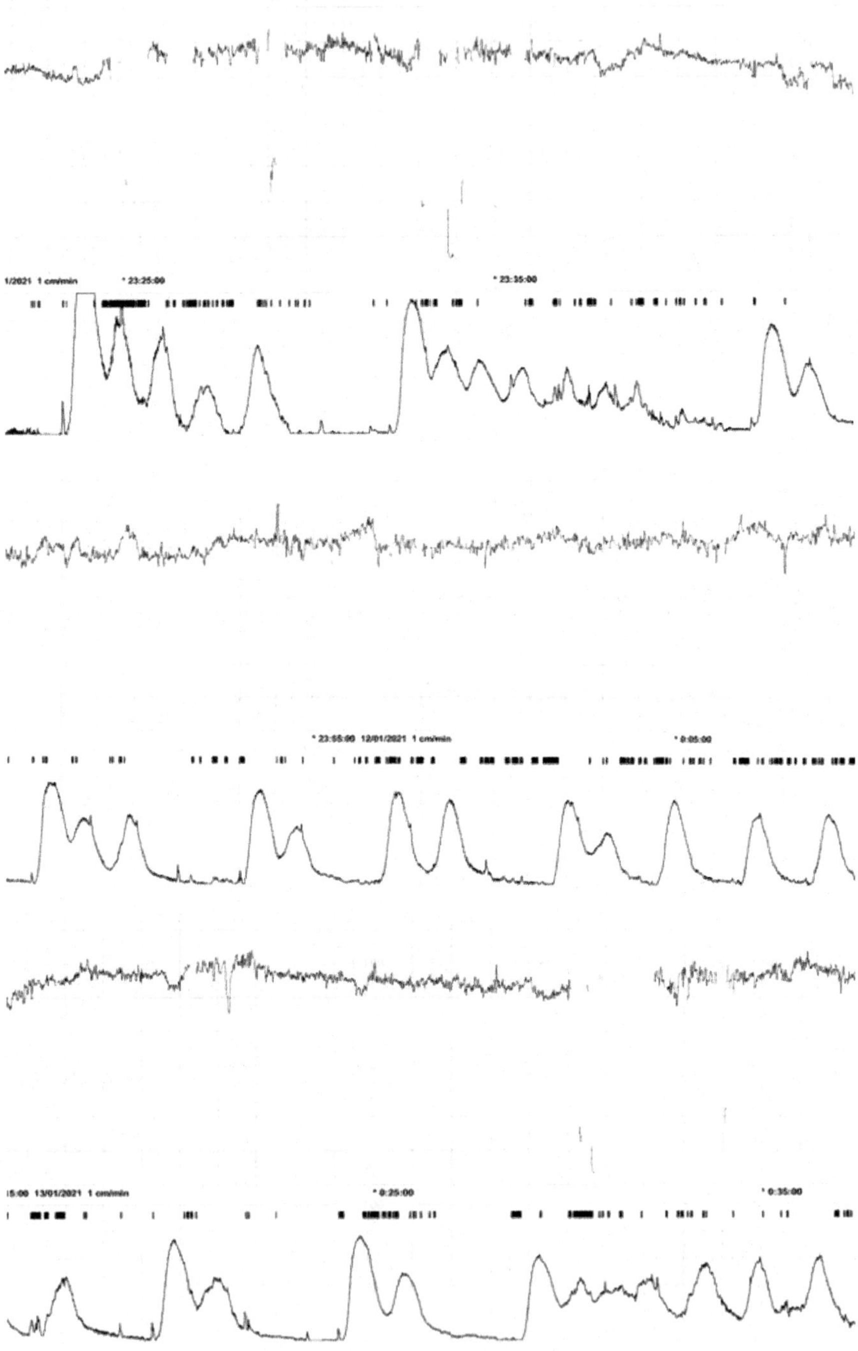
1/2021 1 cm/min
* 23:25:00
* 23:35:00
* 23:55:00 12/01/2021 1 cm/min
* 0:05:00
15:00 13/01/2021 1 cm/min
* 0:25:00
* 0:35:00

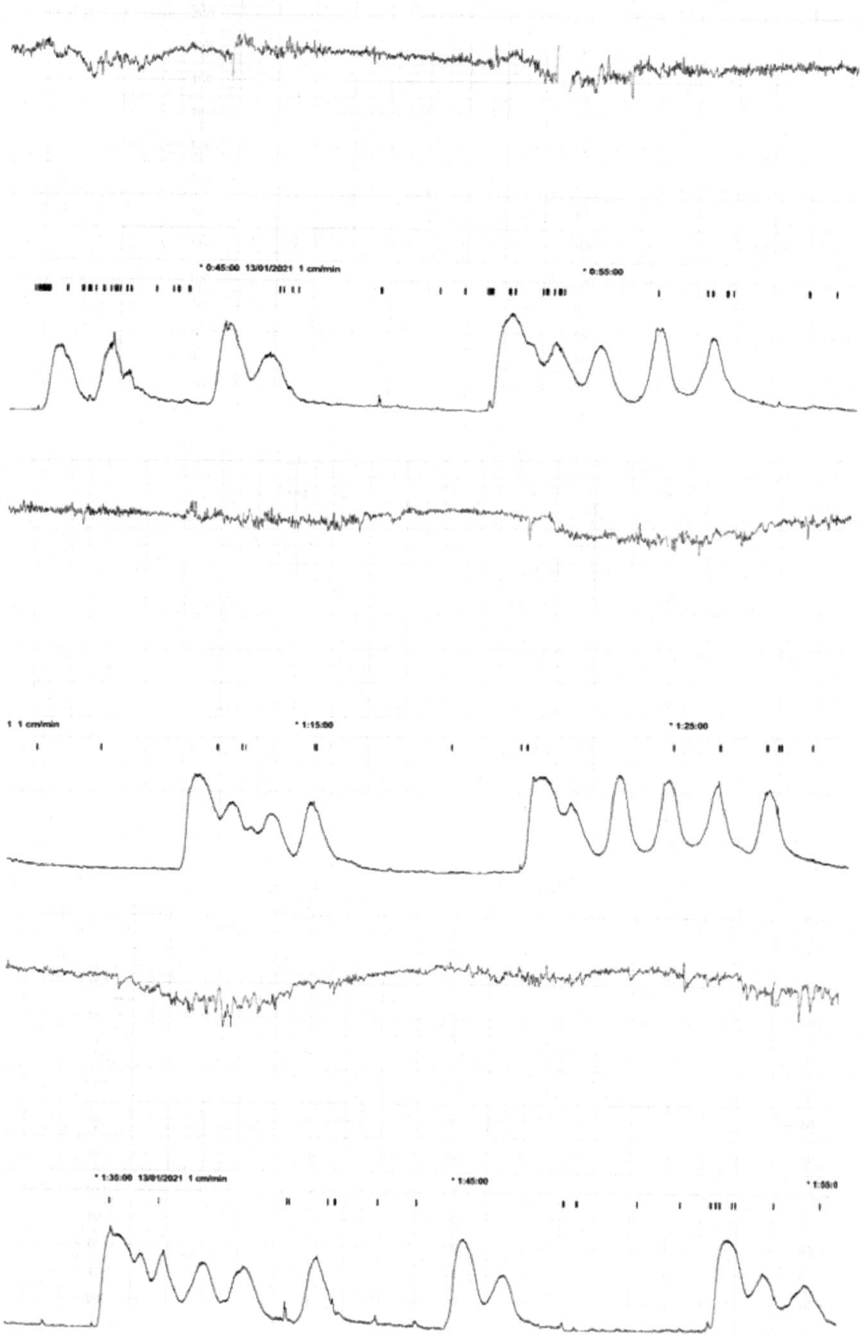
* 0:45:00 13/01/2021 1 cm/min
* 0:55:00
1 1 cm/min
* 1:15:00
* 1:25:00
* 1:35:00 13/01/2021 1 cm/min
* 1:45:00
* 1:55:0

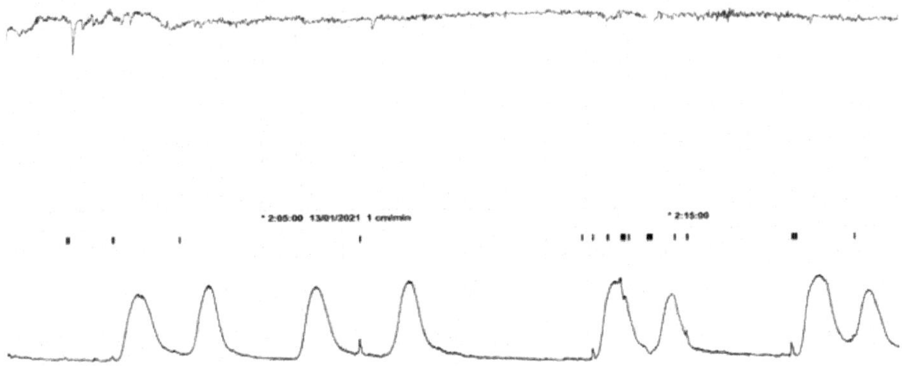

VALORACIÓN RCTG número 16		
Frecuencia cardíaca fetal	Línea de base	
	Variabilidad	
	Ascensos	
	Deceleraciones	
Dinámica uterina		
Clasificación RCTG		
Notas		

RCTG NÚMERO 17

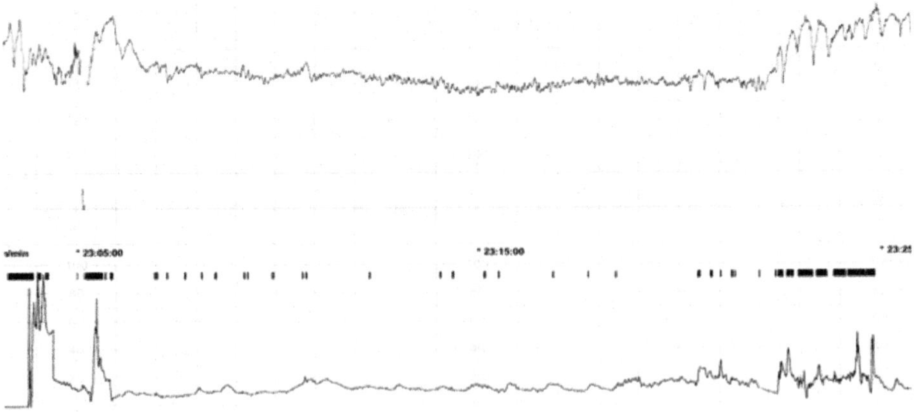

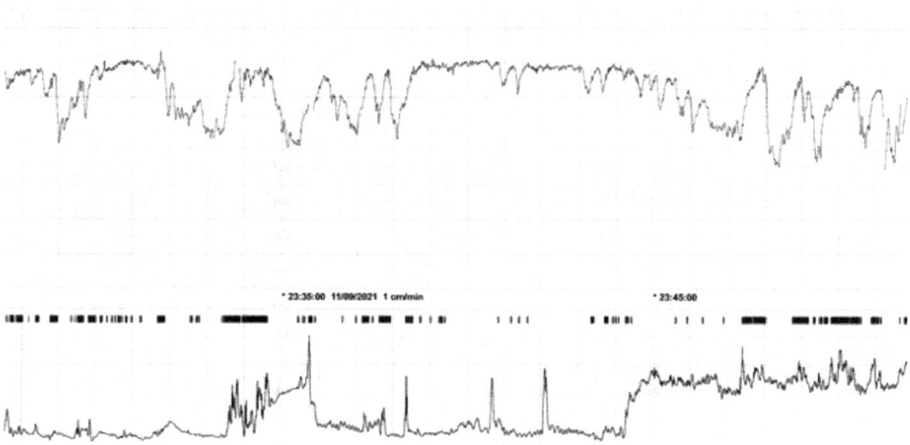

VALORACIÓN RCTG número 17		
Frecuencia cardíaca fetal	Línea de base	
	Variabilidad	
	Ascensos	
	Deceleraciones	
Dinámica uterina		
Clasificación RCTG		
Notas		

RCTG NÚMERO 18

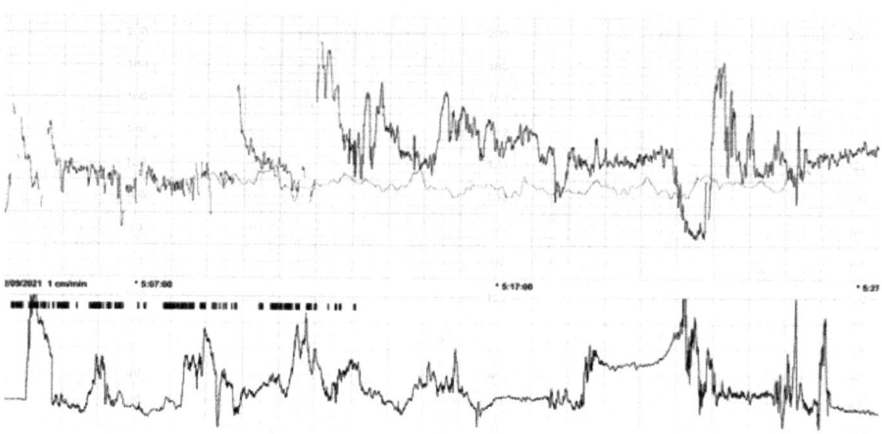

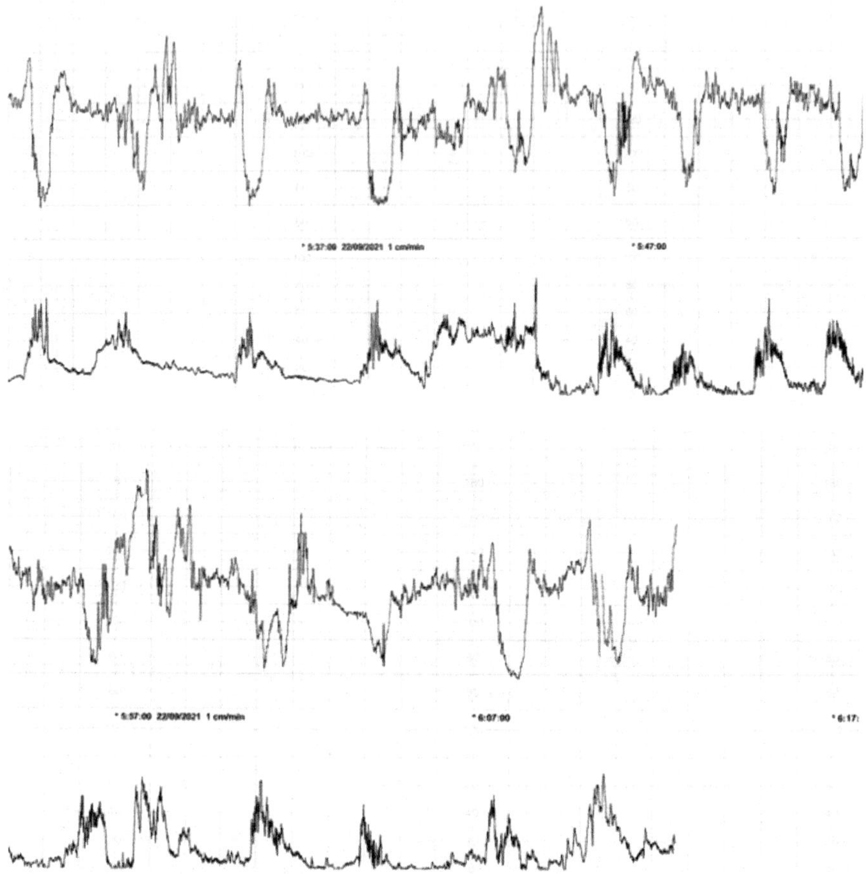

VALORACIÓN RCTG número 18		
Frecuencia cardíaca fetal	Línea de base	
	Variabilidad	
	Ascensos	
	Deceleraciones	
Dinámica uterina		
Clasificación RCTG		
Notas		

RCTG NÚMERO 19

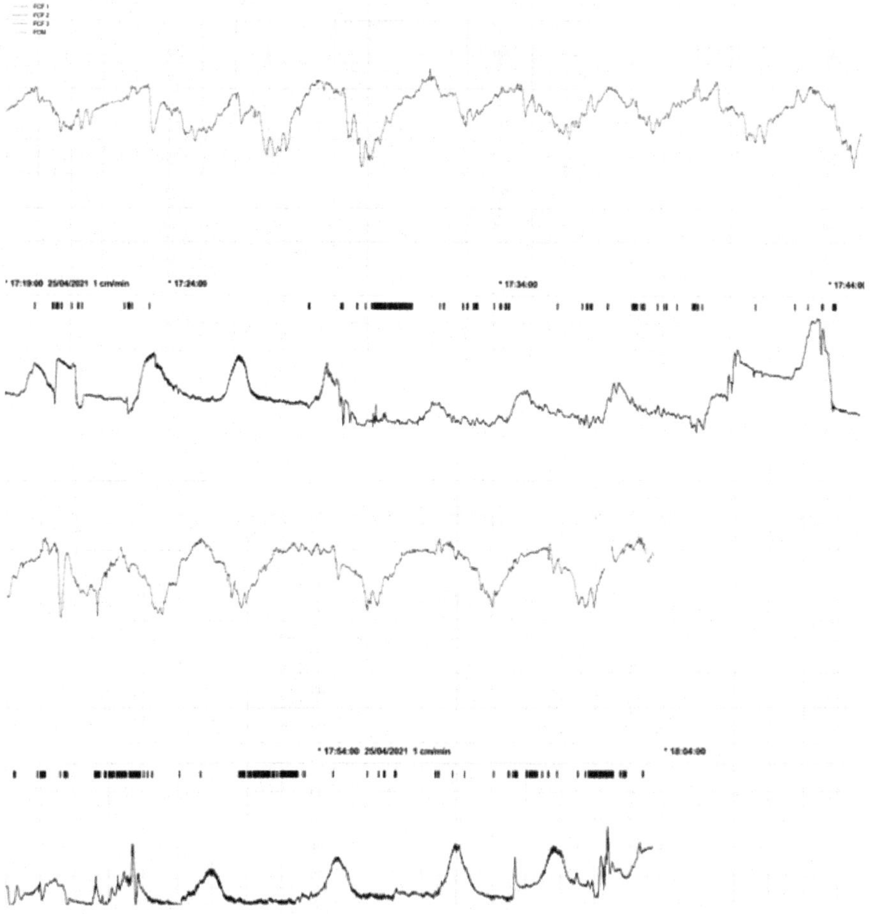

VALORACIÓN RCTG número 19		
Frecuencia cardíaca fetal	Línea de base	
	Variabilidad	
	Ascensos	
	Deceleraciones	
Dinámica uterina		
Clasificación RCTG		
Notas		

RCTG NÚMERO 20

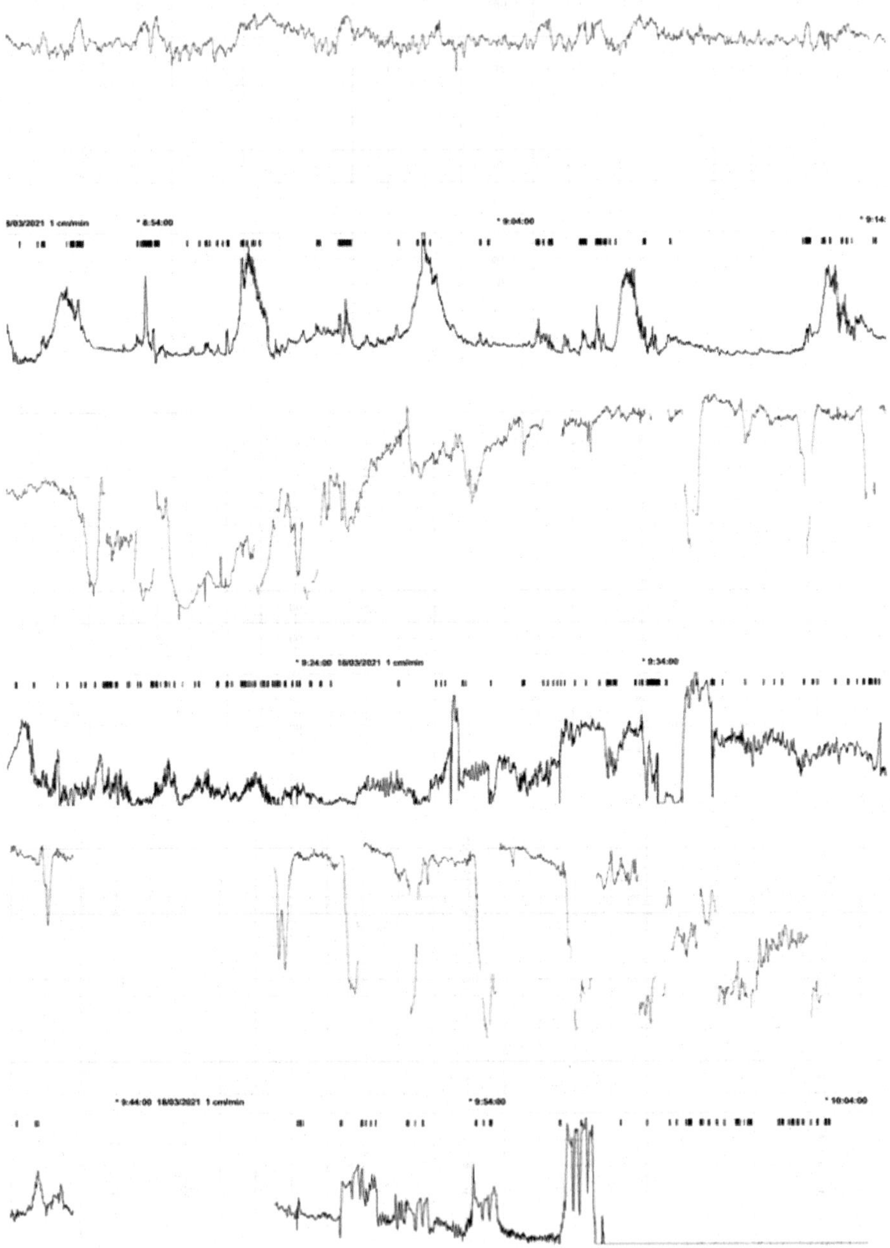

VALORACIÓN RCTG número 20		
Frecuencia cardíaca fetal	Línea de base	
	Variabilidad	
	Ascensos	
	Deceleraciones	
Dinámica uterina		
Clasificación RCTG		
Notas		

RCTG NÚMERO 21

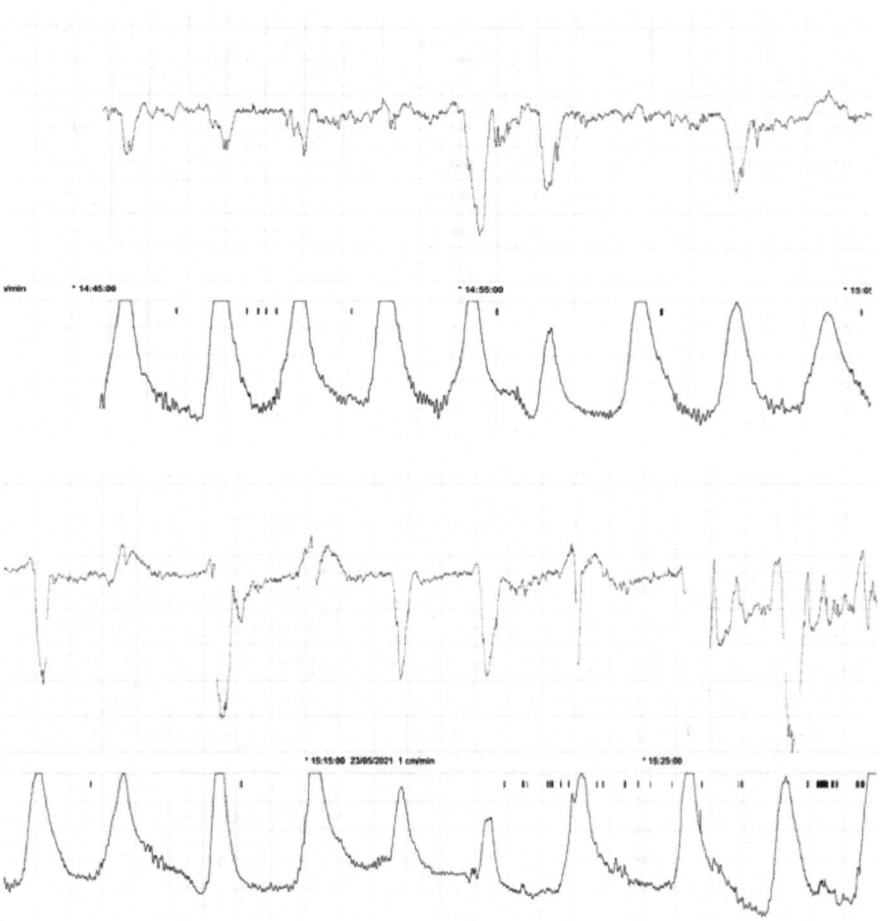

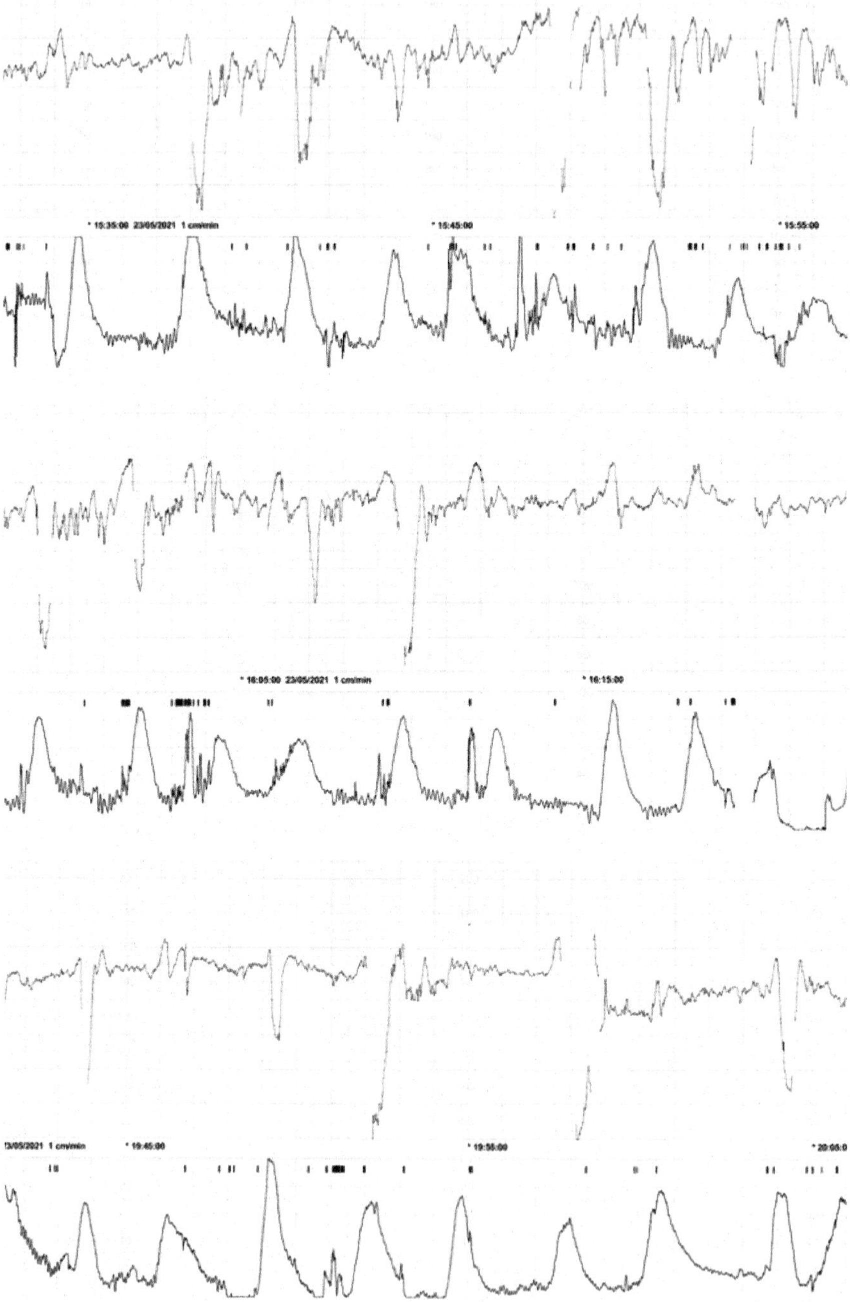
15:35:00 23/05/2021 1 cm/min
15:45:00
15:55:00
16:05:00 23/05/2021 1 cm/min
16:15:00
23/05/2021 1 cm/min
19:45:00
19:55:00
20:05:0

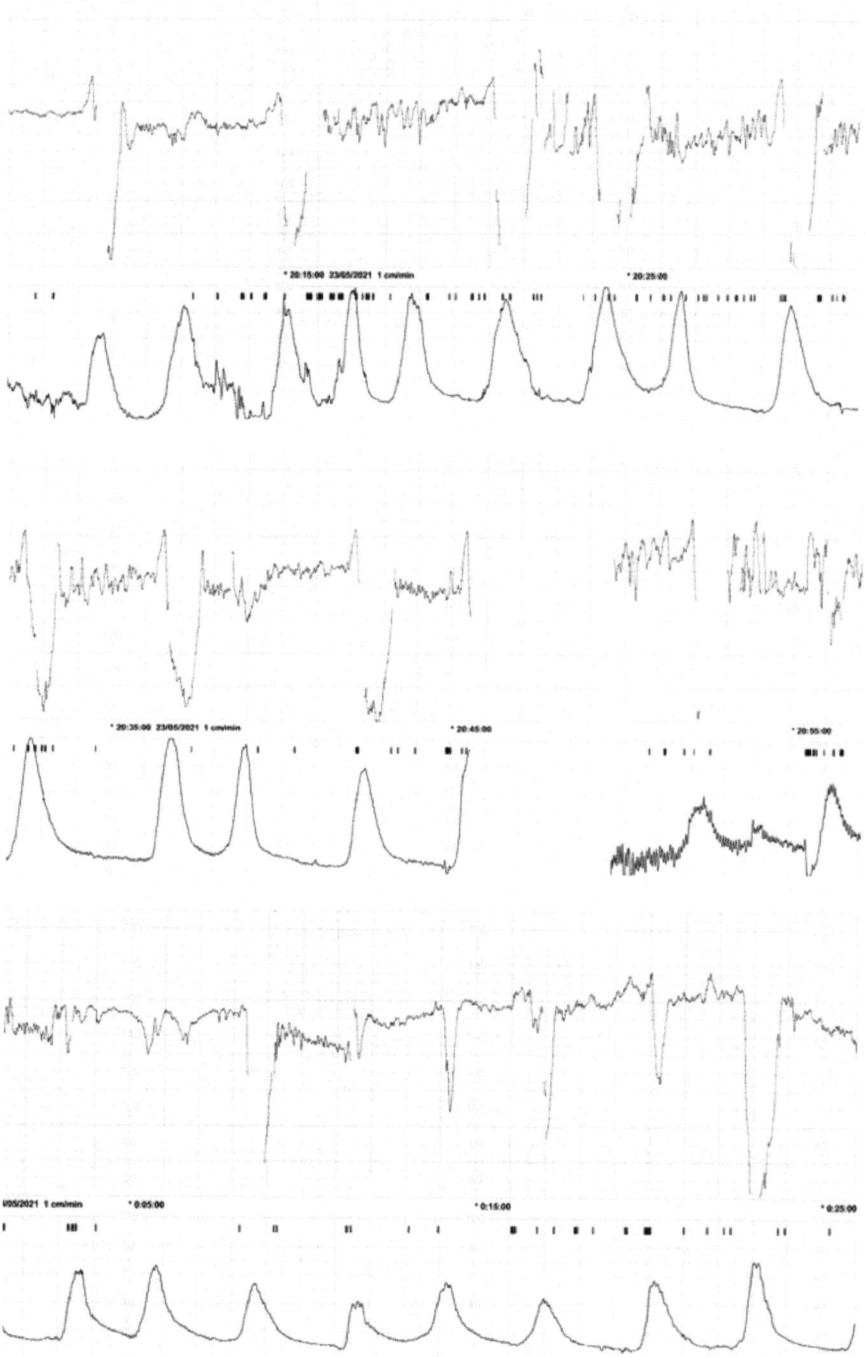
* 20:15:00 23/05/2021 1 cm/min
* 20:25:00
* 20:35:00 23/05/2021 1 cm/min
* 20:45:00
* 20:55:00
/05/2021 1 cm/min
* 0:05:00
* 0:15:00
* 0:25:00

VALORACIÓN RCTG número 21		
Frecuencia cardíaca fetal	Línea de base	
	Variabilidad	
	Ascensos	
	Deceleraciones	
Dinámica uterina		
Clasificación RCTG		
Notas		

RCTG NÚMERO 22

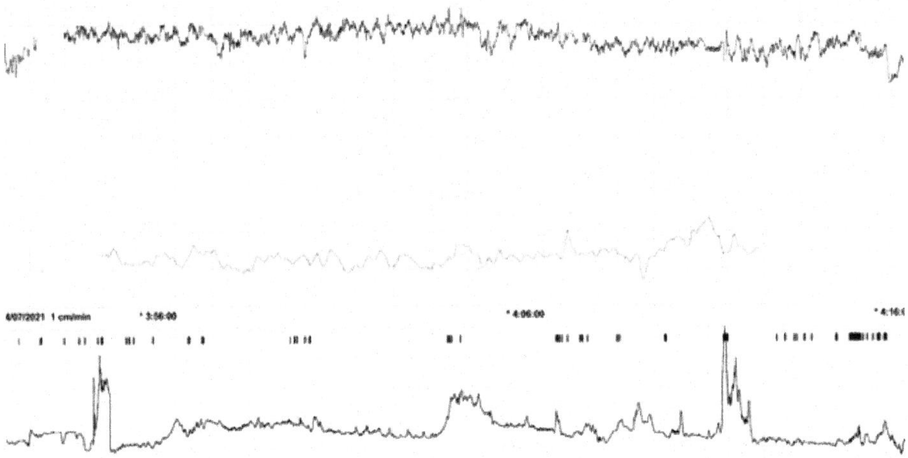

VALORACIÓN RCTG número 22		
Frecuencia cardíaca fetal	Línea de base	
	Variabilidad	
	Ascensos	
	Deceleraciones	
Dinámica uterina		
Clasificación RCTG		
Notas		

RCTG NÚMERO 23

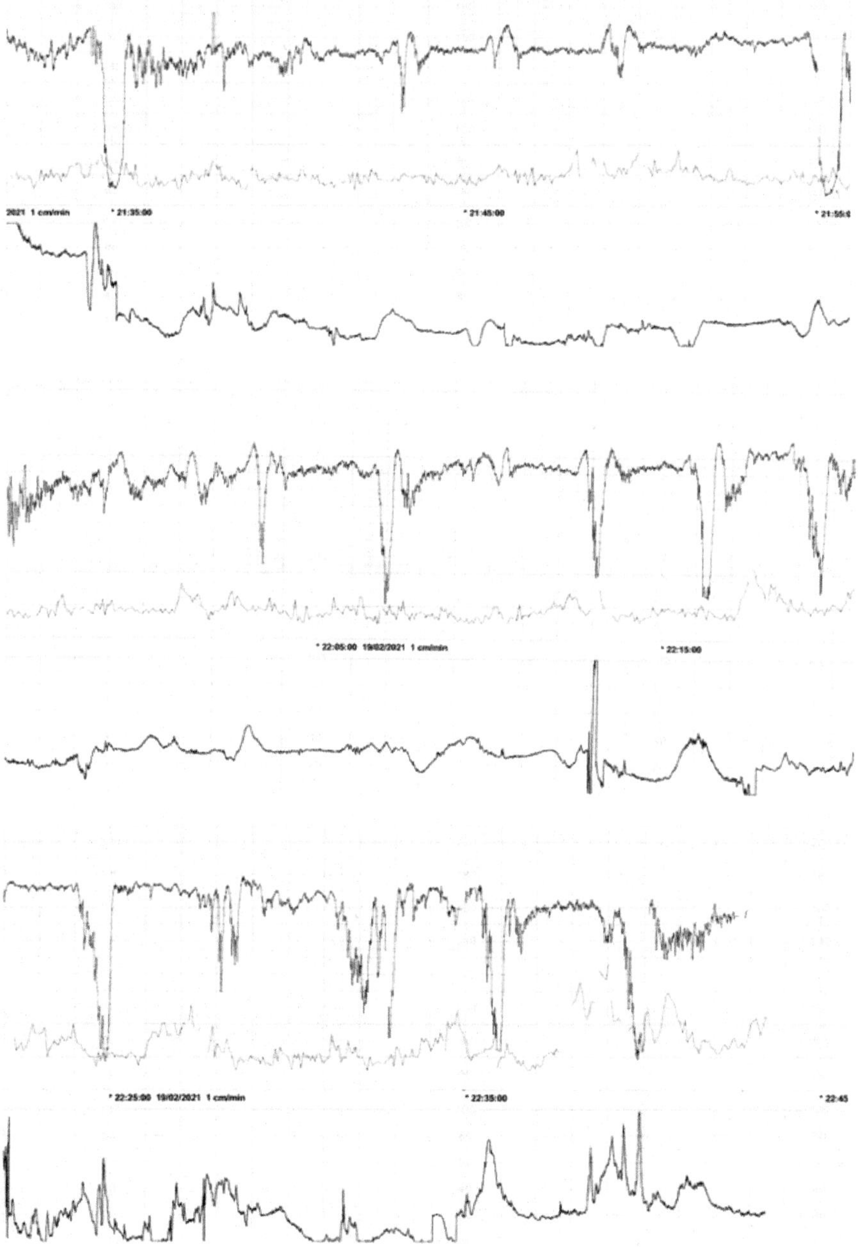

VALORACIÓN RCTG número 23		
Frecuencia cardíaca fetal	Línea de base	
	Variabilidad	
	Ascensos	
	Deceleraciones	
Dinámica uterina		
Clasificación RCTG		
Notas		

RCTG NÚMERO 24

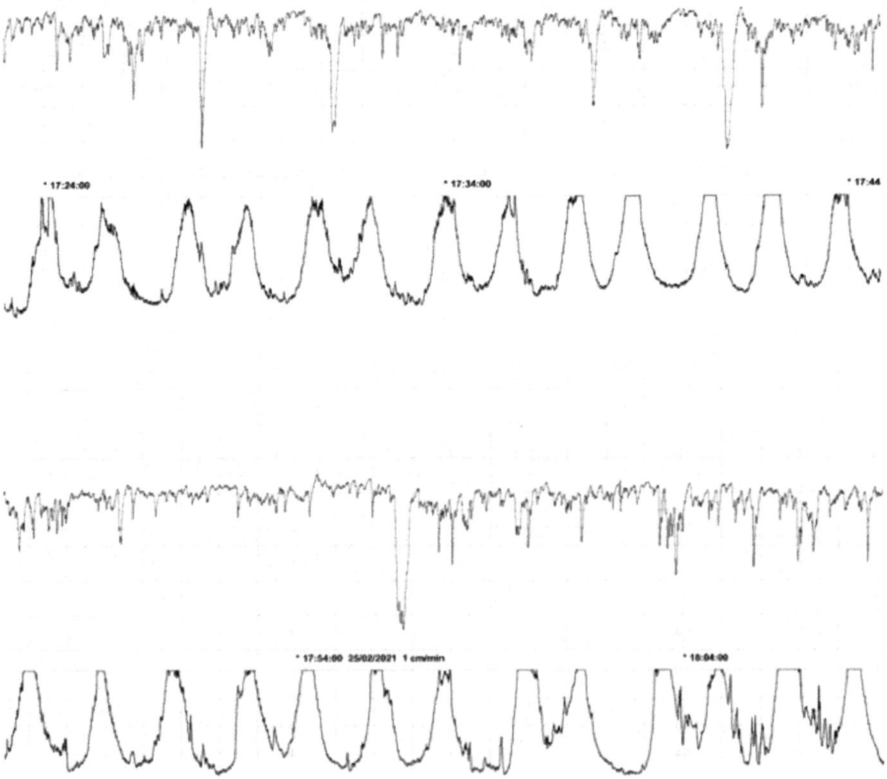

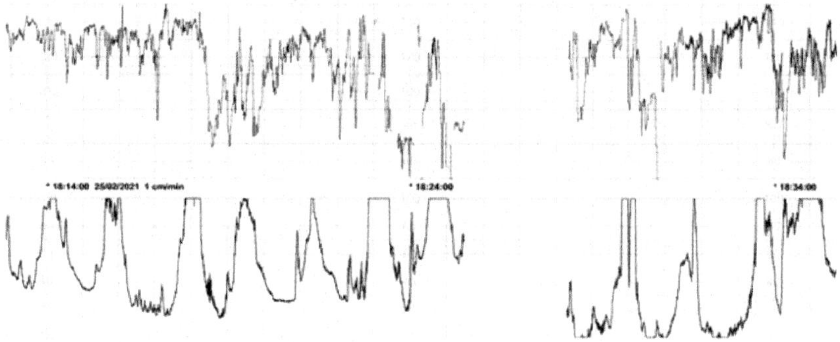
* 18:14:00 25/02/2021 1 cm/min
* 18:24:00
* 18:34:00

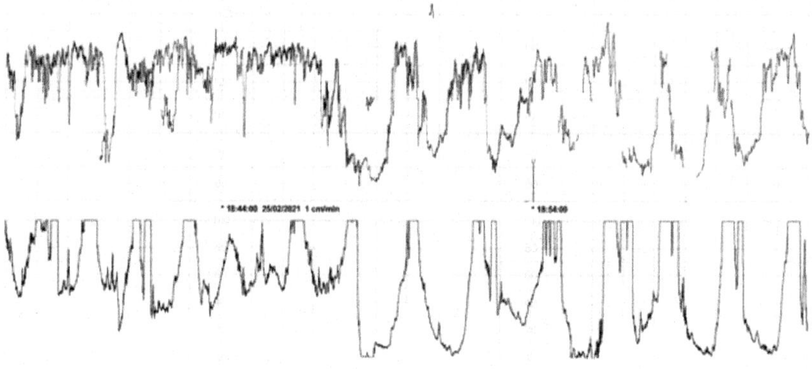
* 18:44:00 25/02/2021 1 cm/min
* 18:54:00

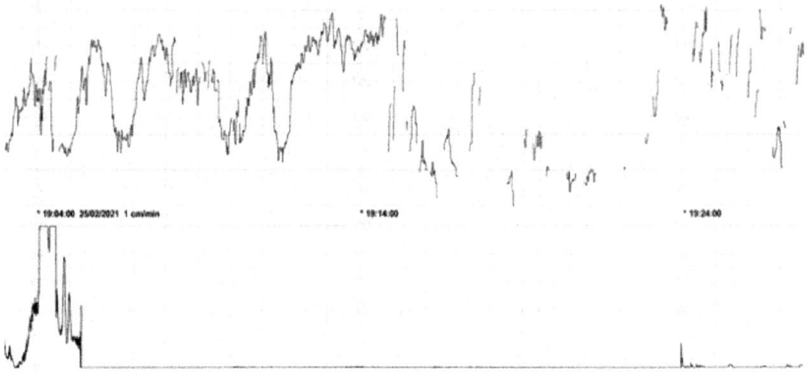
* 19:04:00 25/02/2021 1 cm/min
* 19:14:00
* 19:24:00

VALORACIÓN RCTG número 24		
Frecuencia cardíaca fetal	Línea de base	
	Variabilidad	
	Ascensos	
	Deceleraciones	
Dinámica uterina		
Clasificación RCTG		
Notas		

RCTG NÚMERO 25

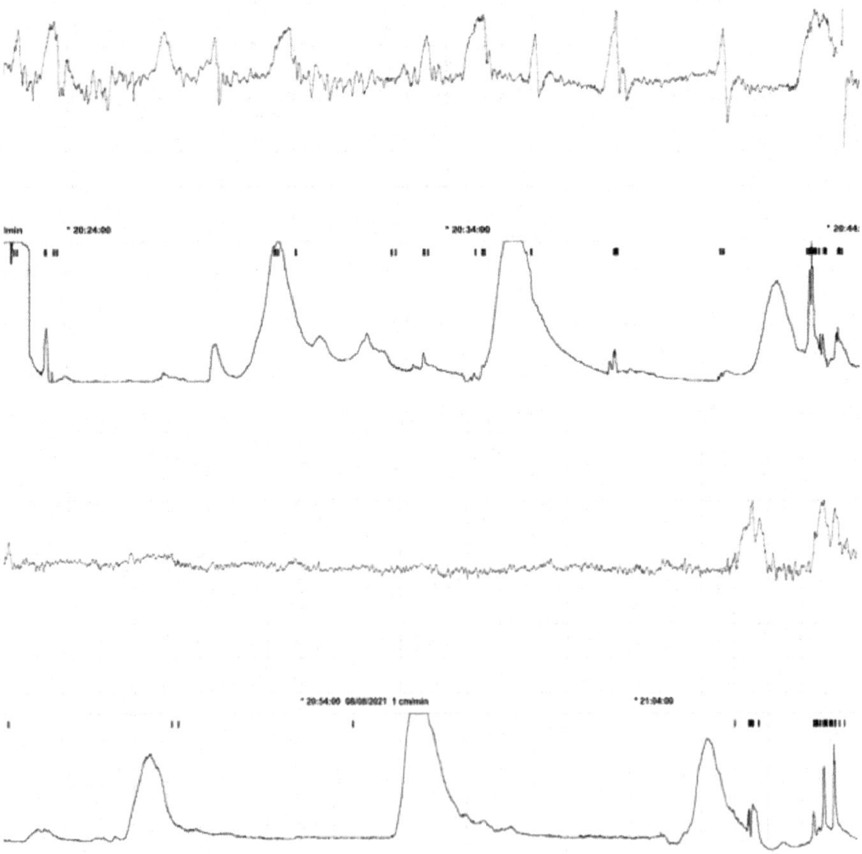

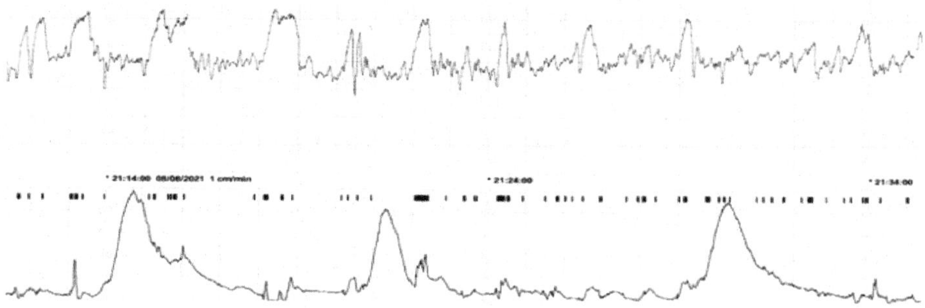

VALORACIÓN RCTG número 25		
Frecuencia cardíaca fetal	Línea de base	
	Variabilidad	
	Ascensos	
	Deceleraciones	
Dinámica uterina		
Clasificación RCTG		
Notas		

RCTG NÚMERO 26

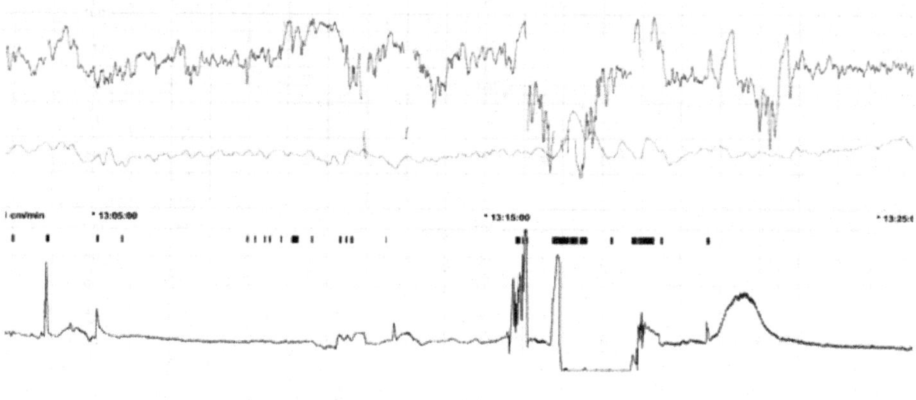

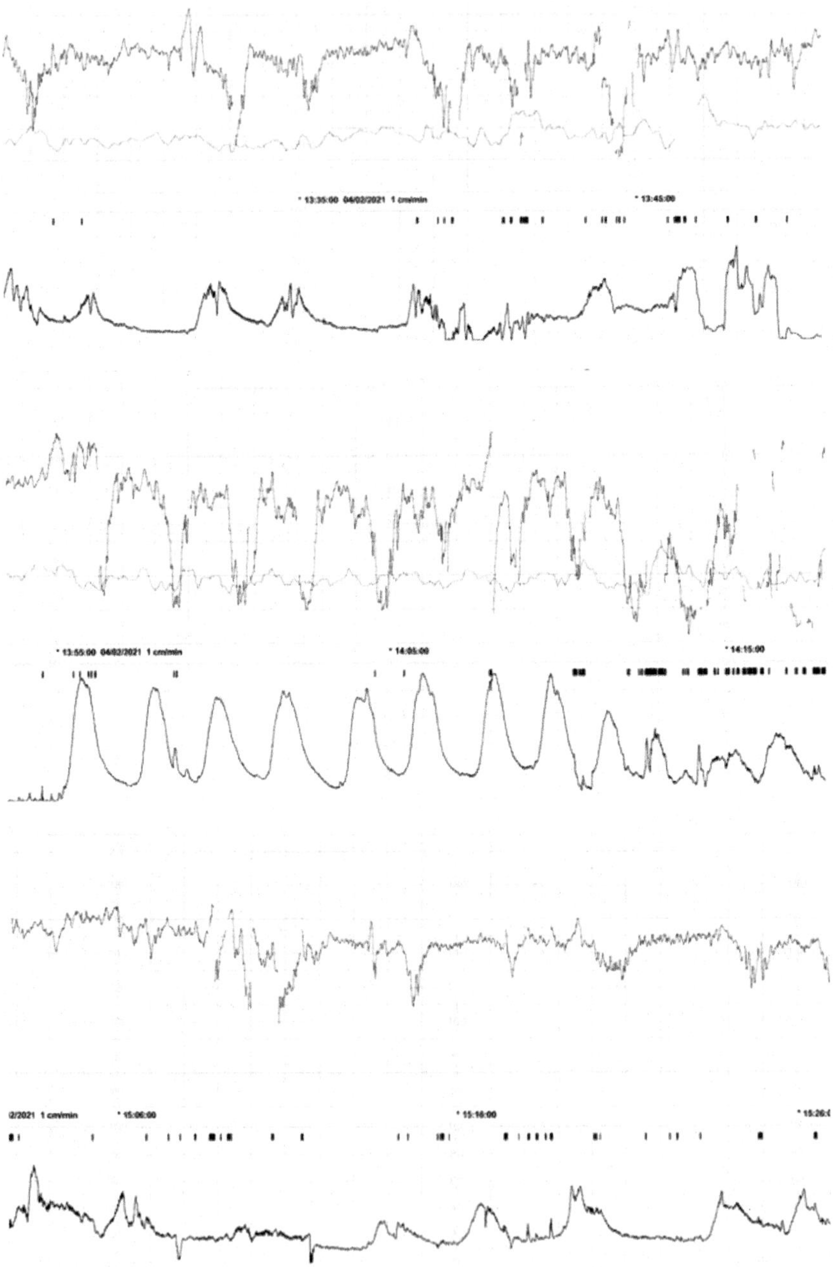
13:35:00 04/02/2021 1 cm/min
13:45:00
13:55:00 04/02/2021 1 cm/min
14:05:00
14:15:00
15:06:00
15:16:00

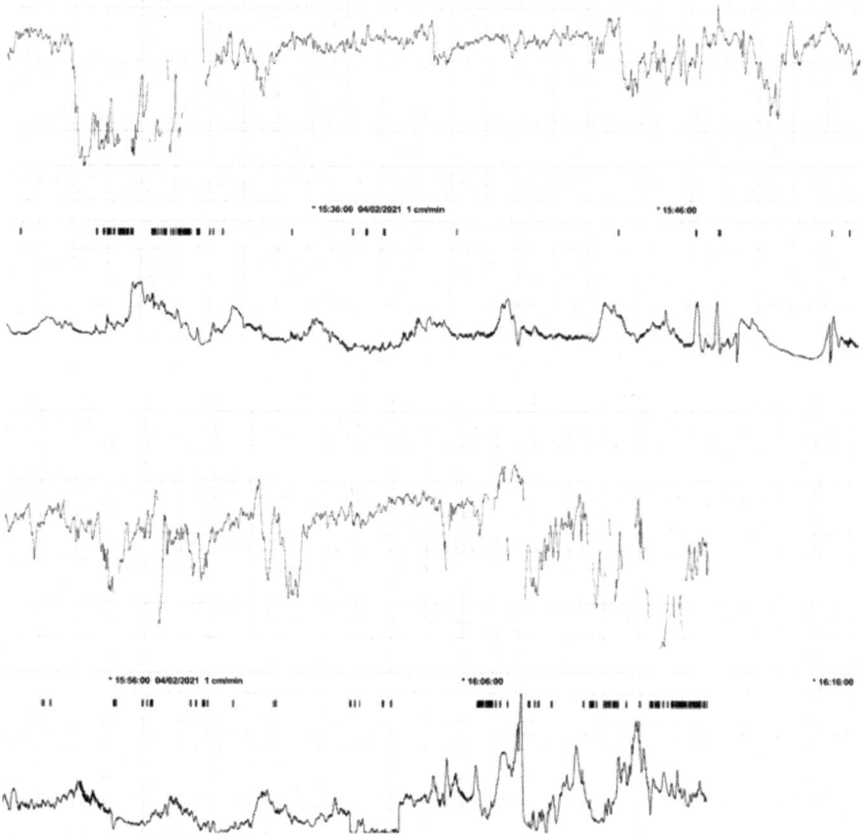

VALORACIÓN RCTG número 26		
Frecuencia cardíaca fetal	Línea de base	
	Variabilidad	
	Ascensos	
	Deceleraciones	
Dinámica uterina		
Clasificación RCTG		
Notas		

RCTG NÚMERO 27

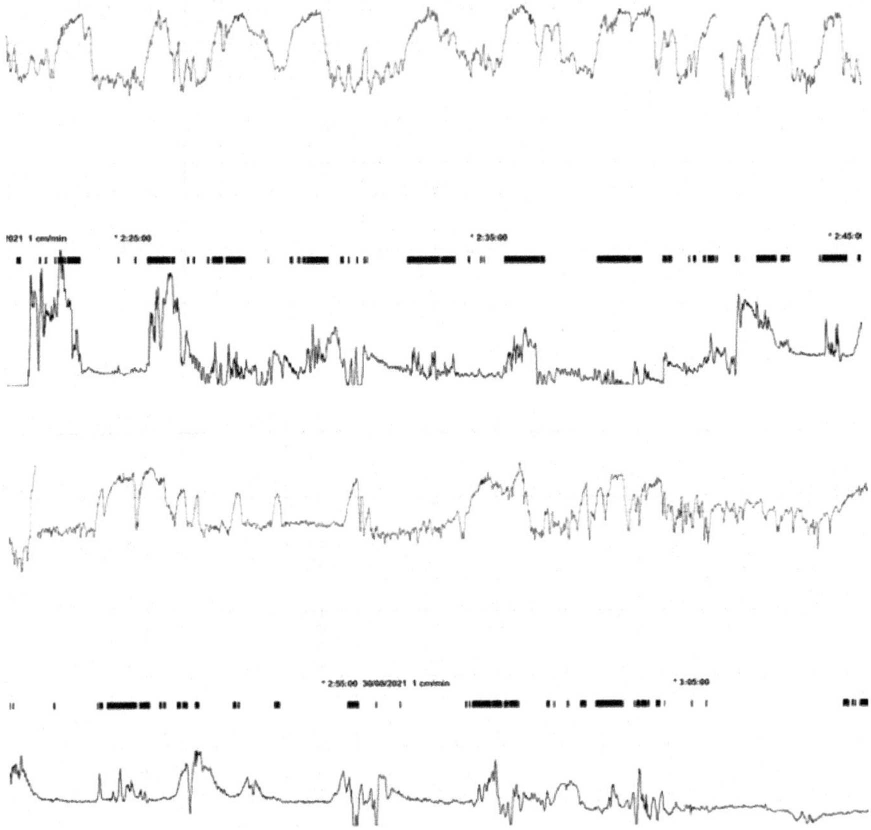

VALORACIÓN RCTG número 27		
Frecuencia cardíaca fetal	Línea de base	
	Variabilidad	
	Ascensos	
	Deceleraciones	
Dinámica uterina		
Clasificación RCTG		
Notas		

RCTG NÚMERO 28

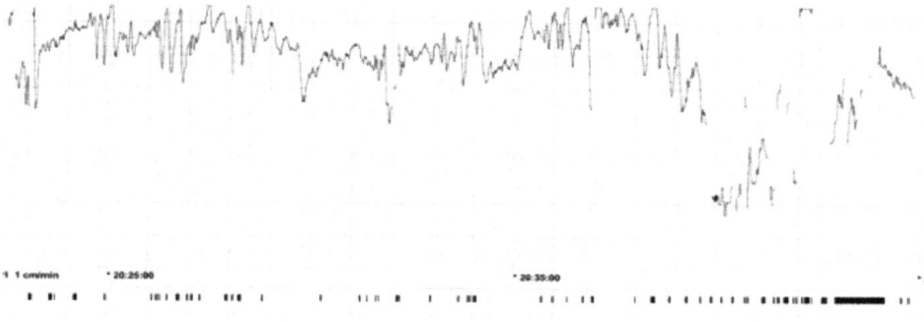

VALORACIÓN RCTG número 28		
Frecuencia cardíaca fetal	Línea de base	
	Variabilidad	
	Ascensos	
	Deceleraciones	
Dinámica uterina		
Clasificación RCTG		
Notas		

RCTG NÚMERO 29

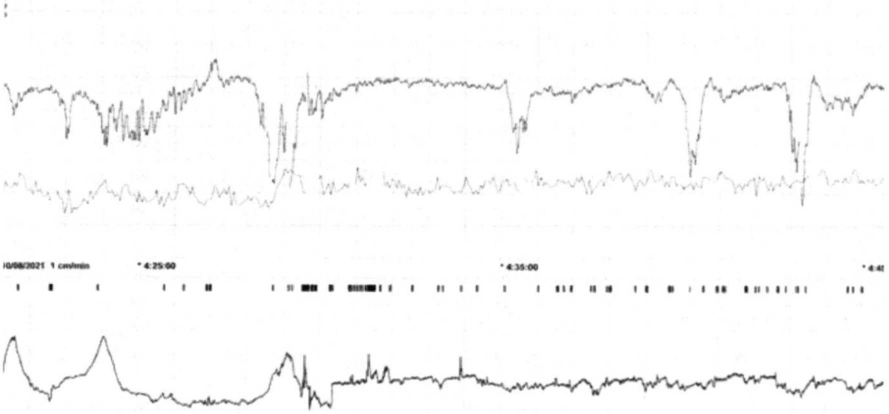

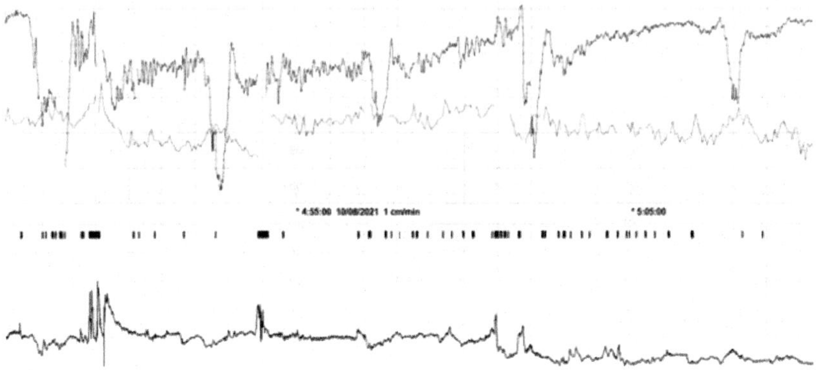
* 4:55:00 10/08/2021 1 cm/min
* 5:05:00

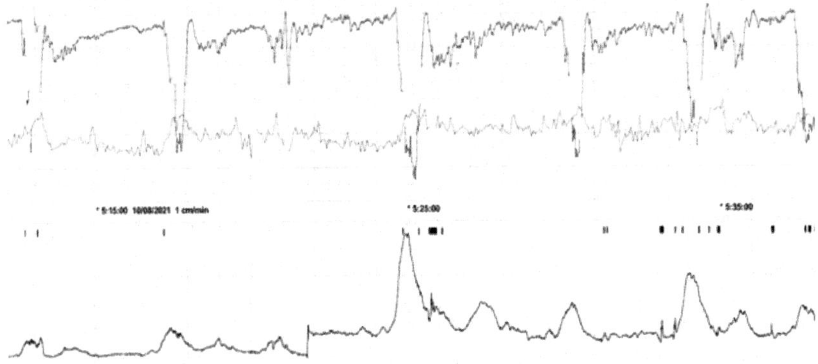
* 5:15:00 10/08/2021 1 cm/min
* 5:25:00
* 5:35:00

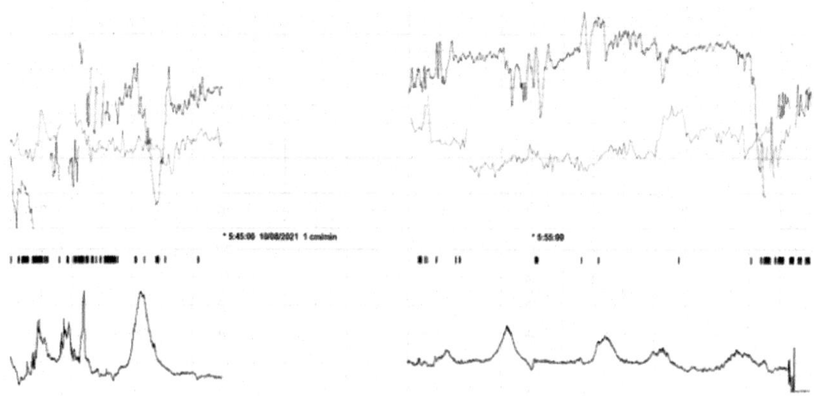
* 5:45:00 10/08/2021 1 cm/min
* 5:55:00

VALORACIÓN RCTG número 29		
Frecuencia cardíaca fetal	Línea de base	
	Variabilidad	
	Ascensos	
	Deceleraciones	
Dinámica uterina		
Clasificación RCTG		
Notas		

RCTG NÚMERO 30

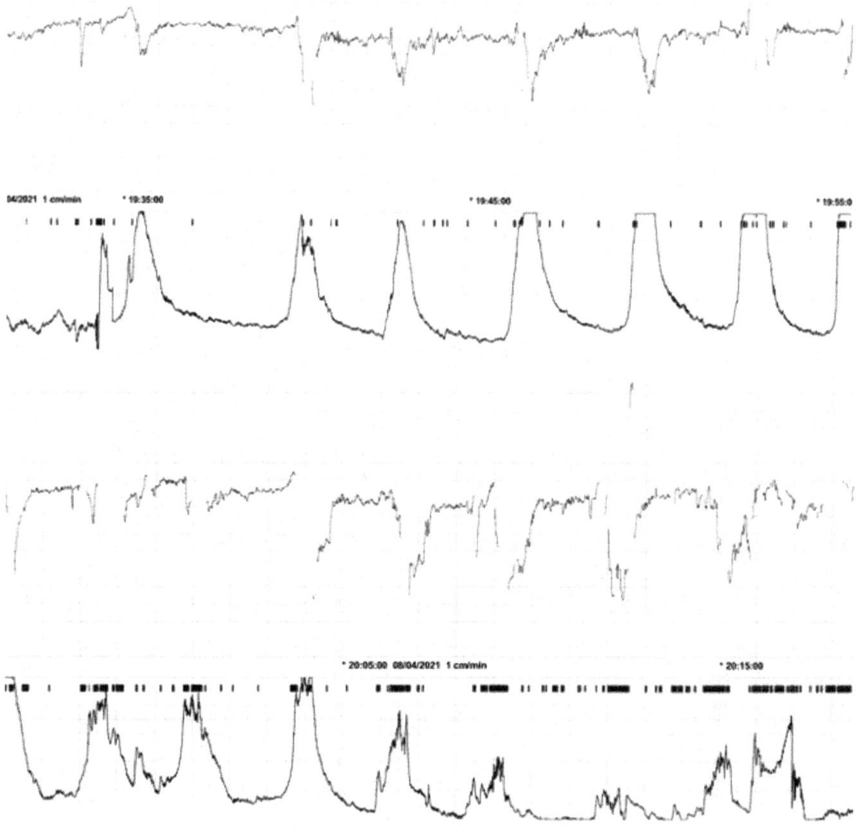

VALORACIÓN RCTG número 30		
Frecuencia cardíaca fetal	Línea de base	
	Variabilidad	
	Ascensos	
	Deceleraciones	
Dinámica uterina		
Clasificación RCTG		
Notas		

RCTG NÚMERO 31

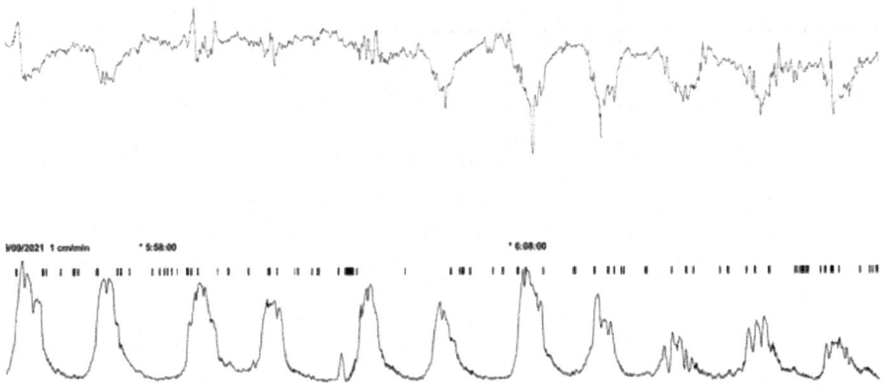

VALORACIÓN RCTG número 31		
Frecuencia Cardíaca Fetal	Línea de base	
	Variabilidad	
	Ascensos	
	Deceleraciones	
Dinámica Uterina		
Clasificación RCTG		
Notas		

RCTG NÚMERO 32

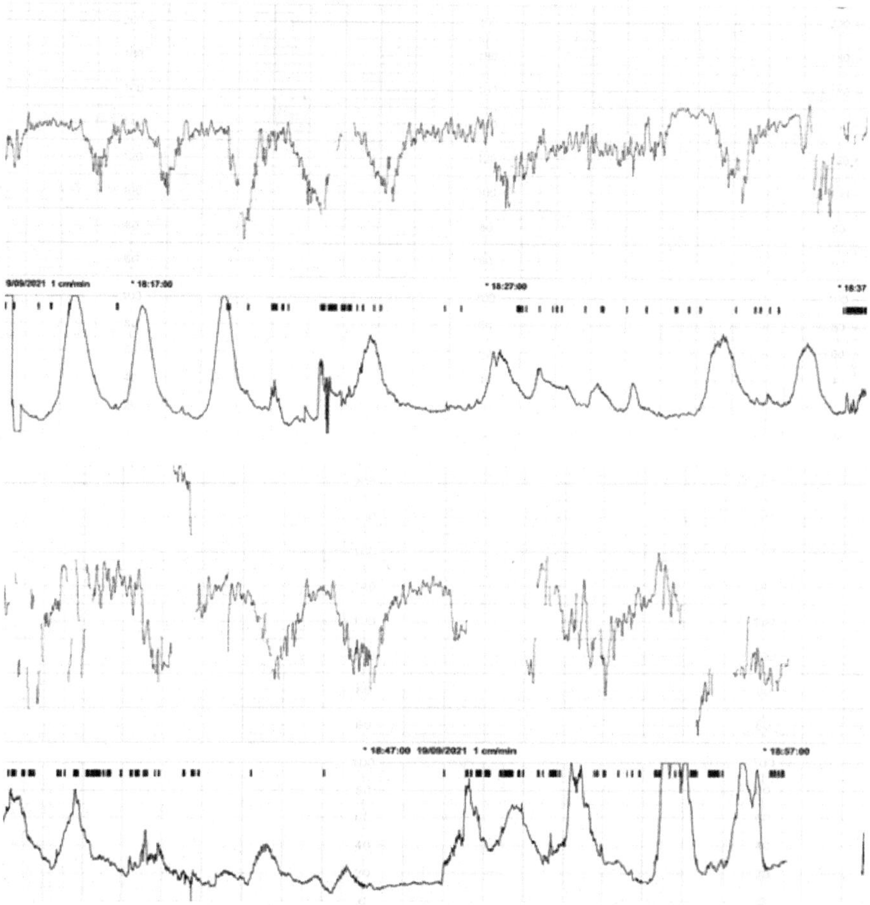

VALORACIÓN RCTG número 32		
Frecuencia cardíaca fetal	Línea de base	
	Variabilidad	
	Ascensos	
	Deceleraciones	
Dinámica uterina		
Clasificación RCTG		
Notas		

RCTG NÚMERO 33

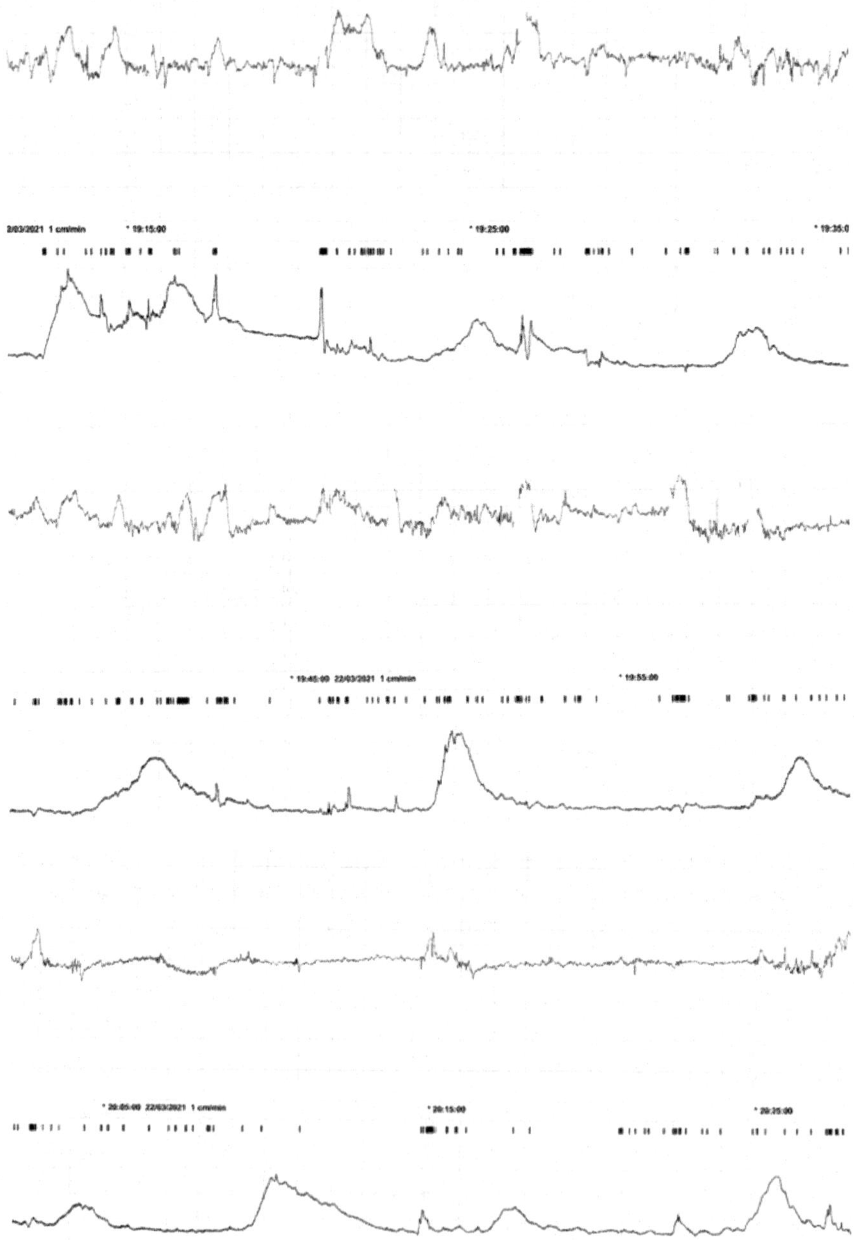

VALORACIÓN RCTG número 33		
Frecuencia cardíaca fetal	Línea de base	
	Variabilidad	
	Ascensos	
	Deceleraciones	
Dinámica uterina		
Clasificación RCTG		
Notas		

RCTG NÚMERO 34

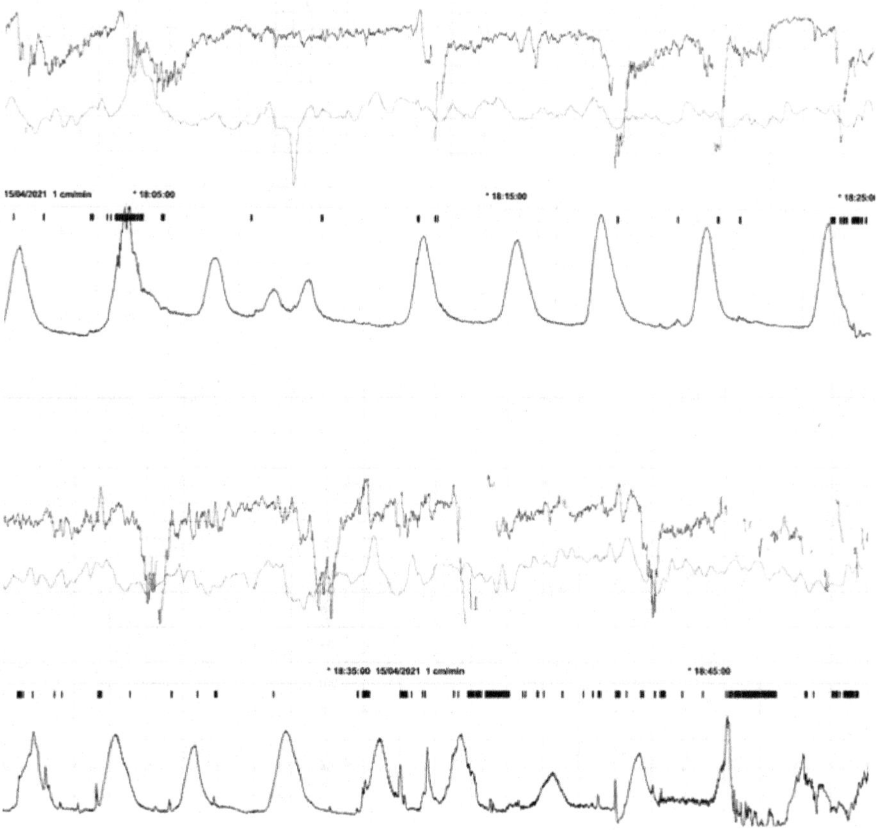

VALORACIÓN RCTG número 34		
Frecuencia cardíaca fetal	Línea de base	
	Variabilidad	
	Ascensos	
	Deceleraciones	
Dinámica uterina		
Clasificación RCTG		
Notas		

RCTG NÚMERO 35

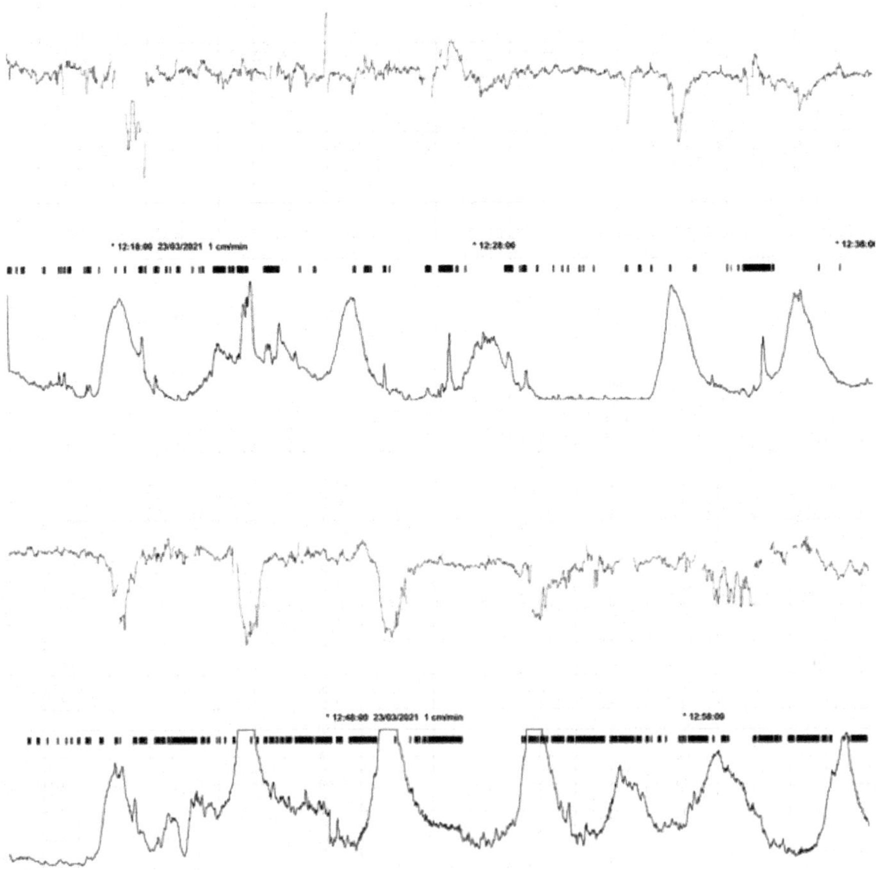

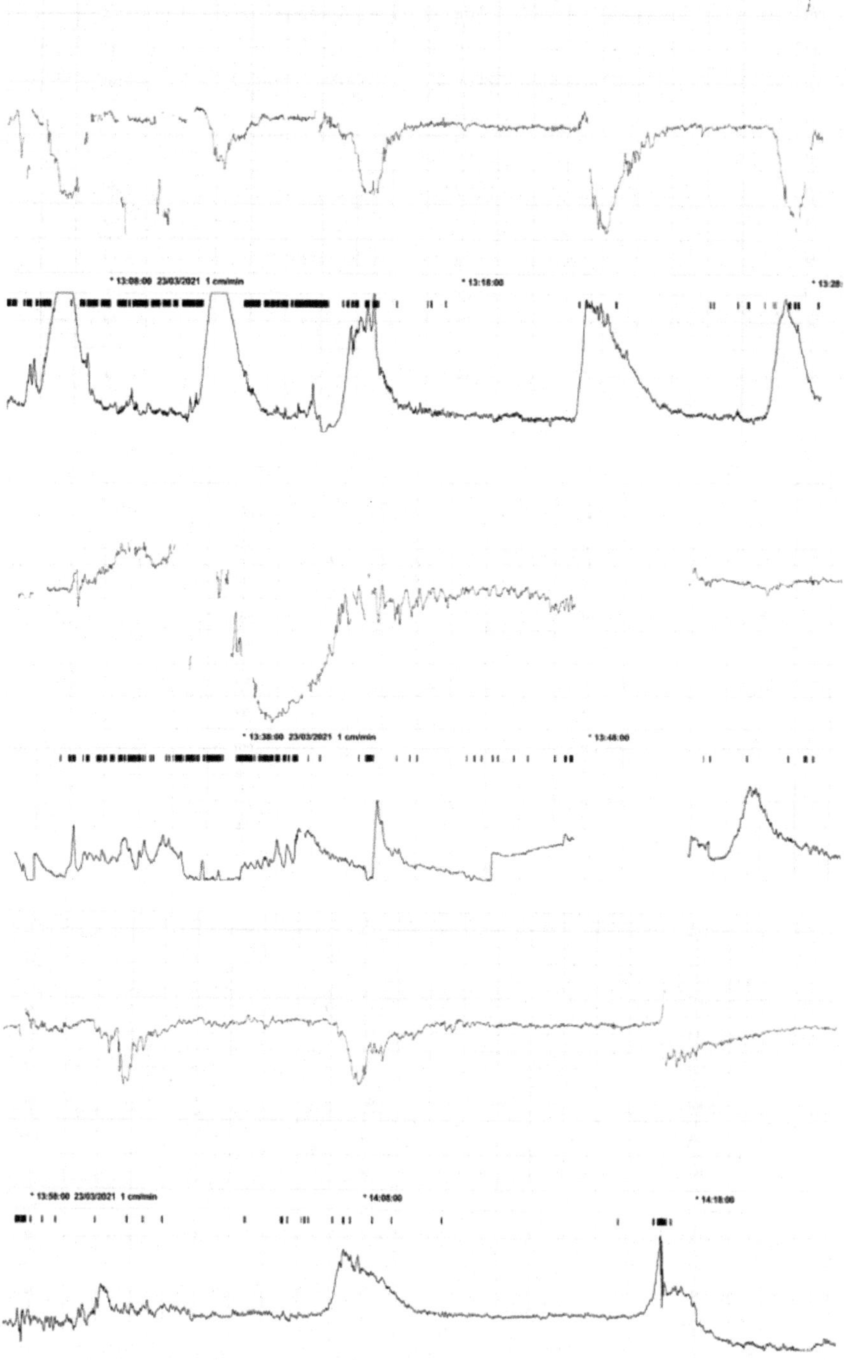
* 13:08:00 23/03/2021 1 cm/min
* 13:18:00
* 13:38:00 23/03/2021 1 cm/min
* 13:48:00
* 13:58:00 23/03/2021 1 cm/min
* 14:08:00
* 14:18:00

VALORACIÓN RCTG número 35		
Frecuencia cardíaca fetal	Línea de base	
	Variabilidad	
	Ascensos	
	Deceleraciones	
Dinámica uterina		
Clasificación RCTG		
Notas		

RCTG NÚMERO 36

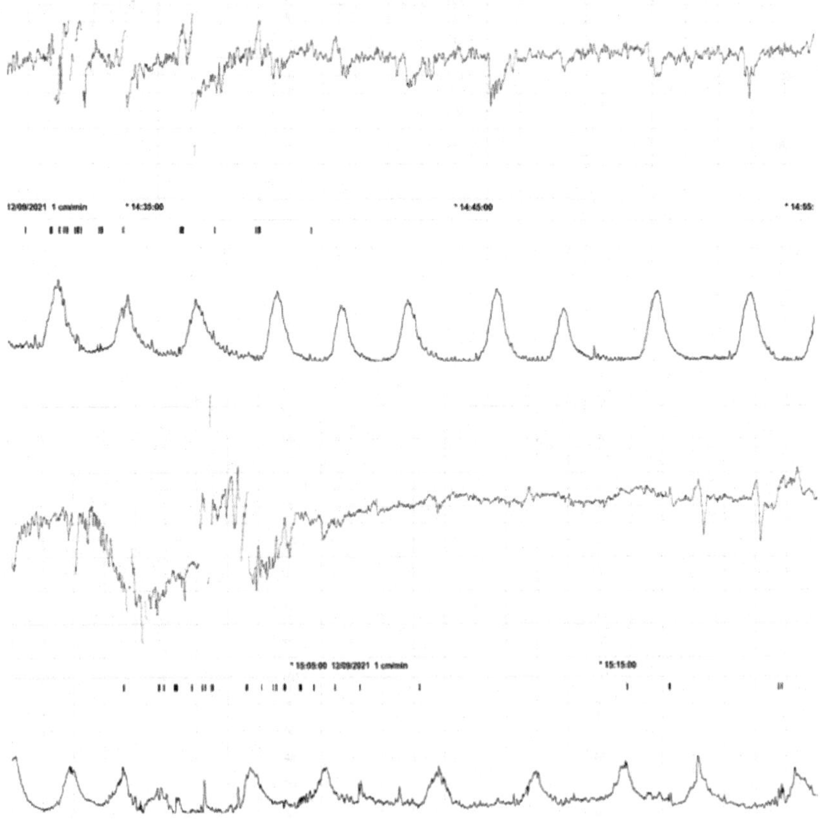

VALORACIÓN RCTG número 36		
Frecuencia cardíaca fetal	Línea de base	
	Variabilidad	
	Ascensos	
	Deceleraciones	
Dinámica uterina		
Clasificación RCTG		
Notas		

RCTG NÚMERO 37

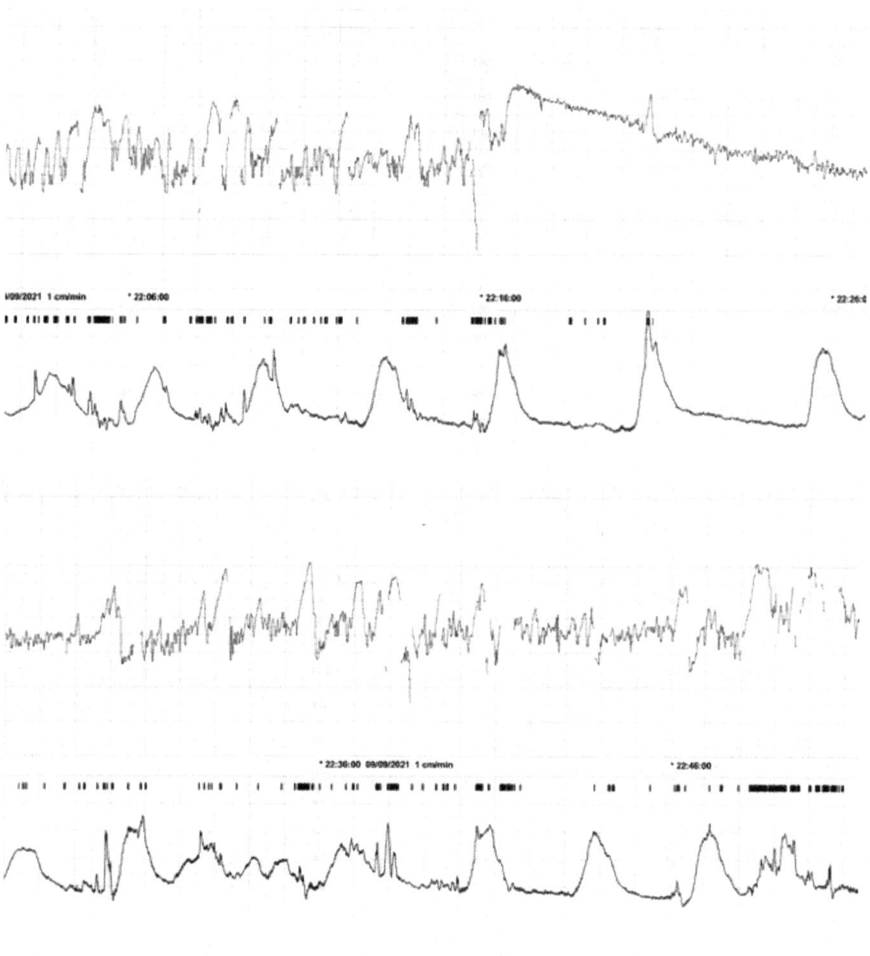

VALORACIÓN RCTG número 37		
Frecuencia cardíaca fetal	Línea de base	
	Variabilidad	
	Ascensos	
	Deceleraciones	
Dinámica uterina		
Clasificación RCTG		
Notas		

RCTG NÚMERO 38

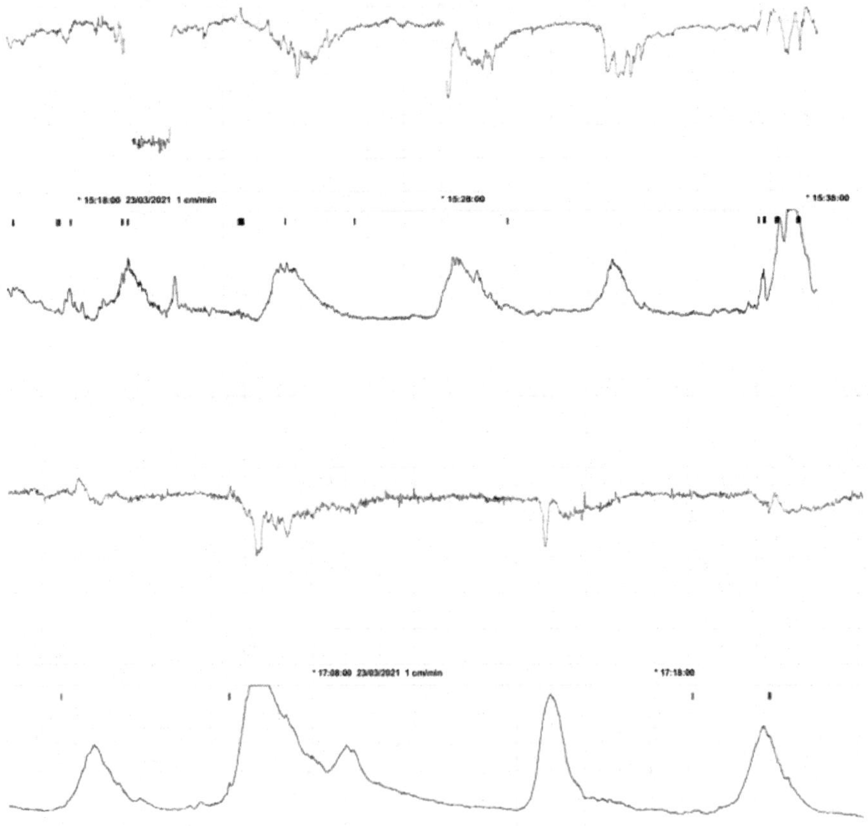

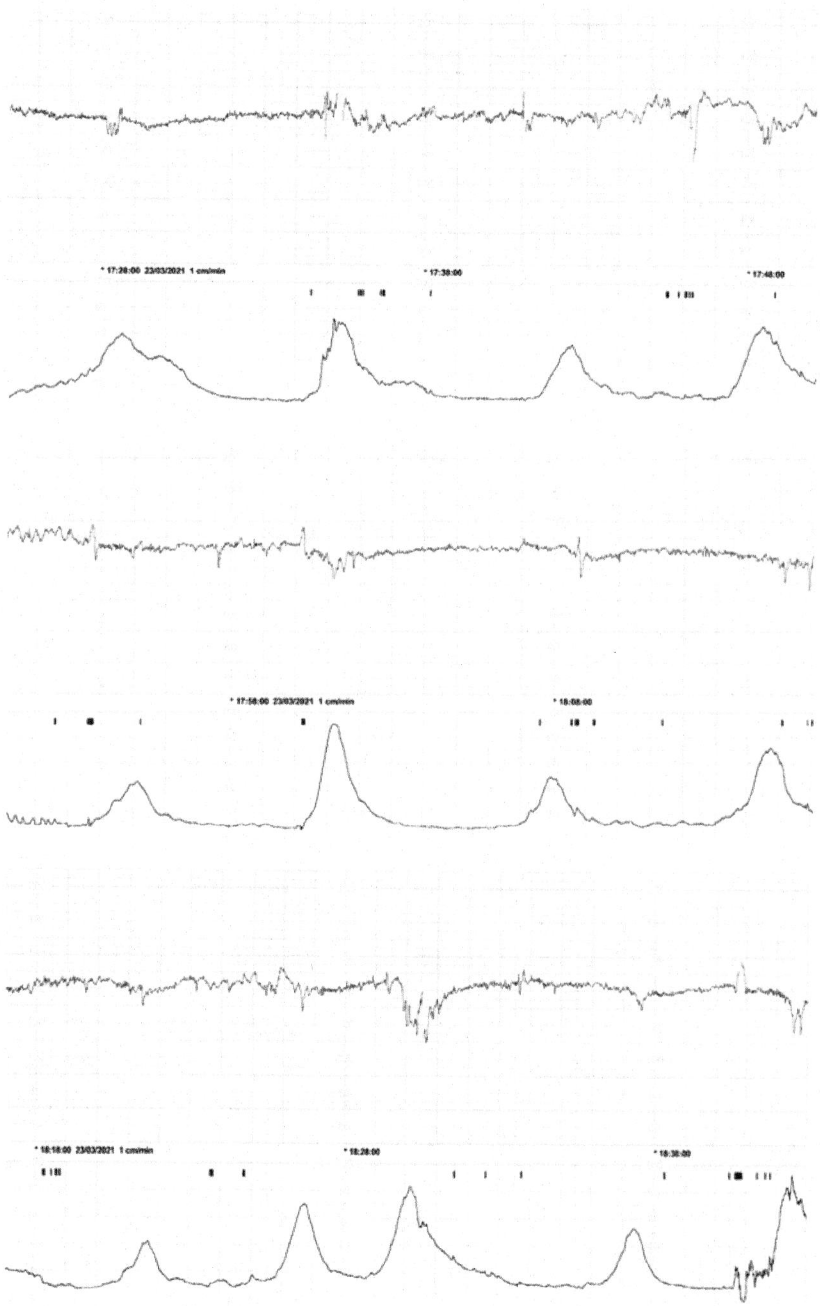
* 17:28:00 23/03/2021 1 cm/min
* 17:38:00
* 17:48:00
* 17:58:00 23/03/2021 1 cm/min
* 18:08:00
* 18:18:00 23/03/2021 1 cm/min
* 18:28:00
* 18:38:00

VALORACIÓN RCTG número 38		
Frecuencia cardíaca fetal	Línea de base	
	Variabilidad	
	Ascensos	
	Deceleraciones	
Dinámica uterina		
Clasificación RCTG		
Notas		

RCTG NÚMERO 39

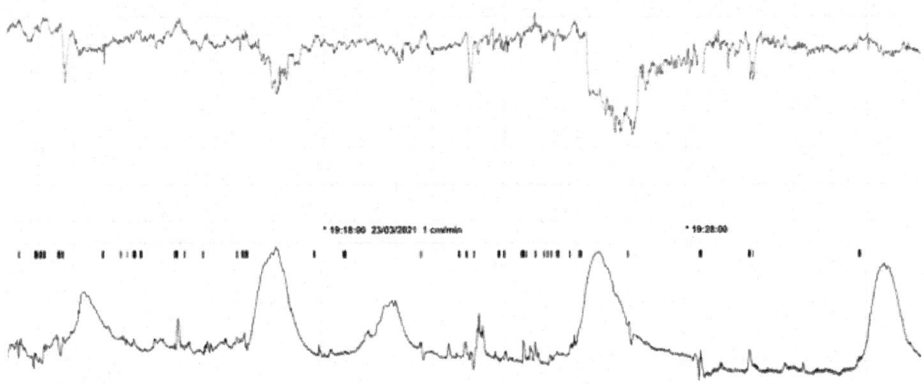

VALORACIÓN RCTG número 39		
Frecuencia cardíaca fetal	Línea de base	
	Variabilidad	
	Ascensos	
	Deceleraciones	
Dinámica uterina		
Clasificación RCTG		
Notas		

14
SOLUCIONES CASOS PRÁCTICOS

VALORACIÓN RCTG número 1		
Frecuencia cardíaca fetal	Línea de base	130 lpm (tranquilizador)
	Variabilidad	> 5 lpm (tranquilizador)
	Ascensos	Presentes (tranquilizador)
	Deceleraciones	No presenta deceleraciones (tranquilizador)
Dinámica uterina	Frecuencia de 6 cada 10 minutos (taquisistolia). Duración e intensidad aparentemente normales.	
Clasificación RCTG	Registro normal	
Notas Ascensos omega.		

VALORACIÓN RCTG número 2		
Frecuencia cardíaca fetal	Línea de base	130-140 lpm (tranquilizador)
	Variabilidad	> 5 lpm (tranquilizador)
	Ascensos	Presentes (tranquilizador)
	Deceleraciones	Deceleraciones prolongadas de 2 y 4 minutos (anormal) Variables atípicas > 50% contracciones en más de 30 minutos (anormal)
Dinámica uterina	Frecuencia de 2 cada 10 minutos y 3-4 cada 10 minutos al final. Irregulares. Duración e intensidad aparentemente normales.	
Clasificación RCTG	Registro patológico	
Notas Ascensos omega presentes en el tramo de unas dos horas a partir de las 22:00h. Patrón lambda a desde las 00:00h a las 00:20h. 2 Deceleraciones tardías a las 21:40h aisladas Deceleración a las 21:55h y a las 00:25h con recuperación de la FCF basal. Variables atípicas: faltan hombros, duración > 60 segundos y > 60 lpm en ocasiones, *overshoot* en últimos 40 minutos (taquicardia 160 lpm constante).		

VALORACIÓN RCTG número 3		
Frecuencia cardíaca fetal	Línea de base	140 lpm (tranquilizador)
	Variabilidad	> 5 lpm (tranquilizador)
	Ascensos	Ausentes (significado incierto)
	Deceleraciones	Variables atípicas en > 50% contracciones en más de 30 minutos (anormal)
Dinámica uterina	Frecuencia de 4 cada 10 minutos. Irregulares. Solo bien registrada 20 primeros minutos.	
Clasificación RCTG	Registro patológico	
Notas Variables atípicas: faltan hombros, > 60 lpm y *overshoot* en ocasiones, últimos 50 minutos con duración > 60 segundos, sin hombros, bifásica, vuelta a una FCFb menor. Tener en cuenta la disminución de la variabilidad, en comparación con RCTG previo.		

VALORACIÓN RCTG número 4		
Frecuencia cardíaca fetal	Línea de base	155 lpm (tranquilizador)
	Variabilidad	< 5 lpm (no tranquiizador)
	Ascensos	Ausentes (significado incierto)
	Deceleraciones	Variables atípicas en > 50% contracciones (no tranquilizador para SEGO y NICE - Patológico para FIGO por variabilidad reducida)
Dinámica uterina	Frecuencia de 2-3 cada 10 minutos. Irregulares. Duración e intensidad aparentemente normales.	
Clasificación RCTG	Registro patológico	
Notas La variabilidad reducida se considera anormal a partir de los 90 minutos según SEGO y los 50 minutos según NICE y FIGO. No confundir ascensos con los hombros de las variables. Variables atípicas: falta hombro posterior, aspecto bifásico, recuperación lenta de la FCF basal, se consideran anormales a partir de los 30 minutos según SEGO y NICE y de los 20 minutos con variabilidad reducida según FIGO.		

VALORACIÓN RCTG número 5		
Frecuencia cardíaca fetal	Línea de base	140 lpm (tranquilizador)
	Variabilidad	> 5 lpm (tranquilizador)
	Ascensos	Ausentes (significado incierto)
	Deceleraciones	Variables atípicas en > 50% contracciones (no tranquilizador)
Dinámica uterina	Frecuencia de 2 cada 10 minutos. Irregulares. Duración e intensidad aparentemente normales.	
Clasificación RCTG	Registro sospechoso	
Notas Variables atípicas: falta hombro posterior, recuperación lenta de la FCF basal, se consideran anormales a partir de los 30 minutos con variabilidad normal.		

VALORACIÓN RCTG número 6		
Frecuencia cardíaca fetal	Línea de base	155 – 125 lpm (tranquilizador) 160 – 170 lpm (no tranquilizador)
	Variabilidad	> 5 lpm (tranquilizador)
	Ascensos	Aislados (tranquilizador)
	Deceleraciones	Deceleraciones prolongadas en varias ocasiones de 9, 4, 2, 5, 3, 5, 6 y 3 minutos (anormal)
Dinámica Uterina	Frecuencia de 3-4 cada 10 minutos. Irregulares. Duración e intensidad aparentemente normales.	
Clasificación RCTG	Registro patológico	
Notas La FCF basal de 155 lpm cambia a 125 lpm tras primera deceleración de 9 minutos y a partir de las 18:45h aumenta a 160lpm y posteriormente a 170 lpm. Registrada FCM entre 80 y 110 lpm.		

VALORACIÓN RCTG número 7		
Frecuencia cardíaca fetal	Línea de base	140 lpm (tranquilizador) 90 lpm (anormal)
	Variabilidad	> 5 lpm (tranquilizador)
	Ascensos	Presentes (tranquilizador)
	Deceleraciones	Deceleración prolongada de más de 9 minutos (anormal)
Dinámica uterina	Frecuencia de 7 cada 10 minutos (taquisistolia e hipertonía). Duración e intensidad aparentemente normales.	
Clasificación RCTG	Registro patológico	
Notas Ascensos omega. Deceleración prolongada a las 00:41h por hiperdinamia que no recupera la FCF basal y pasa a ser una bradicardia de la línea de base a 90 lpm (18 minutos en total).		

VALORACIÓN RCTG número 8		
Frecuencia cardíaca fetal	Línea de base	155 lpm (tranquilizador)
	Variabilidad	5 lpm (tranquilizador)
	Ascensos	Ausentes (significado incierto)
	Deceleraciones	Deceleraciones tardías > 50% contracciones en más de 30 minutos (anormal)
Dinámica uterina	Frecuencia de 5-6 cada 10 minutos. Duración e intensidad aparentemente normales.	
Clasificación RCTG	Registro patológico	
Notas La variabilidad es difícil de determinar, aunque en la mayor parte del tiempo es de al menos 5 lpm. Con variabilidad mínima las deceleraciones tardías pueden ser de 10 lpm.		

VALORACIÓN RCTG número 9		
Frecuencia cardíaca fetal	Línea de base	140 lpm (tranquilizador)
	Variabilidad	< 5 lpm (bo tranquilizador)
	Ascensos	Aislados (tranquilizador)
	Deceleraciones	Variables atípicas > 50% contracciones en más de 30 minutos (anormal) Deceleración prolongada de 11 minutos (anormal)
Dinámica uterina	Frecuencia de 2 cada 10 minutos. Irregulares. Duración e intensidad aparentemente normales.	
Clasificación RCTG	Registro patológico	
Notas Variables atípicas: falta hombros, recuperación lenta de la FCF basal, duración > 60 segundos, overshoot. No confundir con deceleraciones precoces por coincidir el nadir con el acmé de la contracción, en el caso de las deceleraciones precoces la forma es simétrica y en espejo con la contracción. Tras la deceleración a las 19:55h se observa aumento de la FCF basal a 150 lpm.		

VALORACIÓN RCTG número 10		
Frecuencia cardíaca fetal	Línea de base	170 lpm (no tranquilizador) 190 lpm (anormal)
	Variabilidad	> 5 lpm (tranquilizador)
	Ascensos	Presentes (tranquilizador)
	Deceleraciones	Variables atípicas en > 50% contracciones menos de 30 minutos (no tranquilizador)
Dinámica uterina	Frecuencia de 4 cada 10 minutos. Irregulares. Hipertonía. Duración e intensidad aparentemente normales.	
Clasificación RCTG	Registro patológico	
Notas Variables atípicas: falta hombros, duración > 60 segundos, overshoot, forma bifásica. Serían un patrón anormal en el caso de mantenerse más de 30 minutos. Tras deceleraciones variables secundarias a hipertonía aparece FCF basal con taquicardia grave > 180 lpm, pérdida de la variabilidad y taquicardia materna.		

VALORACIÓN RCTG número 11		
Frecuencia cardíaca fetal	Línea de base	140 lpm (tranquilizador)
	Variabilidad	> 25 lpm patrón saltatorio (no tranquilizador)
	Ascensos	Ausentes (significado incierto)
	Deceleraciones	No presenta deceleraciones (tranquilizador)
Dinámica uterina	Dinámica uterina no registrada, ausente.	
Clasificación RCTG	Registro sospechoso	
Notas El patrón saltatorio o variabilidad marcada se considera anormal a partir de los 25 minutos para NICE y 30 minutos para FIGO.		

VALORACIÓN RCTG número 12		
Frecuencia cardíaca fetal	Línea de base	160-170 lpm (no tranquilizador)
	Variabilidad	< 5 lpm (no tranquilizador)
	Ascensos	Ausentes (significado incierto)
	Deceleraciones	Deceleraciones tardías > 50% contracciones en menos de 30 minutos (no tranquilizador)
Dinámica uterina	Frecuencia de 4 cada 10 minutos. Regulares al principio. Duración e intensidad aparentemente normales.	
Clasificación RCTG	Registro patológico	
Notas Hipodinamia a partir de las 07:30 h con bradisistolia. Con variabilidad mínima las deceleraciones tardías pueden ser de 10 lpm. La variabilidad reducida se considera anormal a partir de los 90 minutos según SEGO y los 50 minutos según NICE y FIGO.		

VALORACIÓN RCTG número 13		
Frecuencia cardíaca fetal	Línea de base	135-150 lpm (tranquilizador)
	Variabilidad	>5 lpm (tranquilizador)
	Ascensos	Aislados (tranquilizador)
	Deceleraciones	Deceleración prolongada de 9 minutos (anormal)
Dinámica uterina	Frecuencia de 1-2 cada 10 minutos (bradisistolia). Duración e intensidad aparentemente normales.	
Clasificación RCTG	Registro patológico	
Notas Diferenciar la FCF de la FCM durante la deceleración, puede identificarse como ambas frecuencias se cruzan al aumenta la FCM durante la deceleración.		

VALORACIÓN RCTG número 14		
Frecuencia cardíaca fetal	Línea de base	1° gemelo 160 lpm (no tranquilizador) 2° gemelo 150 lpm (tranquilizador)
	Variabilidad	1° gemelo > 5 lpm (tranquilizador) 2° gemelo > 5 lpm (tranquilizador)
	Ascensos	1° gemelo aislados (tranquilizador) 2° gemelo aislados (tranquilizador)
	Deceleraciones	1° gemelo deceleraciones tardías > 50% contracciones > 30 minutos (anormal) 2° gemelo deceleraciones tardías > 50% contracciones > 30 minutos (anormal)
Dinámica uterina	Frecuencia de 4 cada 10 minutos. Regulares. Duración e intensidad aparentemente normales.	
Clasificación RCTG	1° gemelo Registro patológico - 2° gemelo registro patológico	
Notas El 2° gemelo mantiene una variabilidad más amplia y una FCF basal normal, aunque al tratarse de fetos pretérmino en ambos casos es acorde a la edad gestacional. Se trata de gemelos monocoriales biamnióticos por lo que ayuda a entender la similitud en los dos trazados de FCF y las deceleraciones tardías. Pérdida de foco cardíaco fetal a las 09:05h.		

VALORACIÓN RCTG número 15		
Frecuencia cardíaca fetal	Línea de base	165 lpm (no tranquilizador)
	Variabilidad	< 5 lpm durante 70 min. (No tranquilizador para SEGO y anormal para NICE y FIGO)
	Ascensos	Aislados (tranquilizador)
	Deceleraciones	Deceleración prolongada de 8 minutos (anormal), variable aislada (tranquilizador)
Dinámica uterina	Frecuencia de 5 cada 10 minutos. Regulares. Duración e intensidad aparentemente normales.	
Clasificación RCTG	Registro patológico	
Notas Taquicardia transitoria FCF basal > 180 lpm tras la deceleración.		

VALORACIÓN RCTG número 16		
Frecuencia cardíaca fetal	Línea de base	160 - 180 lpm (no tranquilizador)
	Variabilidad	> 5 lpm con periodos de variabilidad reducida no más de 40 minutos (tranquilizador)
	Ascensos	Presentes (tranquilizador)
	Deceleraciones	No presenta deceleraciones (tranquilizador)
Dinámica Uterina	Frecuencia de 6 cada 10 minutos (taquisistolia). A partir de las 23:20h Disdinamia con incoordinación uterina de I y II grado.	
Clasificación RCTG	Registro sospechoso	
Notas En la incoordinación de grado I existen dos marcapasos uterinos y en la de grado II existen más de dos marcapasos, llegando a identificarse en este caso disdinamias con hasta 6 marcapasos uterinos.		

VALORACIÓN RCTG número 17		
Frecuencia cardíaca fetal	Línea de base	140 lpm (tranquilizador)
	Variabilidad	> 5 lpm (tranquilizador)
	Ascensos	Presentes (tranquilizador)
	Deceleraciones	No presenta deceleraciones (tranquilizador)
Dinámica uterina	Dinámica uterina no registrada o ausente.	
Clasificación RCTG	Registro normal	
Notas El periodo de variabilidad reducida es de unos 20 minutos, considerado normal. Ascensos omega aislados y periódicos. Ascenso elíptico.		

VALORACIÓN RCTG número 18		
Frecuencia cardíaca fetal	Línea de base	120 lpm (tranquilizador)
	Variabilidad	> 5 lpm (tranquilizador)
	Ascensos	Presentes (tranquilizador)
	Deceleraciones	Variables atípicas > 50% contracciones en más de 30 minutos (anormal)
Dinámica uterina	Frecuencia de 3-4 cada 10 minutos. Irregulares. Duración e intensidad aparentemente normales.	
Clasificación RCTG	Registro patológico	
Notas Variables atípicas: falta hombros, duración > 60 segundos, morfología bifásica y en forma de "U" Ascensos omega.		

VALORACIÓN RCTG número 19		
Frecuencia cardíaca fetal	Línea de base	160 lpm (no tranquilizador)
	Variabilidad	> 5 lpm (tranquilizador)
	Ascensos	Ausentes (significado incierto)
	Deceleraciones	Deceleraciones tardías > 50% contracciones y en más de 30 minutos (anormal)
Dinámica uterina	Frecuencia de 4 cada 10 minutos. Duración e intensidad aparentemente normales.	
Clasificación RCTG	Registro patológico	
Notas En casos como este es difícil distinguir si se trata de un trazado con una FCF basal de 160 lpm con deceleraciones o un trazado con una FCF basal de 130 lpm con ascensos, por lo que es necesario valorar registros previos y si no es posible como en este caso ver si las deceleraciones guardan relación con las contracciones de forma recurrente.		

VALORACIÓN RCTG número 20		
Frecuencia cardíaca fetal	Línea de base	155 lpm (tranquilizador) 200 lpm (anormal)
	Variabilidad	> 5 lpm (tranquilizador)
	Ascensos	Presentes (tranquilizador)
	Deceleraciones	Deceleración prolongada de 5 minutos (anormal) Variables atípicas >50% contracciones en menos de 30 minutos (no tranquilizador)
Dinámica uterina	Frecuencia de 2-3 cada 10 minutos. Irregulares. Duración e intensidad aparentemente normales.	
Clasificación RCTG	Registro patológico	
Notas Ascensos omega. Tras deceleración prolongada a las 09:00h aumento de la FCF basal con taquicardia grave de 200 lpm. Variables atípicas: falta de hombros, overshoot y profundas > 60 lpm.		

VALORACIÓN RCTG número 21		
Frecuencia cardíaca fetal	Línea de base	150 lpm (tranquilizador)
	Variabilidad	> 5 lpm (tranquilizador)
	Ascensos	Presentes (tranquilizador)
	Deceleraciones	Variables típicas y atípicas > 50% contracciones en más de 30 minutos (anormal)
Dinámica uterina	Frecuencia de 4-5 cada 10 minutos. Regulares. Duración e intensidad aparentemente normales.	
Clasificación RCTG	Registro patológico	
Notas Ascensos omega. Variables atípicas: falta de hombros, > 60 segundos y profundas > 60 lpm, más evidentes desde las 19:50h.		

VALORACIÓN RCTG número 22		
Frecuencia cardíaca fetal	Línea de base	195 lpm (anormal)
	Variabilidad	> 5 lpm (tranquilizador)
	Ascensos	Ausentes (significado incierto)
	Deceleraciones	No presenta deceleraciones (tranquilizador)
Dinámica uterina	Dinámica uterina no registrada o ausente.	
Clasificación RCTG	Registro patológico	
Notas La taquicardia grave > 180 lpm con buena variabilidad y sin otras alteraciones es considerado un patrón anormal suficiente para catalogar el registro como patológico.		

VALORACIÓN RCTG número 23		
Frecuencia cardíaca fetal	Línea de base	150 lpm (tranquilizador)
	Variabilidad	> 5 lpm (tranquilizador)
	Ascensos	Presentes (tranquilizador)
	Deceleraciones	Variables típicas en > 50% contracciones y en menos de 90 minutos (tranquilizador) Variables atípicas en > 50% contracciones y en menos de 30 minutos (no tranquilizador)
Dinámica uterina	Frecuencia de 2-3 cada 10 minutos. Irregulares. Dinámica uterina mal registrada.	
Clasificación RCTG	Registro sospechoso	
Notas Ascensos omega. Variables típicas pueden catalogarse como leves, moderadas y graves pero sin características de mal pronóstico. Variables atípicas aisladas en último trazado.		

VALORACIÓN RCTG número 24		
Frecuencia cardíaca fetal	Línea de base	135 lpm (tranquilizador)
	Variabilidad	> 5 lpm (tranquilizador)
	Ascensos	Aislados (tranquilizador)
	Deceleraciones	Espicas (tranquilizador) Variables aisladas (tranquilizador) Variables atípicas en > 50% contracciones en más de 30 minutos (anormal) Deceleración prolongada de 9 minutos (anormal)
Dinámica uterina	Frecuencia de 6-7 cada 10 minutos (taquisistolia). Dinámica uterina mal registrada.	
Clasificación RCTG	Registro patológico	
Notas Variables atípicas: falta de hombros, > 60 segundos, morfología bifásica. A partir de las 18:15h. Deceleración prolongada de 9 minutos a las 19:15h.		

VALORACIÓN RCTG número 25		
Frecuencia cardíaca fetal	Línea de base	130 lpm (tranquilizador)
	Variabilidad	> 5 lpm (tranquilizador)
	Ascensos	Presentes (tranquilizador)
	Deceleraciones	No presenta deceleraciones (tranquilizador)
Dinámica uterina	Frecuencia de 1-2 cada 10 minutos (bradisistolia). Irregulares. Duración e intensidad aparentemente normales.	
Clasificación RCTG	Registro normal	
Notas Ascensos omega. Ascensos lambda. Periodo de variabilidad reducida considerado normal.		

VALORACIÓN RCTG número 26		
Frecuencia cardíaca fetal	Línea de base	130-140 lpm (tranquilizador)
	Variabilidad	> 5 lpm (tranquilizador)
	Ascensos	Presentes (tranquilizador)
	Deceleraciones	Variables atípicas en > 50% contracciones en más de 30 minutos (anormal) Deceleraciones prolongadas de más de 3 minutos de forma aislada (anormal)
Dinámica uterina	Frecuencia de 3-5 cada 10 minutos. Irregulares. Duración e intensidad aparentemente normales.	
Clasificación RCTG	Registro patológico	
Notas Ascensos omega. Variables atípicas: falta de hombros, morfología bifásica, > 60 segundos y > 60 lpm.		

VALORACIÓN RCTG número 27		
Frecuencia cardíaca fetal	Línea de base	140 lpm (tranquilizador)
	Variabilidad	> 5 lpm (tranquilizador)
	Ascensos	Presentes (tranquilizador)
	Deceleraciones	No presenta deceleraciones (tranquilizador)
Dinámica uterina	Frecuencia de 3 cada 10 minutos. Irregulares. Duración e intensidad aparentemente normales.	
Clasificación RCTG	Registro normal	
Notas Ascensos omega y periódicos.		

VALORACIÓN RCTG número 28		
Frecuencia cardíaca fetal	Línea de base	180 lpm (no tranquilizador)
	Variabilidad	> 5 lpm (tranquilizador)
	Ascensos	Ausentes (significado incierto)
	Deceleraciones	Deceleración prolongada de 4 minutos (anormal)
Dinámica uterina	Dinámica uterina no registrada	
Clasificación RCTG	Registro patológico	
Notas La FCF basal exacta en este caso es difícil de determinar, 180 lpm parece el valor en el que la variabilidad es más estable, pero a efectos prácticos es evidente que se encuentra en un valor superior a 160 lpm y se trata de una taquicardia fetal con buena variabilidad.		

VALORACIÓN RCTG número 29		
Frecuencia cardíaca fetal	Línea de base	155 lpm (tranquilizador)
	Variabilidad	> 5 lpm (tranquilizador)
	Ascensos	Aislados (tranquilizador)
	Deceleraciones	Variables atípicas en > 50% contracciones en más de 30 minutos (anormal)
Dinámica uterina	Frecuencia de 3 cada 10 minutos. Irregulares. Duración e intensidad aparentemente normales.	
Clasificación RCTG	Registro	
Notas Variables atípicas: falta de hombros, morfología bifásica, FCF basal tras las deceleraciones más baja.		

VALORACIÓN RCTG número 30		
Frecuencia cardíaca fetal	Línea de base	140 lpm (tranquilizador)
	Variabilidad	< 5 lpm (no tranquilizador para SEGO y Anormal para NICE y FIGO)
	Ascensos	Ausentes (significado incierto)
	Deceleraciones	Deceleraciones precoces o tempranas > 50% contracciones (tranquilizador)
Dinámica uterina	Frecuencia de 3 cada 10 minutos. Irregulares. Duración e intensidad aparentemente normales.	
Clasificación RCTG	Registro sospechoso (SEGO) y patológico (NICE y FIGO)	
Notas La variabilidad se encuentra reducida durante el periodo a valorar que es de 60 minutos por lo que se considera anormal a partir de los 90 minutos según SEGO y los 50 minutos según NICE y FIGO.		

VALORACIÓN RCTG número 31		
Frecuencia cardíaca fetal	Línea de base	150 lpm (tranquilizador)
	Variabilidad	> 5 lpm (tranquilizador)
	Ascensos	Presentes (tranquilizador)
	Deceleraciones	Deceleraciones precoces o tempranas > 50% contracciones (tranquilizador)
Dinámica uterina	Frecuencia de 4-5 cada 10 minutos. Regulares. Duración e intensidad aparentemente normales.	
Clasificación RCTG	Registro normal	
Notas		

VALORACIÓN RCTG número 32		
Frecuencia cardíaca fetal	Línea de base	135 lpm (tranquilizador)
	Variabilidad	> 5 lpm (tranquilizador)
	Ascensos	Ausentes (significado incierto)
	Deceleraciones	Deceleraciones tardías > 50% contracciones en más de 30 minutos (anormal) Deceleración prolongada de 8 minutos (anormal)
Dinámica uterina	Frecuencia de 4-5 cada 10 minutos. Irregulares. Duración e intensidad aparentemente normales.	
Clasificación RCTG	Registro patológico	
Notas Las deceleraciones tardías son cada vez más frecuentes, aumentando en amplitid y duración hasta que desembocan en una deceleración prolongada de 8 minutos al final del trazado.		

VALORACIÓN RCTG número 33		
Frecuencia cardíaca fetal	Línea de base	140 lpm (tranquilizador)
	Variabilidad	> 5 lpm (tranquilizador)
	Ascensos	Presentes (tranquilizador)
	Deceleraciones	No presenta deceleraciones (tranquilizador)
Dinámica uterina	Frecuencia de 1-2 cada 10 minutos (bradisistolia). Duración e intensidad aparentemente normales.	
Clasificación RCTG	Registro normal	
Notas Ascensos omega. Periodo de variabilidad reducida considerado normal.		

VALORACIÓN RCTG número 34		
Frecuencia cardíaca fetal	Línea de base	135 lpm (tranquilizador)
	Variabilidad	> 5 lpm (tranquilizador)
	Ascensos	Presentes (tranquilizador)
	Deceleraciones	Variables atípicas < 50% contracciones en más de 30 minutos (no tranquilizador)
Dinámica uterina	Frecuencia de 4 cada 10 minutos. Regulares. Duración e intensidad aparentemente normales.	
Clasificación RCTG	Registro sospechoso	
Notas Variables atípicas: falta de hombros, recuperación lenta de la FCF basal, morfología bifásica, > 60 segundos. No suponen un patrón anormal al no estar presentes en más del 50% de las contracciones.		

VALORACIÓN RCTG número 35		
Frecuencia cardíaca fetal	Línea de base	140 lpm (tranquilizador)
	Variabilidad	> 5 lpm (tranquilizador)
	Ascensos	Presentes (tranquilizador)
	Deceleraciones	Deceleraciones precoces o tempranas > 50% contracciones (tranquilizador) Deceleración prolongada aislada de 3 minutos (no tranquilizador para SEGO, anormal para NICE, normal para FIGO)
Dinámica uterina	Frecuencia de 3 cada 10 minutos. Irregulares. Duración e intensidad aparentemente normales.	
Clasificación RCTG	Registro normal (FIGO) - sospechoso (SEGO) – patológico (NICE)	
Notas Periodo de variabilidad reducida considerado normal. La deceleración prolongada de las 13:38h tiene 3 minutos de duración, límite para considerar el patrón no tranquilizador según la SEGO o anormal según la NICE. La FIGO clasificaría dicho registro como normal por establecer el límite de la deceleración patológica en 5 minutos.		

VALORACIÓN RCTG número 36		
Frecuencia cardíaca fetal	Línea de base	130 lpm (tranquilizador)
	Variabilidad	> 5 lpm (tranquilizador)
	Ascensos	Presentes (tranquilizador)
	Deceleraciones	Variables ocasionales (tranquilizador) Deceleración prolongada aislada de 3 minutos (no tranquilizador para SEGO, anormal para NICE, normal para FIGO)
Dinámica uterina	Frecuencia de 4 cada 10 minutos. Regulares. Duración e intensidad aparentemente normales.	
Clasificación RCTG	Registro normal (FIGO) - sospechoso (SEGO) – patológico (NICE)	
Notas Ascensos omega y lambda.		

VALORACIÓN RCTG número 37		
Frecuencia cardíaca fetal	Línea de base	120 lpm (tranquilizador)
	Variabilidad	> 5 lpm (tranquilizador)
	Ascensos	Presentes (tranquilizador)
	Deceleraciones	Deceleración variable atípica aislada (tranquilizador)
Dinámica uterina	Frecuencia de 3 cada 10 minutos. Regulares. Duración e intensidad aparentemente normales.	
Clasificación RCTG	Registro normal	
Notas Ascensos omega La deceleración aislada es una variable atípica con un overshoot muy característico de 6 minutos que no puede considerarse ni ascenso ni un cambio de la FCF basal.		

VALORACIÓN RCTG número 38		
Frecuencia cardíaca fetal	Línea de base	140-150 lpm (tranquilizador)
	Variabilidad	< 5 lpm más de 90 minutos (anormal)
	Ascensos	Presentes (tranquilizador)
	Deceleraciones	Variables atípicas en < 50% contracciones durante más de 30 minutos (no tranquilizador)
Dinámica uterina	Frecuencia de 2 cada 10 minutos (nradisistolia). Irregulares. Duración e intensidad aparentemente normales.	
Clasificación RCTG	Registro patológico	
Notas Ascensos omega y lambda. En casos de variabilidad reducida tanto los ascensos como las deceleraciones se consideran a partir de los 10 lpm., las deceleraciones en estos casos pueden ser muy sutiles y pasar incluso casi desapercibidas. Variables atípicas: falta de hombros y > 60 segundos.		

VALORACIÓN RCTG número 39		
Frecuencia cardíaca fetal	Línea de base	145 lpm (tranquilizador)
	Variabilidad	> 5 lpm (tranquilizador)
	Ascensos	Presentes (tranquilizador)
	Deceleraciones	Deceleración precoz aislada (tranquilizador) Deceleración variable atípica aislada (tranquilizador)
Dinámica uterina	Frecuencia de 2 cada 10 minutos (bradisistolia). Irregulares. Duración e intensidad aparentemente normales.	
Clasificación RCTG	Registro normal	
Notas Ascensos omega. Variable atípica: retorno lento de la FCF basal, falta de hombros y > 60 segundos. En este caso y con 25 minutos de RCTG, se clasifica como normal, pero es necesario valorar un trazado más largo para catalogar correctamente el registro.		

BIBLIOGRAFÍA

1. Jesús De la Fuente Valero, Ignacio Zapardiel Gutiérrez, José Manuel Bajo Arenas. Control del bienestar fetal intraparto. Editorial Equium, S.L Sociedad Española de Ginecología y Obstetricia (S.E.G.O.) 2012.
2. Doret M, Constans A, Gauceherand P. Bases physiologiques de l'analyse du rythme cardiaque foetal au cours du travail. J Gynecol Obstet Biol Reprod (Paris) 2010; 39: 276-83.
3. Reynolds F. The effects of maternal labour analgesia on the fetus. Best Practice & Research Clinical Obstetrics and Gynaecology 2010; 24: 289–302.
4. Alfirevic Z, Devane De, Gyte GML. Cardiotocografía continua (CTG) como forma de monitorización fetal electrónica para la evaluación fetal durante el trabajo de parto. Cochrane Database Syst Rev. 2006 Jul 19;3.
5. Alfirevic Z, Devane D, Gyte GML. Cardiotocografía continua (CTG) como forma de monitorización fetal electrónica para la evaluación fetal durante el trabajo de parto (Revisión Cochrane traducida). En: La Biblioteca Cochrane Plus, 2008 Número 4. Oxford: Update Software Ltd.
6. Usandizaga J A y de la Fuente P. Exploraciones en el embarazo. Tratado de obstetricia y Ginecología. Vol I, Madrid. McGraw-Hill Interamericana, 2ª ed 2004.
7. J González-Merlo. Obstetricia. Elsevier España. 2006.

8. Intrapartum fetal Heart rate monitoring: nomenclatura, interpretation, and general management principles. ACOG practice bulletin. Obstet Gynecol 2009 jul; 114(1): 192-202.
9. Adalina Sacco, Javaid Muglu, Ramesan Navaratnarajah, Matthew Hogg. ST analysis for intrapartum fetal monitoring. The Obstetrician & Gynaecologist 2015; 17:5–12.
10. Albertson A, Amer-Wahlin I, Lowe V, Archer A, Chandraharan E. Incidence of subacute hipoxia during active maternal pushing during labour. RCOG World Congress 2016.
11. Ayres-de-Campos D, Spong CY, Chandraharan E, 'FIGO consensus guidelines on intrapartum fetal monitoring: Cardiotocography', FIGO (2015).
12. Bhide A, Chandraharan E, Acharya G. Fetal monitoring in labor: Implications of evidence generated by new systematic review. Acta Obstet Gynecol Scand. 2016 Jan; 95(1):5-8.
13. Blix E1, Brurberg KG2,3, Reierth E4, Reinar LM2, Oian P5,6.ST waveform analysis versus cardiotocography alone for intrapartum fetal monitoring: a systematic review and meta-analysis of randomized trials. Acta 2016 Jan; 95(1):16-27.
14. Chandraharan E. Foetal electrocardiograph (ST-analyser or STAN) for intrapartum foetal heart rate monitoring: a friend or a foe? J Matern Fetal Neonatal Med. 2018 Jan;31(1):123-127.
15. Debrah, L and Downe, S 'FIGO consensus guidelines on intrapartum fetal monitoring: Intermittent Auscultation', FIGO (2015).
16. Pereira S and Chandraharan E. Recognition of chronic hypoxia and pre-existing foetal injury on the cardiotocograph (CTG): Urgent need to think beyond the guidelines. Porto Biomed. Jul-Aug 2017. 4:124-9.
17. Royal College of Obstetricians and Gynaecologists (2015) RCOG Green-top Guideline No. 45 – Birth After Previous Caesarean Birth.
18. Cunningham et al; Williams Obstetrics. 23ED. 2010.
19. American College of Obstetricians and Gynecologists. ACOG Practice Bulletin No. 106: Intrapartum fetal heart rate monitoring: nomenclature, interpretation, and general management principles. Obstet Gynecol 2009; 114:192.

20. Plan Nacional para el Sistema de Salud del Ministerio de Sanidad y Política Social. Agencia de Evaluación de Tecnologías Sanitarias del País Vasco. Guía de Práctica Clínica sobre la Atención al Parto Normal 2010.

21. ACOG Practice bulletin. Clinical management guidelines for obstetrician-Gynecologists. intrapartum Fetal Heart Rate Monitoring: nomenclature, interpretation, and General Management Principles. Obstet Gynaecol. 2009; 114: 192-202.

22. Bajo Arenas JM, Melchor Marcos JC, Mercé LT. Fundamentos de obstetricia (SEGO). 2007.

23. A.Suy Franch, L. Cabero Roura. Patología del parto (I): Las distocias dinámicas. Estudio de sus diversas formas. En: Obstetricia y Medicina materno-fetal. Ed. Médica Panamericana. Madrid 2007.

24. F. Gary Cunningham, Kenneth J. Leveno, Steven L. Bloom, Jonh C. Hauth, Larry C. Gilstrap III, Katharine D. Wenstrom. Distocias y trabajo de parto anormal. En: Obstetricia de Williams. 22ª edición. Ed. Médica Panamericana. Madrid 2007.

25. Induction of labour. En: National Institute for Health and Clinical Excellence. Clinical Guidelines (UK) 2008.

26. Protocolos de obstetricia y Medicina oriental del Instituto universitario Dexeus. J.M, Carrera.J, Mallafré, B, Serra. Ed Masson.

27. East CE, Colditz PB. Intrapartum oximetry of the fetus. Anesth Analg 2007; 105 (6 suppl): 559-65.

28. Eszto ML, Morel O, Deval B, Thiébaugeorges O. Fetal Pulse oximetry. Gynecol Obstet Fertil 2007; 33 (6): 576-81.

29. East CE, Leader LR, Sheehan P, Henshall NE, Colditz PB.Intrapartum fetal scalp lactate sampling for fetal assessment in the presence of a non-reassuring fetal heart rate trace. Cochrane Database Syst Rev 2010; (3):CD006174.

30. E Heintz, T-H Brodtkorb, N Nelson, and L-Å Levin: The long-term cost-effectiveness of fetal monitoring during labour: a comparison of cardiotocography complemented with ST analysis versus cardiotocography alone. BJOG. 2008 December; 115(13): 1676–1687.

31. ACOG Practice Bulletin. intrapartum fetal heart rate monitoring: nomenclature, interpretation, and general management principles. Number 106, July 2009. Obstet Gynecol 2009;114:192-202.

32. Costa A, Ayres-de-Campos D, Costa F et al. Prediction of neonatal acidemia by computer analysis of fetal heart rate and ST event signals. Am J obstet Gynecol 2009;201:464.e1-6.

33. Cabero Roura, Ll., Sánchez Durán, M.A. Protocolos de medicina Materno-fetal (Perinatología) 3ª edición. Ergon. 2009.

34. Grupo de trabajo sobre asistencia al parto y puerperio normal. Sección de medicina perinatal de la SEGO. Manual de asistencia al parto y puerperio normal.